Colofon

Saage Media GmbH
c/o SpinLab – The HHL Accelerator
Spinnereistraße 7
04179 Leipzig, Germany
E-Mail: contact@SaageMedia.com
Web: www.SaageMedia.com
Commercial Register: Local Court Leipzig, HRB 42755 (Handelsregister: Amtsgericht Leipzig, HRB 42755)
Managing Director: Rico Saage (Geschäftsführer)
VAT ID Number: DE369527893 (USt-IdNr.)

Uitgever: Saage Media GmbH
Publicatie: 02.2025
Omslagontwerp: Saage Media GmbH
ISBN Paperback (nl): 978-3-384-53310-4
ISBN Ebook (nl): 978-3-384-53311-1

Juridisch / Kennisgevingen

De externe links en bronverwijzingen in dit boek zijn gecontroleerd op het moment van publicatie. De auteur heeft geen invloed op de huidige en toekomstige vormgeving en inhoud van de gelinkte pagina's. De aanbieder van de gelinkte website is als enige aansprakelijk voor illegale, onjuiste of onvolledige inhoud en voor schade die ontstaat door het gebruik of niet-gebruik van de informatie, niet degene die via links naar de betreffende publicatie verwijst. Alle gebruikte externe bronnen zijn vermeld in de bibliografie. Ondanks zorgvuldige inhoudelijke controle aanvaarden wij geen aansprakelijkheid voor de inhoud van externe bronnen. De exploitanten van de geciteerde bronnen zijn als enige verantwoordelijk voor hun inhoud. Afbeeldingen en bronnen van derden zijn als zodanig gemarkeerd. Reproductie, verwerking, verspreiding en elk type gebruik buiten de grenzen van het auteursrecht vereisen de schriftelijke toestemming van de respectieve auteur of maker.
Dit boek is vertaald uit het Duits. Afwijkingen van het origineel of vertaalfouten kunnen niet volledig worden uitgesloten. Alle in het boek genoemde bronnen zijn beschikbaar in het Engels. Wij aanvaarden geen aansprakelijkheid voor eventuele inhoudelijke onnauwkeurigheden of misverstanden die door de vertaling zijn ontstaan.
De gegevens in de diagrammen die niet expliciet zijn gemarkeerd met een bron zijn niet gebaseerd op studies maar zijn vrijblijvende aannames voor een betere visualisatie.
Dit boek is gemaakt met behulp van Kunstmatige Intelligentie (AI) en andere tools. Onder andere zijn er tools gebruikt voor onderzoek, schrijven/bewerken en het genereren van decoratieve illustraties. Ondanks controle kunnen fouten niet volledig worden uitgesloten. We willen benadrukken dat het gebruik van AI dient als ondersteunend hulpmiddel om onze lezers een kwalitatief hoogwaardige en inspirerende leeservaring te bieden.

De bronverwijzingen en citaten in dit boek zijn zorgvuldig onderzocht en in betekenis weergegeven. De interpretatie en presentatie van de geciteerde inhoud weerspiegelt de opvatting van de auteur en komt niet noodzakelijkerwijs overeen met de intentie of mening van de oorspronkelijke auteurs. Bij contextuele citaten zijn de kernuitspraken van de originele bronnen naar beste weten en geweten in de context van dit werk opgenomen, maar kunnen door de overdracht en vereenvoudiging afwijken van de oorspronkelijke formuleringen en betekenisnuances. Alle gebruikte bronnen zijn volledig vermeld in de literatuurlijst en kunnen daar in het origineel worden nagelezen. De verantwoordelijkheid voor de interpretatie en contextuele inbedding van de geciteerde inhoud ligt bij de auteur van dit boek. Voor wetenschappelijke vragen en gedetailleerde informatie wordt aanbevolen de originele bronnen te raadplegen. De auteur heeft zich ingespannen om complexe wetenschappelijke zaken begrijpelijk weer te geven. Daarbij kunnen vereenvoudigingen en generalisaties niet worden uitgesloten. Voor de technische juistheid en volledigheid van de vereenvoudigde presentaties kan geen garantie worden gegeven. De contextuele weergave van citaten en wetenschappelijke bevindingen gebeurt gewetensvol met inachtneming van het citaatrecht volgens § 51 van de Auteurswet en alle relevante auteursrechtelijke bepalingen van andere landen. Bij de vereenvoudiging, overdracht en eventuele vertaling van wetenschappelijke inhoud naar een algemeen begrijpelijke taal kunnen betekenisnuances en technische details verloren gaan. De auteur maakt geen aanspraak op de rechten van de geciteerde werken en respecteert alle auteursrechten van de oorspronkelijke auteurs. Mocht er ongeoorloofd gebruik worden vastgesteld, verzoekt de auteur om melding om passende maatregelen te kunnen nemen. Voor academische doeleinden en bij gebruik als wetenschappelijke referentie wordt uitdrukkelijk aanbevolen terug te grijpen naar de originele bronnen. De vereenvoudigde presentatie dient uitsluitend voor populairwetenschappelijke informatie.

De in dit boek opgenomen informatie over auto-immuunvoeding en voedingsgeneeskunde is zorgvuldig onderzocht en naar beste weten en geweten samengesteld. Desondanks kunnen fouten niet volledig worden uitgesloten. De gepresenteerde voedingsaanbevelingen en -concepten vervangen geen professionele medische advies, diagnose of behandeling. Raadpleeg altijd uw behandelend arts of een gekwalificeerde voedingsgeneeskundige voordat u begint met een verandering in uw voeding, vooral als u al medicijnen gebruikt of gezondheidsklachten heeft. Auto-immuunziekten zijn complexe ziektebeelden die individueel zeer verschillend kunnen verlopen. De beschreven voedingsbenaderingen kunnen ondersteunend zijn, maar garanderen geen genezing. Voor eventuele gezondheidsproblemen die voortvloeien uit het toepassen van de gepresenteerde voedingsaanbevelingen kan geen aansprakelijkheid worden aanvaard. De medische wetenschap ontwikkelt zich voortdurend. Op het moment van drukken komen alle gegevens overeen met de huidige stand van de wetenschap, maar kunnen ze veranderen door nieuwe inzichten. Alle in het boek genoemde merken en productnamen zijn onderhevig aan handelsmerk-, merk- of octrooirechtelijke bescherming van de respectieve eigenaren. Gebruikte studies en wetenschappelijke bronnen zijn opgenomen in de bijlage.

Bendis Saage

Ontstekingsremmend Dieet: Voeding bij Auto-immuunziekten

Een praktische gids voor beginners met voedingsdagboek, voedingssupplementen en Chinese voedingsleer voor een gezond immuunsysteem

76 Bronnen
45 Diagrammen
86 Afbeeldingen
7 Illustraties

Beste lezers,

wij danken u hartelijk dat u voor dit boek hebt gekozen. Met uw keuze heeft u ons niet alleen uw vertrouwen gegeven, maar ook een deel van uw kostbare tijd. Dat waarderen wij zeer.

Auto-immuunziekten treffen miljoenen mensen en stellen hen dagelijks voor voedingsgerelateerde uitdagingen. Dit vakboek biedt een gedegen inzicht in de verbanden tussen voeding en auto-immuunreacties. Het laat zien hoe ontstekingsremmende voedingsvormen, van Paleo tot de mediterrane keuken, gericht kunnen worden ingezet voor symptoombestrijding. Aan de hand van praktische richtlijnen, winkeltips en alledaagse recepten leert u hoe u uw voeding stap voor stap kunt optimaliseren. Hierbij worden zowel voedingsgeneeskundige basisprincipes als de nieuwste wetenschappelijke inzichten in overweging genomen. Het boek verbindt theoretische kennis met concrete aanbevelingen en ondersteunt u bij het ontwikkelen van uw individuele voedingsstrategie. Gebruik dit praktijkgerichte naslagwerk als uw metgezel op weg naar een gezondheidsbevorderende voeding.

Deze gids biedt u begrijpelijke en praktische informatie over een complex onderwerp. Dankzij zelf ontwikkelde digitale tools die ook gebruik maken van neurale netwerken, konden we uitgebreid onderzoek doen. De inhoud is optimaal gestructureerd en ontwikkeld tot de definitieve versie om u een goed onderbouwd en gemakkelijk toegankelijk overzicht te bieden. Het resultaat: u krijgt een uitgebreid inzicht en profiteert van duidelijke uitleg en illustratieve voorbeelden. Ook het visuele ontwerp is geoptimaliseerd door deze geavanceerde methode zodat u de informatie snel kunt begrijpen en gebruiken.

Wij streven naar de hoogste nauwkeurigheid, maar zijn dankbaar voor elke aanwijzing van mogelijke fouten. Bezoek onze website om de laatste correcties en aanvullingen op dit boek te vinden. Deze zullen ook in toekomstige edities worden verwerkt.

We hopen dat u geniet van het lezen en nieuwe dingen ontdekt! Als u suggesties, kritiek of vragen heeft, kijken we uit naar uw feedback. Alleen door actieve uitwisseling met u, de lezers, kunnen toekomstige edities en werken nog beter worden. Blijf nieuwsgierig!

Bendis Saage

Saage Media GmbH - Team

- www.SaageBooks.com/nl
- support@saagemedia.com
- Spinnereistraße 7 - c/o SpinLab – The HHL Accelerator, 04179 Leipzig, Germany

Snelle toegang tot kennis

Om een optimale leeservaring te garanderen, willen we u vertrouwd maken met de belangrijkste kenmerken van dit boek:

- **Modulaire Structuur:** Elk hoofdstuk staat op zichzelf en kan onafhankelijk van de andere worden gelezen.
- **Grondig Onderzoek:** Alle hoofdstukken zijn gebaseerd op grondig onderzoek en worden ondersteund door wetenschappelijke referenties. De gegevens in de diagrammen dienen voor een betere visualisatie en zijn gebaseerd op aannames, niet op de gegevens uit de bronnen. Een uitgebreide lijst van bronnen en beeldcredits is te vinden in de bijlage.
- **Duidelijke Terminologie:** Onderstreepte technische termen worden uitgelegd in de verklarende woordenlijst.
- **Hoofdstuksamenvattingen:** Aan het einde van elk hoofdstuk vindt u beknopte samenvattingen die u een overzicht geven van de belangrijkste punten.
- **Concrete Aanbevelingen:** Elk subhoofdstuk wordt afgesloten met een lijst met specifieke adviezen om u te helpen het geleerde in de praktijk te brengen.

Extra bonusmateriaal op onze website

Op onze website zijn wij van plan de volgende exclusieve materialen ter beschikking te stellen:

- Bonusinhoud en extra hoofdstukken
- Een compact totaaloverzicht
- Een hoorspelversie. (In planning)

De website is momenteel nog in aanbouw.

www.SaageBooks.com/nl/
voeding_bij_autoimmuunziekten-bonus-S8PSL7

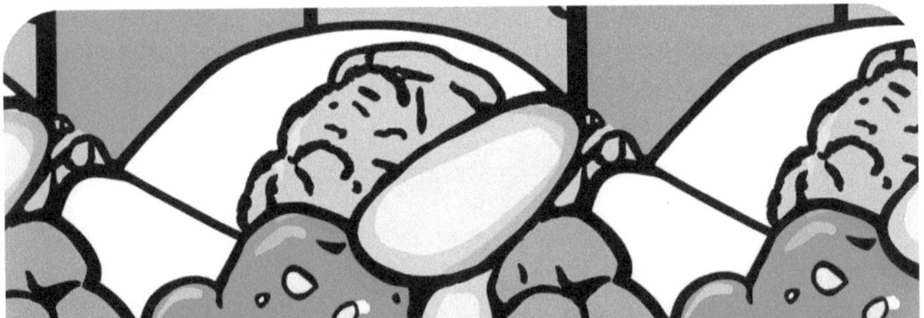

Inhoudsopgave

1. Basisprincipes van auto-immuunvoeding

Waarom reageert ons immuunsysteem soms tegen het eigen lichaam, en welke rol speelt onze dagelijkse voeding daarbij? Het antwoord ligt in de complexe interactie tussen voedingsmiddelen en ons immuunsysteem, die veel verder gaat dan alleen calorie-inname. Moderne onderzoeken tonen aan dat bepaalde voedingsmiddelen ontstekingsprocessen kunnen bevorderen of remmen. De juiste voedingsstoffen ondersteunen daarentegen de zelfregulatie van het immuunsysteem en kunnen klachten verlichten. In dit hoofdstuk ontdekt u de wetenschappelijk onderbouwde basisprincipes van een gerichte voedingstherapie bij auto-immuunziekten.

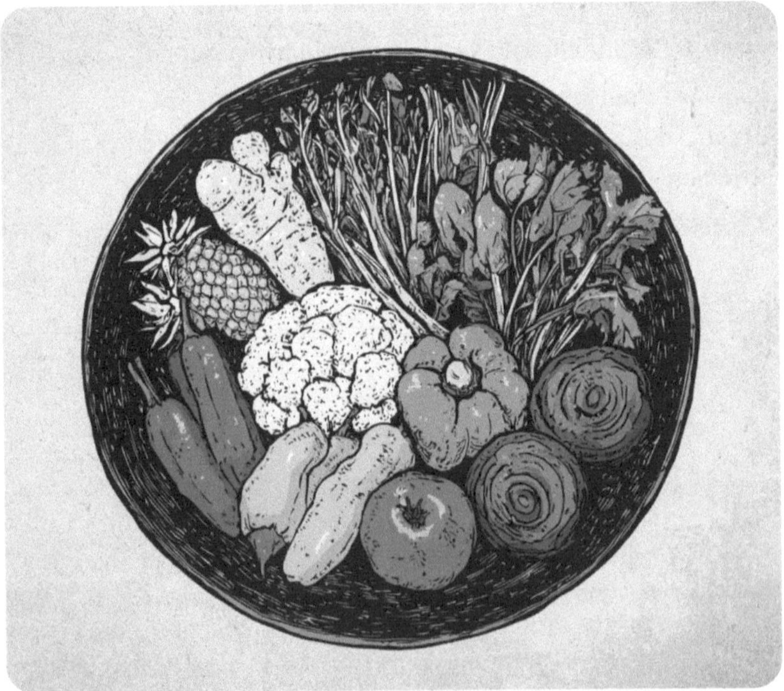

1. 1 Voedingsgeneeskundige principes

Voedingsgeneeskundige principes vormen de basis van elke auto-immuunvoedingsstrategie. De juiste voedingsstoffen beïnvloeden in belangrijke mate het immuunsysteem en de darmgezondheid, die een centrale rol spelen bij auto-immuunziekten. Een onevenwichtige voeding kan ontstekingen bevorderen en symptomen verergeren, terwijl een gerichte voedingsverandering klachten kan verlichten en het welzijn kan verbeteren. Ontdek hieronder hoe u door de juiste voedingskeuzes uw gezondheid positief kunt beïnvloeden.

Een evenwichtige voeding en een gezonde darmflora zijn essentieel voor een goed functionerend immuunsysteem en kunnen ontstekingen, die een centrale rol spelen bij auto-immuunziekten, verminderen.

Relatie tussen voeding en immuunsysteem

De voeding beïnvloedt het immuunsysteem aanzienlijk door de beschikbaarheid van voedingsstoffen te bieden die nodig zijn voor de ontwikkeling en functie van immuniteitscellen. Een onvoldoende inname van bepaalde voedingsstoffen kan de immuunrespons verzwakken en de kwetsbaarheid voor infecties verhogen. Zo kan bijvoorbeeld een tekort aan vitamine D de afweer verlagen. [s1] Dit verband is bijzonder relevant voor mensen met een verzwakt immuunsysteem, zoals HIV-patiënten. Hier is een adequate inname van voedingsstoffen belangrijk om de effectiviteit van medicijnen te ondersteunen en infecties te voorkomen. [s2] Naast de kwantiteit van de voedingsstoffen is ook hun kwaliteit cruciaal. Vitaminen, omega-3-vetzuren en polyfenolen kunnen de immuunfunctie moduleren en zo de afweer versterken. [s1] Een andere belangrijke factor in de relatie tussen voeding en immuunsysteem is de darmgezondheid. De darm herbergt een groot deel van de immuniteitscellen en speelt een cruciale rol bij de verdediging tegen ziekteverwekkers. De voeding beïnvloedt de samenstelling van de darmflora (microbiota), die op haar beurt de immuunrespons reguleert. [s1] Een onevenwichtige voeding kan leiden tot een verstoring van de darmflora en daardoor tot een verhoogde ontstekingsneiging in het lichaam. Chronische ontstekingen kunnen op

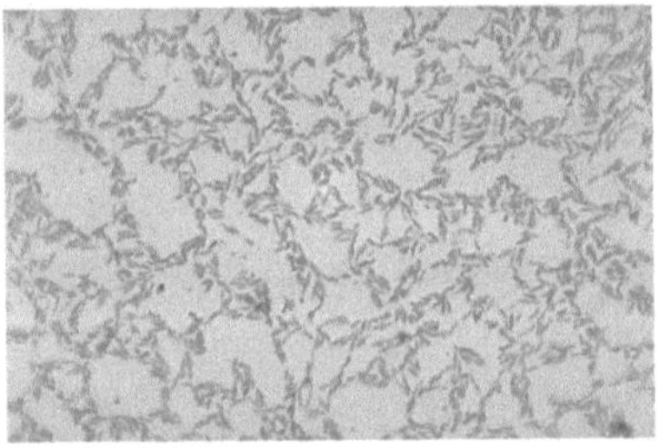

Microbiota [i1]

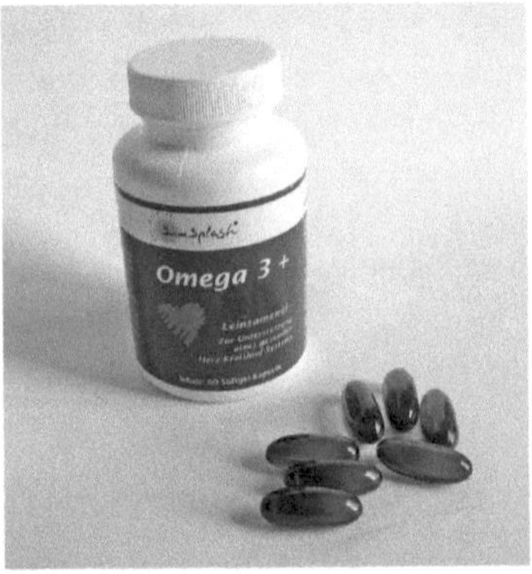

Omega-3-vetzuren [i2]

hun beurt het risico op verschillende ziekten, waaronder kanker, verhogen. [s1] Bij auto-immuunziekten, waarbij het immuunsysteem ten onrechte lichaamscellen aanvalt, kan een gerichte

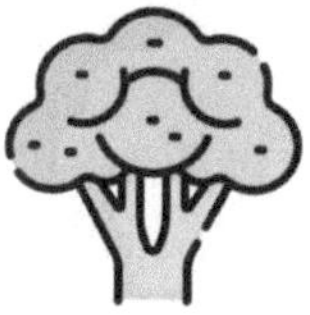

voedingsverandering helpen om ontstekingen te verminderen en symptomen te verlichten. Door gericht bepaalde voedingsmiddelen te vermijden en deze geleidelijk weer in te voeren, kan worden vastgesteld welke voedingsmiddelen ontstekingsreacties uitlokken en welke de darmgezondheid bevorderen. [s3] Een "doorlatende darm" kan ontstekingen bij auto-immuunziekten verergeren en een aangepaste voeding kan helpen om deze toestand te verbeteren. [s3] Samenvattend kan worden gesteld dat een evenwichtige voeding met voldoende vitaminen, mineralen, omega-3-vetzuren en polyfenolen de basis vormt voor een sterk immuunsysteem. Een darmvriendelijke voeding met veel fruit, groenten en vezels ondersteunt een gezonde darmflora en kan zo ontstekingen verminderen. Bij bepaalde aandoeningen zoals HIV of auto-immuunziekten kan een gerichte voedingsverandering de therapie ondersteunen en de kwaliteit van leven verbeteren. Wie aan een auto-immuunziekte lijdt, moet professioneel advies inwinnen om een op maat gemaakte voedingsstrategie te ontwikkelen.

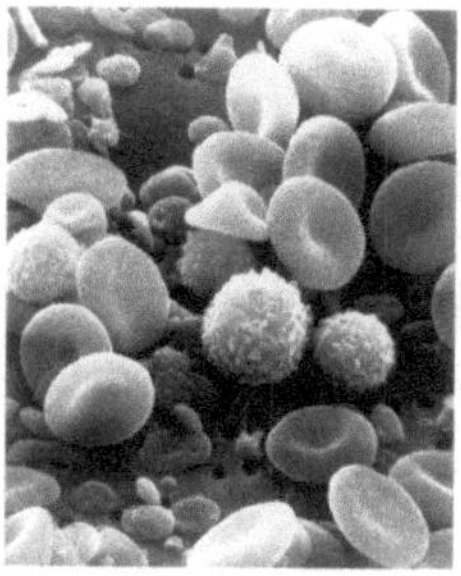

immuuncel [i3]

Goed om te weten

Auto-immuunziekten

Auto-immuunziekten zijn aandoeningen waarbij het immuunsysteem ten onrechte lichaamscellen en weefsels aanvalt. Voorbeelden van auto-immuunziekten zijn multiple sclerose, de ziekte van Crohn en reumatoïde artritis. Een gerichte voedingsverandering kan helpen om ontstekingen te verminderen en de symptomen van auto-immuunziekten te verlichten.

Doorlatende darm

Een "doorlatende darm" (Leaky Gut Syndroom) is een toestand waarbij de darmwand doorlatender wordt en stoffen die normaal in de darm zouden moeten blijven, in de bloedbaan terechtkomen. Dit kan ontstekingen in het lichaam bevorderen en bijdragen aan verschillende gezondheidsproblemen, waaronder auto-immuunziekten. Een aangepaste voeding kan helpen de darmwand te versterken en de doorlaatbaarheid te verminderen.

Mineralen

Mineralen zijn anorganische voedingsstoffen die het lichaam nodig heeft voor verschillende functies, waaronder de opbouw van botten en tanden, de regulatie van de waterhuishouding en de functie van het zenuwstelsel. Een adequate inname van mineralen is belangrijk voor een sterk immuunsysteem en de preventie van chronische aandoeningen.

Invloed van dieetveranderingen op ontstekingsmarkers

Illustreert de correlatie tussen dieetinterventies en ontstekingsreactie bij een hypothetische patiënt.

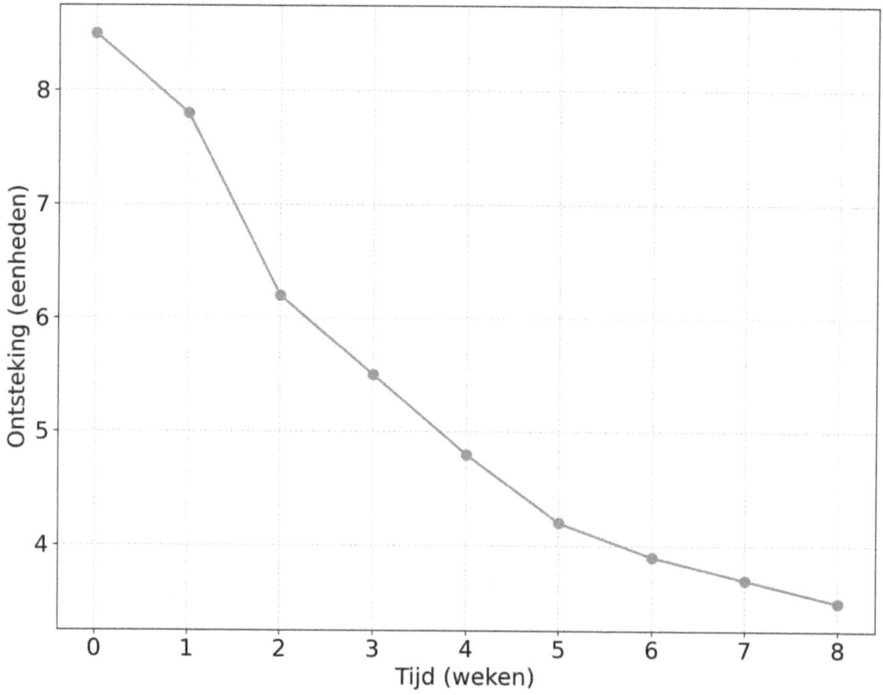

De grafiek toont een merkbare afname van ontstekingsmarkers na de implementatie van een eliminatiedieet. Dit suggereert een positieve correlatie tussen dieetaanpassingen en een vermindering van ontstekingen, wat mogelijk duidt op een verbeterde immuunregulatie. Verder onderzoek is nodig om specifieke triggerfoods te identificeren en het dieetbeheer op lange termijn te optimaliseren.

Werking van ontstekingsremmende voedingsmiddelen

Ontstekingsremmende voedingsmiddelen werken door op verschillende manieren de ontstekingsprocessen in het lichaam te beïnvloeden. Ze leveren voedingsstoffen die direct ingrijpen in de ontstekingsstofwisseling. Bioactieve plantenstoffen, zoals die in fruit en groenten voorkomen, kunnen bijvoorbeeld de activiteit van ontstekingsbevorderende enzymen remmen. [s4] Bovendien bevorderen ontstekingsremmende voedingspatronen, zoals beschreven in bron [s5], de diversiteit van de darmflora. Een evenwichtige microbiota produceert korteketenvetzuren, die op hun beurt de darmbarrière versterken en zo de doorgang van ontstekingsveroorzakende stoffen in het bloed verminderen. Een andere werkingsmechanisme ligt in de vermindering van oxidatieve stress door de inname van antioxidanten. Deze beschermen cellen tegen schade door vrije radicalen, die ontstekingsprocessen bevorderen. Zo kunnen bijvoorbeeld bessen, rijk aan antioxidanten, bijdragen aan het verlichten van ontstekingen in het lichaam. De focus op onbewerkte voedingsmiddelen binnen ontstekingsremmende voedingsconcepten minimaliseert bovendien de inname van additieven en transvetten, die ook ontstekingen kunnen bevorderen. [s4] De in bron [s6] genoemde eliminatiefase van het Auto-immuunprotocoldieet (AIP) verduidelijkt deze aanpak door eerst potentieel ontstekingsbevorderende voedselgroepen zoals granen en zuivelproducten uit te sluiten. De geleidelijke herintroductie maakt het mogelijk om individuele intoleranties te identificeren en ondersteunt de ontwikkeling van een langdurige, gepersonaliseerde voedingsstrategie. [s5] Deze combinatie van gerichte voedingsinname, bevordering van de darmgezondheid en het vermijden van ontstekingsbevorderende stoffen vormt de basis voor de positieve werking van ontstekingsremmende voedingsmiddelen.

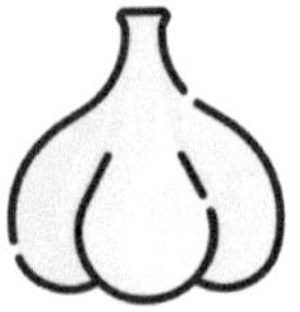

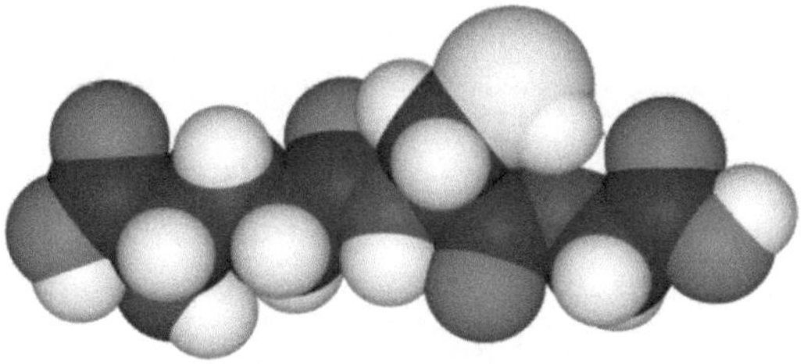

Antioxidanten [i4]

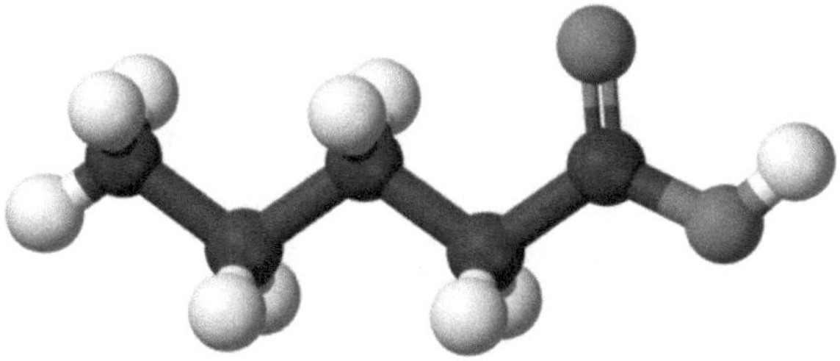

Korteketenige vetzuren [i5]

Goed om te weten

Auto-immuunprotocoldieet (AIP)

Het Auto-immuunprotocoldieet (AIP) is een eliminatiedieet dat gericht is op het identificeren en elimineren van ontstekingsbevorderende voedingsmiddelen. Het kan helpen bij de behandeling van auto-immuunziekten door ontstekingen te verminderen en de darmgezondheid te verbeteren.

Bioactieve plantenstoffen

Bioactieve plantenstoffen, die voorkomen in fruit, groenten, kruiden en specerijen, kunnen ontstekingen moduleren, het immuunsysteem reguleren en de darmgezondheid positief beïnvloeden. Ze spelen een belangrijke rol in de auto-immuunvoeding, omdat ze kunnen helpen de symptomen van auto-immuunziekten te verlichten.

Wirksamkeit entzündungshemmender Lebensmittel

Wirksamkeit, Bioverfügbarkeit und Konsumhäufigkeit entzündungshemmender Lebensmittel.

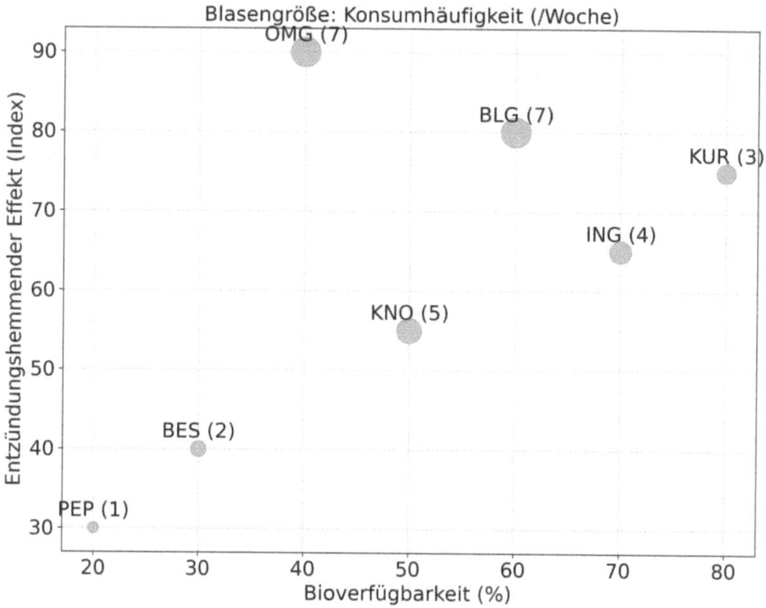

Blasengröße: Konsumhäufigkeit (/Woche)

BES: Beeren

BLG: Blattgemüse

ING: Ingwer

KNO: Knoblauch

KUR: Kurkuma

OMG: Omega-3-Fettsäuren

PEP: Pfeffer

Lebensmittel mit hoher Bioverfügbarkeit wie Kurkuma und Ingwer zeigen auch bei mäßigem Konsum eine starke entzündungshemmende Wirkung. Blattgemüse bietet trotz höherer Konsumhäufigkeit aufgrund der guten Bioverfügbarkeit erhebliche Vorteile. Omega-3-Fettsäuren zeigen trotz geringerer Bioverfügbarkeit bei häufigem Konsum eine starke Wirkung. Einige Lebensmittel mit geringerer Bioverfügbarkeit und seltenerem Konsum können zwar noch zu den gesamten entzündungshemmenden Vorteilen beitragen, zeigen aber eine weniger ausgeprägte Wirkung.

Belang van darmgezondheid

De darm, veel meer dan alleen een spijsverteringsorgaan, beïnvloedt talrijke lichaamsfuncties – van het immuunsysteem tot de stofwisseling en de mentale gezondheid. De in de darm aanwezige mikrobiota, een complexe gemeenschap van micro-organismen, moduleert de immuunrespons door te interageren met het darm-geassocieerde immuunsysteem (GALT) [s7]. Voedingsstoffen uit voedsel, maar ook antigenen van de microbiota zelf, worden door het GALT opgenomen en roepen gerichte immuunreacties op. Deze interactie is cruciaal voor de immunohomeostase, oftewel de balans van het immuunsysteem. Een dysbiose, een onevenwichtige samenstelling van de darmflora, kan deze homeostase verstoren en bijdragen aan een verhoogde ontstekingsneiging en verschillende gezondheidsproblemen, zoals gastro-intestinale symptomen bij dysautonomie en hypermobiliteitssyndromen [s8]. Om de darmflora positief te beïnvloeden en de opname van voedingsstoffen te verbeteren, kan een dieet dat rijk is aan probiotica (zoals die in gefermenteerde voedingsmiddelen voorkomen) en prebiotica (zoals vezels in fruit en groenten), voordelig zijn. Wie lijdt aan symptomen zoals winderigheid of buikpijn, kan verlichting ervaren door het vermijden van voedingsmiddelen die een dysbiose bevorderen. Vezels en fytonutriënten, die rijkelijk aanwezig zijn in plantaardige voedingsmiddelen, bevorderen niet alleen de darmgezondheid, maar versterken ook het cardiovasculaire en immunologische systeem [s9]. Een overwegend plantaardig dieet biedt ontstekingsremmende en antioxidatieve voordelen. De optimalisatie van de opname van voedingsstoffen door een dergelijke voedingswijze kan het risico op chronische ziekten verlagen.

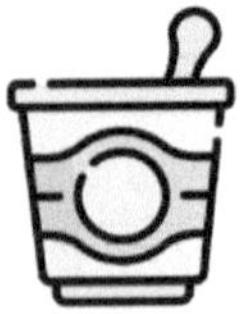

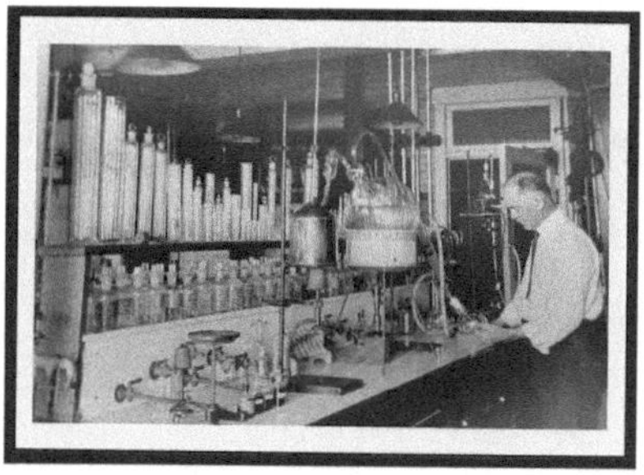

Fytonutriënten [i6]

Goed om te weten

Antioxidatieve

Antioxidatieve stoffen beschermen de cellen tegen schade door vrije radicalen en kunnen zo ontstekingen en het risico op auto-immuunziekten verminderen.

Fytonutriënten

Fytonutriënten zijn bioactieve plantaardige stoffen die antioxidatieve en ontstekingsremmende eigenschappen hebben. Ze kunnen het immuunsysteem versterken en het risico op auto-immuunziekten verminderen.

Hypermobiliteitssyndromen

Hypermobiliteitssyndromen zijn aandoeningen van het bindweefsel die kunnen leiden tot overbewegende gewrichten. Ze kunnen ook gepaard gaan met darmproblemen die positief beïnvloed kunnen worden door een aangepast dieet.

Immunohomeostase

De immunohomeostase is de balans van het immuunsysteem en wordt beïnvloed door de interactie tussen microbiota en GALT. Stoornissen in deze balans kunnen auto-immuunziekten bevorderen.

Darmflora Samenstelling

Typische verdeling van darmflora bij een gezonde volwassene.

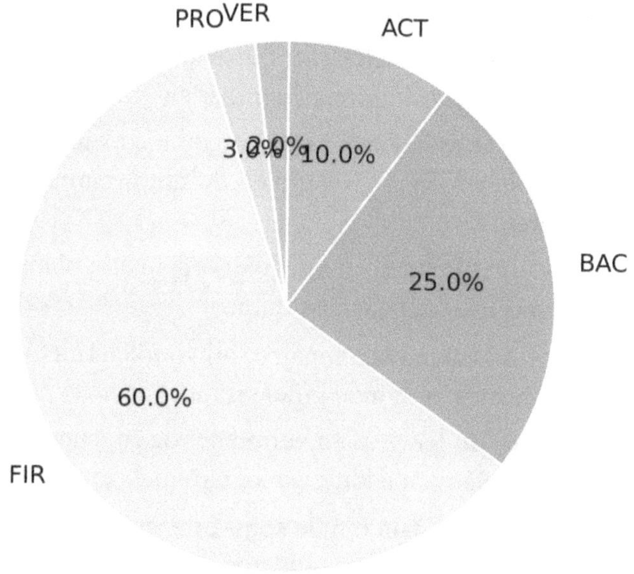

ACT: Actinobacteriën

BAC: Bacteroidetes

FIR: Firmicuten

PRO: Proteobacteriën

VER: Verrucomicrobia

Een gebalanceerd darmmicrobioom is cruciaal voor de algehele gezondheid, vooral in de context van auto-immuunziekten. Hoewel er individuele variaties bestaan, vertegenwoordigt deze grafiek een algemene verdeling van bacteriële phyla. De dominantie van Firmicutes en Bacteroidetes onderstreept hun belang bij de spijsvertering, opname van voedingsstoffen en immuunregulatie. Een significante vermindering van beide, samen met een toename van Proteobacteria, kan duiden op dysbiose en verder onderzoek rechtvaardigen.

Concrete adviezen

- Integreer regelmatig gefermenteerde voedingsmiddelen zoals zuurkool of kimchi in uw dieet om uw darmflora te ondersteunen.
- Experimenteer met verschillende vezelbronnen, van lijnzaad tot psylliumschalen en chiazaad, om de optimale verdraagzaamheid voor uw darmen te vinden.
- Focus op voedingsmiddelen met ontstekingsremmende eigenschappen, zoals kurkuma, gember en groene bladgroenten.
- Houd een voedingsdagboek bij om de invloed van bepaalde voedingsmiddelen op uw welzijn en uw auto-immuunreactie te documenteren.
- Varieer uw eiwitbronnen en integreer regelmatig plantaardige eiwitten zoals linzen, bonen en quinoa.
- Zorg voor voldoende vochtinname, bij voorkeur met water, ongezoete thee en verdunde groentesappen.
- Bereid uw maaltijden vers en verminder de consumptie van bewerkte voedingsmiddelen om additieven te minimaliseren.
- Eet bewust en langzaam om de spijsvertering te ondersteunen en stress tijdens het eten te verminderen.
- Plan uw maaltijden van tevoren om ongezonde eetgewoonten in stressvolle situaties te vermijden.
- Zoek contact met andere betrokkenen om elkaar te motiveren en nieuwe inspiratie voor uw voeding te krijgen.
- Observeer uw individuele reacties op voedingsmiddelen en pas uw dieet dienovereenkomstig aan.
- Stel realistische doelen en vier uw successen om uw motivatie op lange termijn te behouden.
- Investeer in uw gezondheid door hoogwaardige voedingsmiddelen te verkiezen en op de signalen van uw lichaam te letten.

1. 2 Ontstekingsremmende voedingspatronen

Chronische ontstekingen spelen een centrale rol bij auto-immuunziekten en beïnvloeden in belangrijke mate het ziekteverloop. Ontstekingsremmende voedingsvormen bieden hier een veelbelovende benadering om symptomen te verlichten en de levenskwaliteit te verbeteren. Dit gedeelte belicht verschillende voedingsstrategieën, van paleo-georiënteerde concepten tot de mediterrane voeding en traditionele geneeskundige voedingsvormen, en analyseert hun potentieel en uitdagingen. Ontdek hoe u door een gerichte voedingsverandering actief kunt bijdragen aan uw welzijn.

Zowel paleo-georiënteerde als mediterrane voedingswijzen bieden ontstekingsremmende voordelen, maar vereisen een flexibele interpretatie en individuele aanpassing om voedingsdeficiënties te voorkomen en de langdurige uitvoerbaarheid te waarborgen.

Paleo-georiënteerde diëten

Paleo-georiënteerde diëten, vaak vereenvoudigd als "Paleo-dieet" aangeduid, zijn gebaseerd op de veronderstelde eetgewoonten van onze voorouders uit de Oude Steentijd. Dit betekent een focus op onbewerkte voedingsmiddelen zoals mager vlees, vis, fruit, groenten, noten en zaden. Granen, peulvruchten, zuivelproducten en geraffineerde suiker, die pas met de ontwikkeling van landbouw en veeteelt in de menselijke voeding verschenen, worden vermeden. [s10] Een dergelijke benadering kan positieve effecten op de gezondheid hebben, maar brengt ook risico's met zich mee. De verminderde koolhydraatinname door het vermijden van granen en peulvruchten kan leiden tot een aanvankelijke gewichtsafname en een verbeterde insulinegevoeligheid. Het hoge aandeel van fruit en groenten levert belangrijke vitamines, mineralen en antioxidanten. De focus op onbewerkte voedingsmiddelen kan helpen de consumptie van sterk bewerkte producten met additieven, transvetten en geraffineerde suiker te verminderen, die in verband worden gebracht met chronische ontstekingen. Tegelijkertijd bestaat er bij een strikte naleving van het paleo-georiënteerde dieet het risico op voedingsdeficiënties, vooral van calcium, vitamine D en B-vitaminen. Een onvoldoende inname van deze voedingsstoffen kan op lange termijn negatieve gevolgen hebben

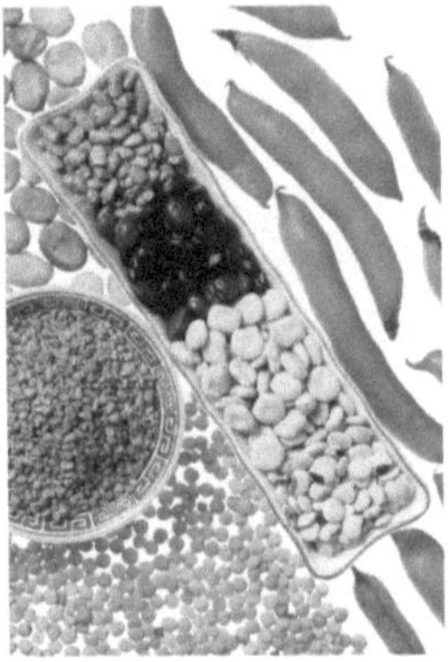

Peulvruchten [i7]

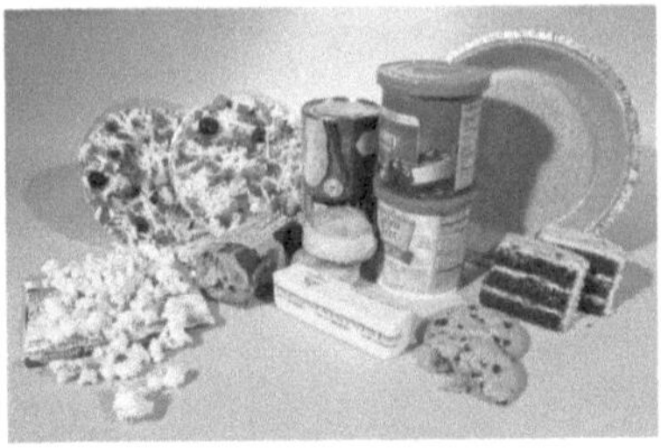

Transvetten [i8]

voor de botgezondheid, het zenuwstelsel en de energiehuishouding. Bovendien is het paleo-dieet voor velen moeilijk vol te houden vanwege de uitgebreide voedselbeperkingen in het dagelijks leven. Een langdurige naleving vereist planning en discipline. Zo kan bijvoorbeeld een bezoek aan een restaurant of deelname aan sociale evenementen, waarbij de maaltijden niet zelf kunnen worden bereid, tot moeilijkheden leiden. Studies wijzen erop dat bij sommige aandoeningen positieve effecten van een paleo-georiënteerd dieet te observeren zijn. Zo kan bijvoorbeeld bij bepaalde patiëntengroepen een verbetering van de vermoeidheid optreden. [s11] Deze observatie moet echter gedifferentieerd worden bekeken, aangezien de studies nog beperkt zijn en verder onderzoek nodig is om de langetermijneffecten en potentiële risico's van een paleo-georiënteerd dieet volledig te beoordelen. In plaats van het paleo-dieet als een rigide concept te beschouwen, biedt een flexibele interpretatie zich aan. Principes zoals de focus op onbewerkte voedingsmiddelen en een verminderde inname van geraffineerde suiker kunnen in het individuele voedingsplan worden geïntegreerd, zonder volledig op granen, peulvruchten en zuivelproducten te hoeven verzichten. Een dergelijk "paleo-georiënteerd" dieet kan helpen om te profiteren van de voordelen van het concept en tegelijkertijd het risico op voedingsdeficiënties te minimaliseren. Deze aangepaste vorm biedt meer flexibiliteit en vergemakkelijkt de langdurige integratie in het dagelijks leven. Een individuele voedingsadvies kan helpen om de optimale balans voor de betreffende persoon te vinden.

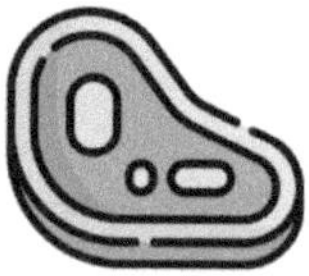

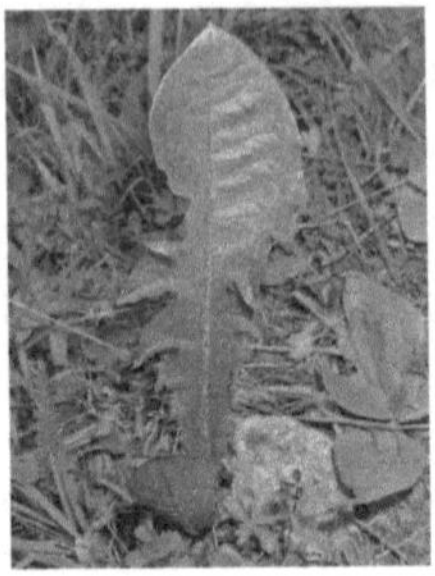

Voedingsstoftekort [i9]

Goed om te weten

Insulinegevoeligheid

Insulinegevoeligheid beschrijft hoe effectief het lichaam reageert op het hormoon insuline. Een hoge insulinegevoeligheid betekent dat de cellen glucose uit de bloedbaan effectief kunnen opnemen, wat leidt tot een stabiele bloedsuikerspiegel. Bij auto-immuunziekten kan een verbeterde insulinegevoeligheid helpen om ontstekingen te verminderen en het risico op complicaties te verlagen.

Paleo-georiënteerde diëten

Paleo-georiënteerde voedingswijzen concentreren zich op voedingsmiddelen die in de Oude Steentijd beschikbaar zouden zijn geweest, zoals mager vlees, vis, fruit, groenten, noten en zaden. Ze sluiten doorgaans granen, peulvruchten, zuivelproducten en bewerkte voedingsmiddelen uit. In de context van auto-immuunziekten kan deze benadering helpen om ontstekingen te verminderen en de darmgezondheid te verbeteren door potentiële triggerfactoren te elimineren. Het is echter belangrijk om op een voldoende inname van voedingsstoffen te letten, aangezien het vermijden van bepaalde voedselgroepen kan leiden tot tekorten.

Paleo Dieet Variaties en Focus

Vergelijking van Paleo dieet variaties en hun focus.

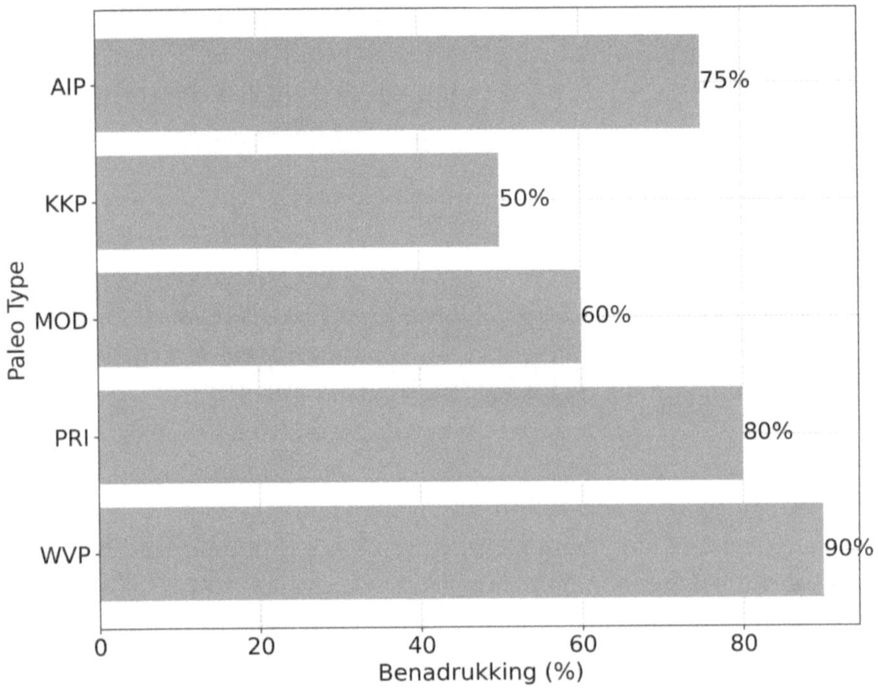

AIP: Auto-immuun Protocol

KKP: Koolhydraatarm Paleo

MOD: Gemodificeerd Paleo

PRI: Primaal Paleo

WVP: Whole30 Paleo

De grafiek benadrukt de variërende nadruk op specifieke dieetcomponenten binnen verschillende Paleo-benaderingen. Hoewel alle prioriteit geven aan onbewerkte voeding, verschilt het relatieve belang van factoren zoals strikte AIP-naleving of koolhydraatbeperking, waardoor persoonlijke aanpassing mogelijk is op basis van individuele behoeften en toleranties.

Mediterrane voedingswijze

De mediterrane voedingswijze, gebaseerd op verse, seizoensgebonden en regionale producten, wordt beschouwd als een effectieve ontstekingsremmende voedingsvorm. [s12] De kern van deze voedingswijze bestaat uit royale hoeveelheden fruit en groenten, volle granen, onverzadigde vetzuren en magere eiwitten uit peulvruchten en vis. [s12] Olijfolie dient als primaire vetbron en levert waardevolle fenolen, die niet alleen ontstekingsremmend werken, maar ook het zenuwstelsel beschermen tegen oxidatieve stress. [s13] Een gematigd wijnconsumptie kan ook deel uitmaken van deze voedingsvorm. [s14] In tegenstelling tot de typische westerse voeding met een hoog aandeel rood vlees, verzadigde vetzuren en suiker, prioriteert de mediterrane voeding plantaardige voedingsmiddelen en beperkt het verbruik van rood vlees, eieren en zoetigheden. [s15] Een wekelijkse maaltijdplanning kan bijvoorbeeld meerdere keren vis en zeevruchten, dagelijks verschillende soorten fruit en groenten, evenals volle granen bevatten, terwijl rood vlees slechts zelden op tafel komt. De mediterrane voedingswijze is gericht op het verminderen van de inname van verzadigde en transvetten en in plaats daarvan onverzadigde vetten te verkiezen. [s12]

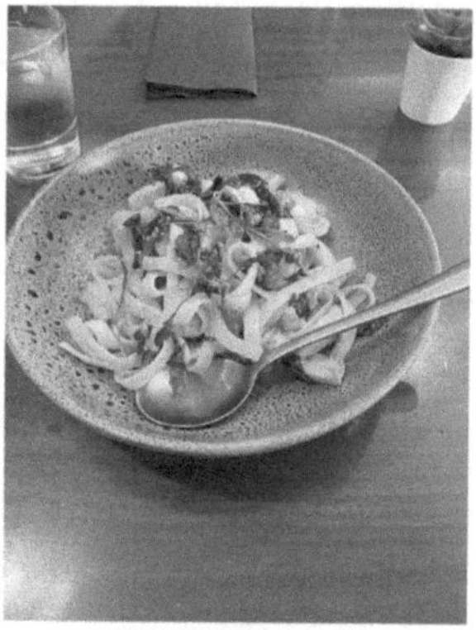

Zeevruchten [i10]

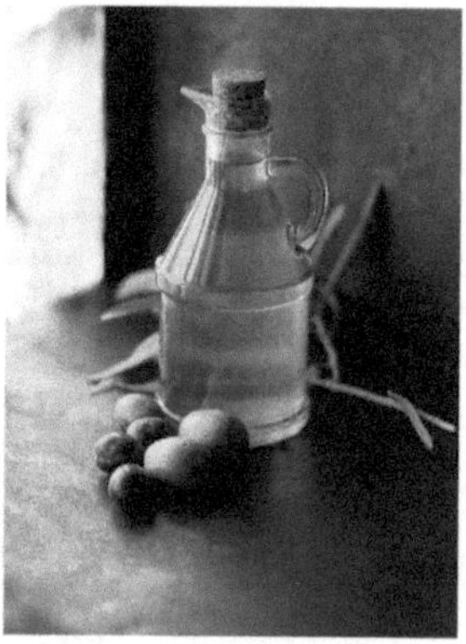

Olijfolie [i11]

Dit heeft een positieve invloed op het lipidenprofiel en verlaagt het risico op hart- en vaatziekten. [s12] De combinatie van verschillende gezonde voedingsmiddelen in de mediterrane voedingswijze versterkt de positieve effecten, aangezien de geïsoleerde opname van individuele voedingsstoffen in voldoende hoeveelheden vaak moeilijk is. [s16] De positieve effecten van de mediterrane voedingswijze komen ook tot uiting in een lager risico op bepaalde kankersoorten zoals borstkanker en darmkanker, evenals voor neurodegeneratieve aandoeningen zoals Alzheimer. [s12] [s15] Bovendien ondersteunt de hoge vezelinname uit fruit, groenten en volle granen een gezond darmmicrobioom, dat op zijn beurt de productie van korteketenvetzuren bevordert en de darmbarrière versterkt. [s17] [s18] Deze korteketenvetzuren dragen ook bij aan ontstekingsremming. Studies tonen aan dat de mediterrane voedingswijze ontstekingsmarkers zoals C-reactief proteïne, Interleukine-6 en Tumornecrosefactor-alpha kan verlagen. [s14] Deze ontstekingsremmende eigenschappen worden toegeschreven aan de aanwezige antioxidanten en fenolische verbindingen. [s14] De mediterrane voedingswijze kan dus worden beschouwd als een veelbelovende benadering voor de preventie en behandeling van chronische ontstekingsziekten, inclusief auto-immuunziekten. [s17]

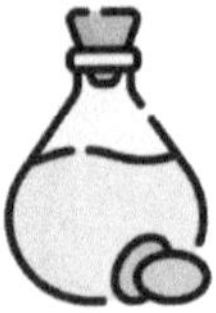

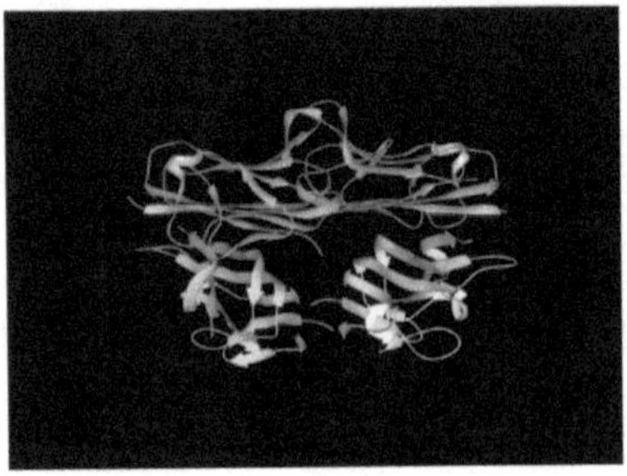

Tumornecrosefactor-alfa (TNF-α) [i12]

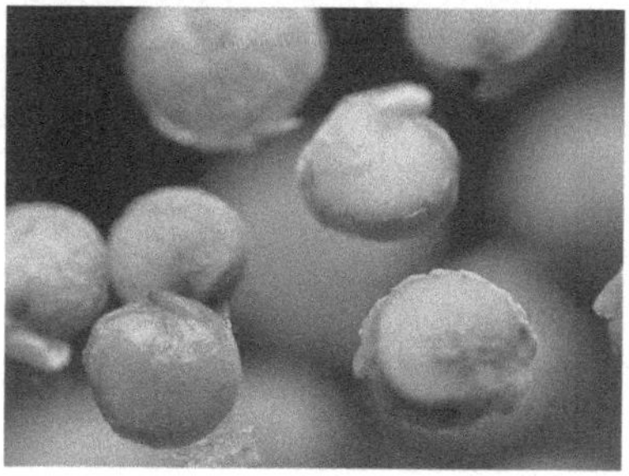

Volkorenproducten [i13]

Goed om te weten

Mediterrane voedingswijze

De mediterrane voedingswijze kan door het verminderen van ontstekingsmarkers en het versterken van het immuunsysteem bijdragen aan het reguleren van auto-immuunreacties en het verlichten van symptomen. Het is rijk aan antioxidanten die cellen beschermen tegen schade en zo ontstekingen voorkomen.

Tumornecrosefactor-alpha

Tumornecrosefactor-alpha is een andere ontstekingsmediator die een rol speelt bij auto-immuunziekten. De mediterrane voedingswijze kan helpen de concentratie van Tumornecrosefactor-alpha te verlagen en zo ontstekingen te remmen.

Voedingsgroepen Mediterrane Dieet

Typische verdeling van voedingsgroepen in een Mediterrane dieet.

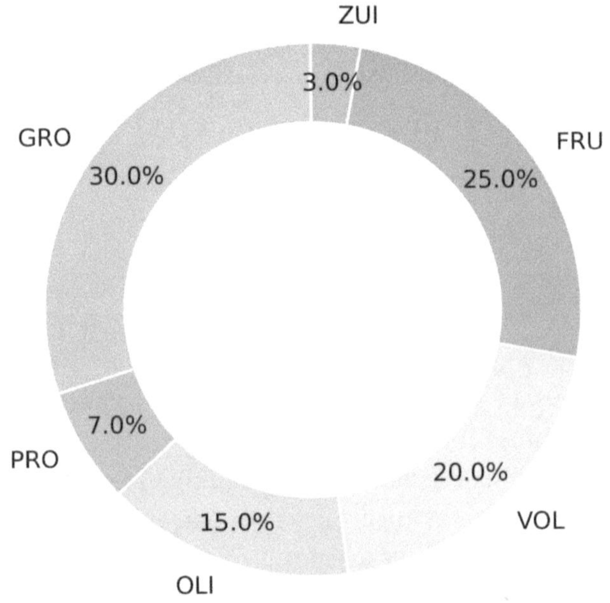

FRU: Fruit

OLI: Olijfolie en Gezonde Vetten

VOL: Volle Granen

GRO: Groenten

PRO: Mager Eiwit (Vis, Gevogelte, Peulvruchten)

ZUI: Zuivel (Yoghurt, Kaas)

Deze grafiek benadrukt de nadruk op plantaardig voedsel in het mediterrane dieet. Fruit, groenten en volle granen vormen het grootste deel van de inname, wat een rijke bron van vezels, vitamines en antioxidanten oplevert. Gezonde vetten uit olijfolie en noten dragen aanzienlijk bij, terwijl matige porties mager eiwit en zuivel het voedingspatroon completeren. Deze balans draagt bij aan de ontstekingsremmende eigenschappen van het dieet.

Traditionele Heilkostvormen

Traditionele Heilkostvormen bieden diverse benaderingen voor het verlichten van ontstekingen en ter ondersteuning van de gezondheid. Ayurveda, de traditionele Indiase geneeskunde, benadrukt de balans van de dosha's – Vata, Pitta en Kapha – door middel van een op maat gemaakt dieet. Zo worden gember en kurkuma als ontstekingsremmend beschouwd en vinden ze brede toepassing in de Ayurvedische keuken. De Traditionele Chinese Geneeskunde (TCM) maakt ook gebruik van voedingsmiddelen om Yin en Yang in balans te brengen en de stroom van Qi te reguleren. Hier worden bijvoorbeeld verwarmende specerijen zoals kaneel ingezet bij koude symptomen, terwijl verkoelende voedingsmiddelen zoals komkommer worden aanbevolen bij hitte-symptomen. Ook de mediterrane voedingswijze, rijk aan olijfolie, vis, fruit en groenten, vertoont aantoonbare ontstekingsremmende effecten. Deze voedingsvorm levert waardevolle onverzadigde vetzuren en antioxidantien, die oxidatieve stressreacties kunnen beheersen en zo ontstekingsprocessen kunnen verminderen [s19] [s20]. Een ander aspect van traditionele Heilkostvormen is de aandacht voor het darmmicrobiom. Een vezelrijk dieet, zoals gebruikelijk is in veel traditionele voedingsvormen,

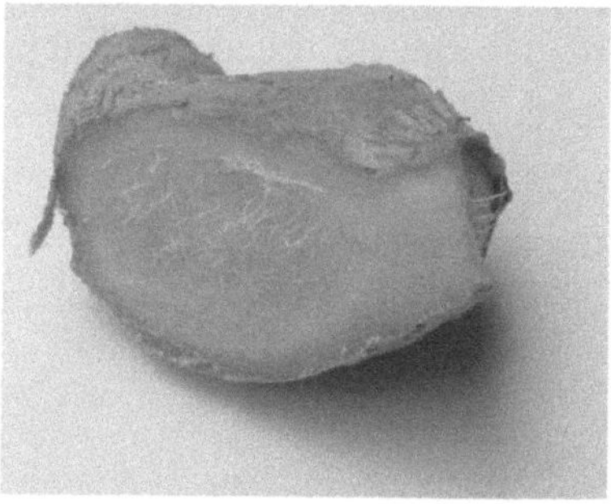

Gember [i14]

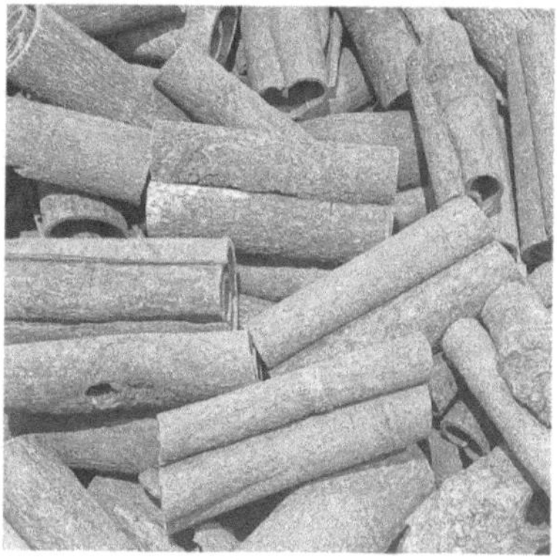

Kaneel [i15]

bevordert een gezonde darmomgeving en kan zo ook ontstekingen tegengaan [s19]. De integratie van elementen van traditionele Heilkostvormen kan het individuele voedingsplan verrijken en de gezondheid positief beïnvloeden. Een individuele voedingsadvies kan helpen om de juiste voedingsstrategie te vinden en deze in het dagelijks leven te integreren. Een dergelijk advies houdt rekening met persoonlijke behoeften en gezondheidsvoorwaarden en kan zo een op maat gemaakte aanpak bieden die optimaal gebruikmaakt van de voordelen van traditionele Heilkostvormen.

Goed om te weten

Ayurveda

Ayurveda is een traditioneel Indiaas geneeskundesysteem dat voeding beschouwt als een belangrijk hulpmiddel voor de preventie en behandeling van ziekten, inclusief auto-immuunziekten. Door de voeding aan te passen aan het individuele constitutietype (dosha) kunnen ontstekingen worden verminderd en het immuunsysteem worden versterkt.

Darmmicrobiom

Het darmmicrobiom is de totale verzameling van micro-organismen die in de darm leven. Een gezond darmmicrobiom speelt een cruciale rol in de immunfunctie en kan ontstekingen beïnvloeden. De voeding kan het darmmicrobiom positief beïnvloeden en zo bijdragen aan de verlichting van auto-immuunziekten.

Ontstekingsremmende voedingsaanpak in traditionele geneeswijzen

Vergelijking van ontstekingsremmende effecten

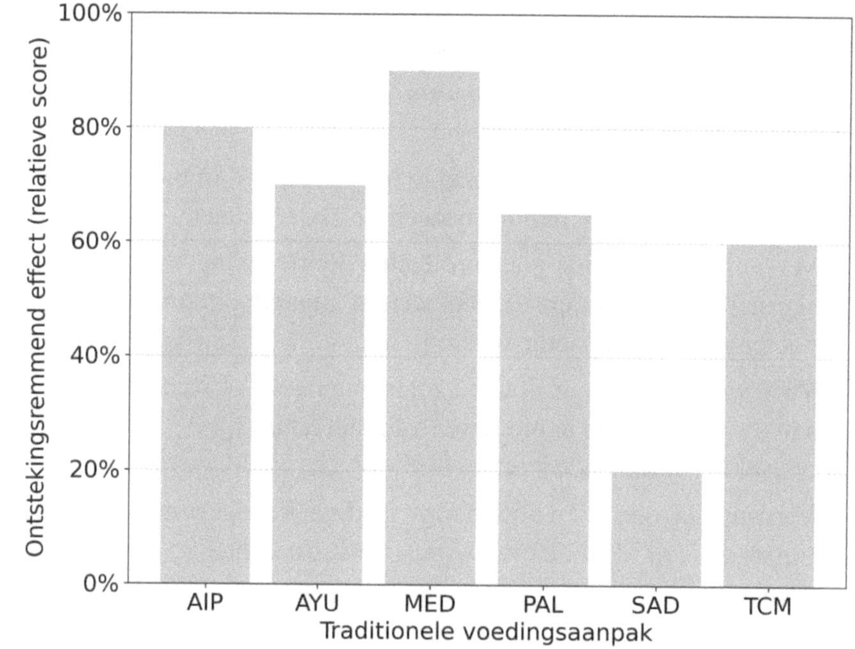

AIP: Auto-immuun protocol

AYU: Ayurvedisch

MED: Mediterraan

PAL: Paleo

SAD: Standaard Amerikaans dieet

TCG: Traditionele Chinese Geneeskunde

Deze grafiek benadrukt het relatieve ontstekingsremmende potentieel van verschillende traditionele diëten. Het mediterrane dieet vertoont de sterkste ontstekingsremmende eigenschappen, waarschijnlijk vanwege de nadruk op fruit, groenten en gezonde vetten. Hoewel de Ayurvedische en Traditionele Chinese Geneeskunde diëten ook opmerkelijke ontstekingsremmende effecten laten zien, is verder onderzoek nodig om hun mechanismen en optimale toepassing voor auto-immuunziekten volledig te begrijpen. Het Standaard Amerikaanse Dieet laat het laagste ontstekingsremmende potentieel zien, wat het belang van veranderingen in het voedingspatroon bij het beheersen van ontstekingen onderstreept.

Concrete adviezen

- Ontdek de diversiteit van specerijen en kruiden en gebruik ze doelgericht om uw maaltijden smaakvol te verfijnen en tegelijkertijd te profiteren van hun ontstekingsremmende eigenschappen.
- Creëer uw eigen anti-inflammatoire smoothies met ingrediënten zoals spinazie, bessen en kurkuma om belangrijke voedingsstoffen geconcentreerd op te nemen.
- Integreer regelmatig zelfgemaakte bottenbouillon in uw dieet om uw darmgezondheid en immuunsysteem te ondersteunen.
- Vervang geraffineerde graanproducten door voedingsrijke alternatieven zoals quinoa, boekweit of amarath om uw voedingsinname te optimaliseren.
- Voeg wilde kruiden en planten zoals brandnetel of paardenbloem toe aan uw voeding om te profiteren van hun natuurlijke ontstekingsremmende stoffen.
- Vervang gewone oliën door hoogwaardige, koudgeperste oliën zoals lijnzaadolie of olijfolie om uw inname van essentiële vetzuren te verbeteren.
- Experimenteer met verschillende bereidingswijzen zoals stomen of sudderen om de voedingsstoffen in uw voedsel zo goed mogelijk te behouden.
- Richt uw focus op seizoensgebonden en regionale voedingsmiddelen om te profiteren van hun versheid en hoge voedingswaarde.
- Creëer een ontspannen eetomgeving om uw spijsvertering te bevorderen en de positieve effecten van uw voeding te versterken.
- Leer te luisteren naar uw verzadigingssignalen en eet alleen zoveel als uw lichaam daadwerkelijk nodig heeft.
- Beschouw uw voedingsverandering als een proces en wees geduldig met uzelf als het niet gaat zoals gepland.

1. 3 Voedingsbehoefte bij auto-immuunziekten

Bij auto-immuunziekten speelt de voedingsstoffenvoorziening een cruciale rol. Mineralen zoals zink, koper en selenium, maar ook vitamines zoals D en B6 beïnvloeden de immuunrespons aanzienlijk en kunnen het ziekteverloop moduleren. Een tekort of onevenwicht van deze micronutriënten kan de immunfunctie aantasten en ontstekingsprocessen verergeren. Ook secundaire plantaardige stoffen, die in fruit en groenten voorkomen, hebben invloed op het immuunsysteem. Ze interageren met receptoren die betrokken zijn bij de regulatie van immuunreacties. Dit hoofdstuk biedt u de noodzakelijke kennis om het belang van voedingsstoffen bij auto-immuunziekten te begrijpen en voedingsstrategieën optimaal in te zetten.

Bij auto-immuunziekten is een evenwichtige mineralenhuishouding, met name van zink, selenium, koper en ijzer, cruciaal voor een gezonde immunomodulatie en kan het ziekteverloop positief beïnvloeden.

Essentiële mineralen

Mineralen zijn betrokken bij talrijke processen in het lichaam en beïnvloeden zo ook het verloop van auto-immuunziekten. Een onevenwicht in de huishouding van bepaalde mineralen zoals zink, koper, mangaan en ijzer kan gepaard gaan met een verminderde antioxidatieve activiteit en het optreden van auto-immuunziekten [s21]. Zink moduleert de immuunrespons door de productie van Th1-cytokinen te activeren en een overmatige verschuiving naar Th2-cellen te voorkomen [s21]. Wanneer het zinkniveau daalt, zoals vaak wordt waargenomen bij patiënten met auto-immuunziekten, kan dit leiden tot immuundefecten [s21]. Koper is betrokken bij de energieoverdracht en celademhaling. Een kopertekort kan leiden tot veranderingen in de immunfunctie [s21]. Chroom beïnvloedt op zijn beurt de lipid-, eiwit- en koolhydraatstofwisseling. Een tekort kan gepaard gaan met een slechte glucosetolerantie [s21]. De complexe interacties tussen verschillende sporenelementen kunnen een rol spelen bij de ontwikkeling van stofwisselingsziekten [s21]. Zo kan een zinktekort de functie van natuurlijke killer cellen en de fagocytose van neutrofielen verminderen, wat de kwetsbaarheid voor infecties verhoogt [s22]. Ook de bio-beschikbaarheid van mineralen zoals zink en selenium beïnvloedt hun effectiviteit bij immunomodulatie, vooral bij auto-immuunziekten [s23]. Zink kan de NF-κB-signaalwegen remmen en zo de productie van pro-inflammatoire cytokinen verminderen [s23]. Selenium heeft ook een anti-inflammatoire werking en kan de immuunrespons van Th1-cellen en de productie van antilichamen verhogen [s23]. Bij Hashimoto-thyreoïditis, een auto-immuunziekte van de schildklier, kunnen mineralentekorten een rol spelen bij de ontwikkeling en progressie van de ziekte [s24]. Ijzer en selenium zijn noodzakelijk voor de vorming van de schildklierhormonen T3 en T4, terwijl zink de T3-receptoren activeert [s24]. Een zinktekort kan de T3- en T4-niveaus verstoren en de productie van antilichamen tegen schildklierantigenen verhogen [s24]. Naast deze mineralen zijn ook magnesium, kalium, fosfor en chroom relevant voor de schildklierfunctie [s24]. Jodium is essentieel voor de synthese van schildklierhormonen [s25].

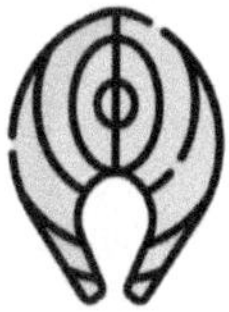

Selenium kan de auto-antilichamen van de schildklier verminderen en de schildklierfunctie verbeteren, maar vereist zorgvuldige monitoring [s25]. Een adequate inname van jodium, selenium en ijzer is belangrijk voor de synthese en het metabolisme van schildklierhormonen [s26]. Ontstekingen in het oog kunnen door vitamine D worden verminderd [s27]. Personen met een vergrote schildklier moeten hun zinkniveau laten controleren [s25].

Goed om te weten

Bio-beschikbaarheid

De bio-beschikbaarheid beschrijft het aandeel van een voedingsstof dat door het lichaam kan worden opgenomen en benut. De bio-beschikbaarheid van mineralen kan door verschillende factoren worden beïnvloed, zoals de chemische vorm van het mineraal, de gelijktijdige opname van andere voedingsstoffen en de gezondheidstoestand van de darmen.

Fagocytose

Fagocytose is het proces waarbij gespecialiseerde cellen van het immuunsysteem, zoals macrofagen en neutrofielen, ziekteverwekkers, celresten of andere vreemde stoffen opnemen en vernietigen. Een verstoring van de fagocytose kan de kwetsbaarheid voor infecties verhogen en het verloop van auto-immuunziekten beïnvloeden.

Hashimoto-thyreoïditis

De Hashimoto-thyreoïditis is een auto-immuunziekte waarbij het immuunsysteem de schildklier aanvalt en chronisch ontstoken is. Dit leidt tot een onderfunctie van de schildklier (hypothyreoïdie).

Neutrofielen

Neutrofielen zijn een type witte bloedcellen die een belangrijke rol spelen bij de bestrijding van bacteriële infecties. Ze behoren tot de eerste cellen die op de plaats van een ontsteking aankomen en kunnen bacteriën doden door fagocytose.

Essentiële Mineraleninname voor Auto-immuunziekten

Aanbevolen dagelijkse inname van belangrijke mineralen.

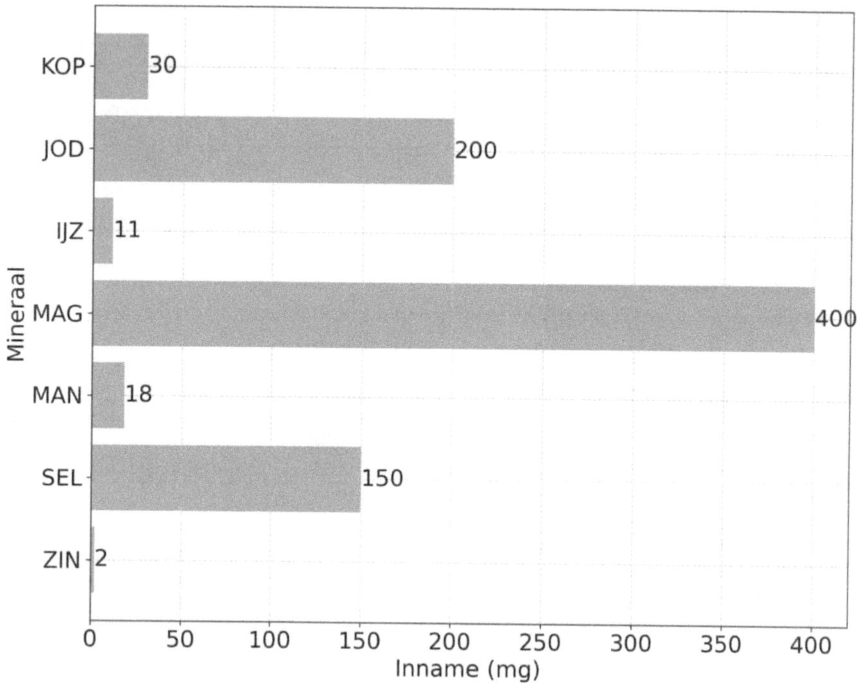

IJZ: IJzer

KOP: Koper

MAN: Mangaan

ZIN: Zink

JOD: Jodium

MAG: Magnesium

SEL: Seleen

Deze grafiek benadrukt de verschillende aanbevolen dagelijkse innames voor verschillende essentiële mineralen, waarbij het belang van een uitgebalanceerde mineraleninname voor personen met auto-immuunziekten wordt benadrukt. Magnesium en zink laten een verhoudingsgewijs hogere aanbevolen inname zien, wat hun potentiële belang suggereert voor het ondersteunen van de immuunfunctie en de algehele gezondheid in deze context. Hoewel de individuele behoeften kunnen variëren, biedt deze grafiek een algemeen overzicht van de streefwaarden voor de inname.

Belangrijke Vitaminen

Vitaminen zijn organische verbindingen die het lichaam nodig heeft voor diverse functies, waaronder de regulatie van het immuunsysteem. Bij auto-immuunziekten, waarbij het immuunsysteem ten onrechte lichaamscellen aanvalt, is een adequate vitaminevoorziening bijzonder belangrijk. Vitamine D beïnvloedt zowel de aangeboren als de adaptieve immuniteit en kan ontstekingsprocessen moduleren [s28]. Studies suggereren dat suppletie met vitamine D voordelig kan zijn bij bepaalde schildklieraandoeningen [s28]. Een andere belangrijke micronutriënt is Vitamine B6, die betrokken is bij de vorming van Lymfocyten en Interleukine-2, beide belangrijke componenten van de immuunafweer [s29]. Een tekort aan vitamine B6 kan de immunfunctie beïnvloeden en leiden tot verschillende gezondheidsproblemen [s29]. Bij personen met malabsorptie, bijvoorbeeld door coeliakie of de ziekte van Crohn, kan de opname van vitamine B6 verminderd zijn, wat suppletie noodzakelijk kan maken [s29]. Naast vitamine D en B6 zijn ook vitamine A en C relevant voor de immunfunctie. Vitamine A reguleert de aangeboren en cellulaire immuniteit evenals de productie van antilichamen [s30]. Vitamine C werkt als antioxidant en kan de productie van ontstekingsbevorderende boodschappers (cytokines)

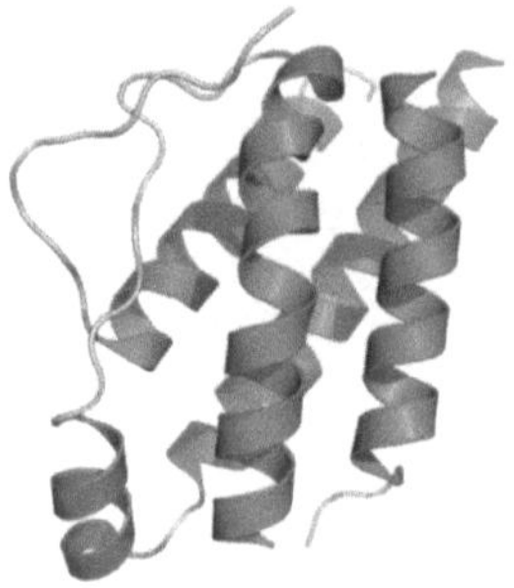

Interleukine-2 [i16]

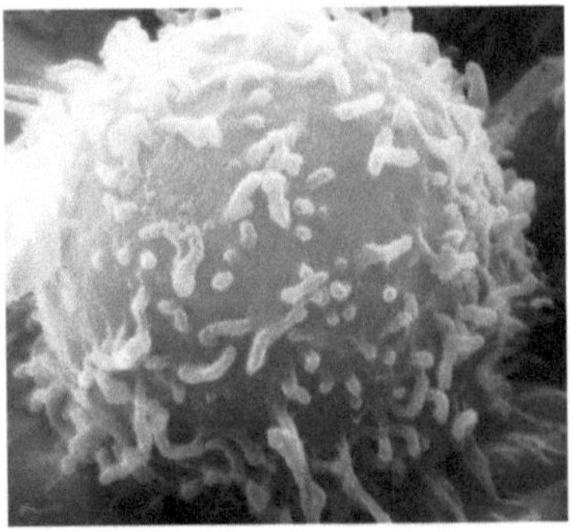

Lymfocyt [i17]

remmen [s30]. Naast de genoemde vitaminen spelen ook melatonine en vitamine B12 een rol bij auto-immuunziekten. Melatonine heeft antioxidatieve eigenschappen en kan de immuunrespons moduleren [s31]. Een tekort aan vitamine D en melatonine is waargenomen bij patiënten met hashimotothyreoiditis, wat wijst op een mogelijke samenhang met de ontwikkeling van de ziekte [s31]. Vitamine B12 is, naast ijzer en foliumzuur, belangrijk voor de bloedvorming en kan helpen om anemie bij Hashimoto-patiënten te voorkomen [s32]. Een glutenvrij dieet, dat vaak wordt aanbevolen bij auto-immuunziekten, kan de opname van vitamine D beïnvloeden [s32]. Daarom is het belangrijk om bij een glutenvrij dieet het vitamine D-niveau regelmatig te controleren en indien nodig te suppleren.

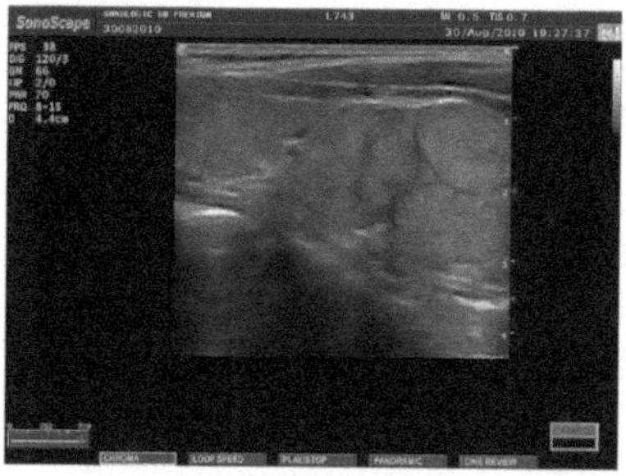

Hashimoto-thyreoïditis [i18]

Goed om te weten

Glutenvrij dieet

Is een voedingswijze die gluten, een eiwit in tarwe, rogge en gerst, uitsluit. Het wordt vaak aanbevolen bij coeliakie en andere glutenintoleranties en kan ook de symptomen van sommige auto-immuunziekten verlichten. Een glutenvrij dieet kan echter de opname van bepaalde voedingsstoffen, zoals vitamine D, beïnvloeden.

Lymfocyten

Zijn een soort witte bloedcellen die een belangrijke rol spelen in het immuunsysteem. Ze herkennen en bestrijden ziekteverwekkers en spelen een sleutelrol bij de ontwikkeling en het verloop van auto-immuunziekten.

Belang van micronutriënten bij auto-immuunziekten

Vergelijking van de aanbevolen dagelijkse hoeveelheid versus de potentiële behoefte bij auto-immuunziekten

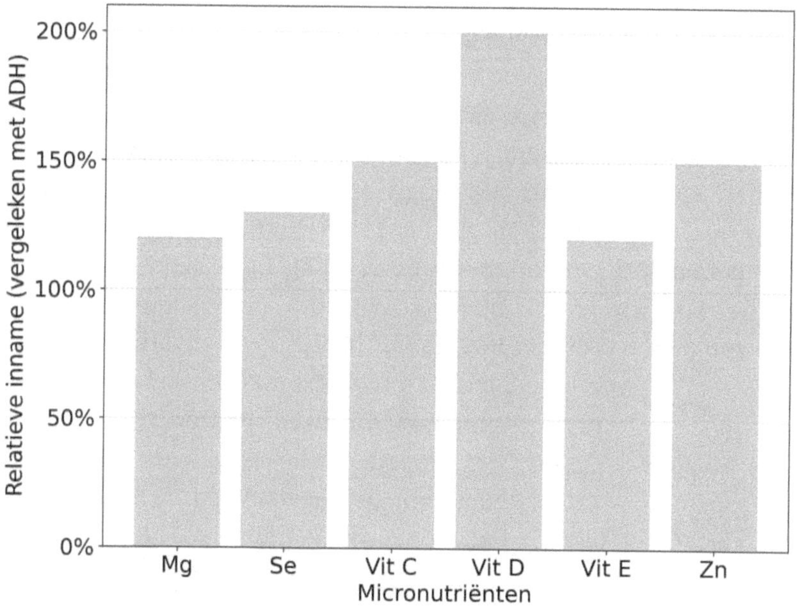

Mg: Magnesium

Se: Selenium

Vit C: Vitamine C

Vit D: Vitamine D

Vit E: Vitamine E

Zn: Zink

Deze grafiek benadrukt de potentieel verhoogde behoefte aan bepaalde micronutriënten bij personen met auto-immuunziekten. Hoewel de algemene ADH een basis vormt, kan het aanpakken van auto-immuunziekten een hogere inname van specifieke vitaminen en mineralen vereisen om de immuunfunctie en de algehele gezondheid te ondersteunen. Raadpleeg een zorgverlener of een geregistreerde diëtist om de juiste inname te bepalen op basis van individuele behoeften.

Secundaire Plantenstoffen

Secundaire plantenstoffen, ook wel fytochemicaliën genoemd, zijn bioactieve stoffen die in fruit, groenten, kruiden en specerijen voorkomen. Ze zijn niet essentieel voor overleving, maar kunnen de gezondheid positief beïnvloeden, vooral bij auto-immuunziekten. Fytochemicaliën oefenen hun werking onder andere uit via de Aryl-Hydrocarbon-Receptor (AhR) [s33] [s34]. Deze receptor is betrokken bij de regulatie van het immuunsysteem en kan worden gemoduleerd door de binding van bepaalde stoffen. Studies tonen aan dat verschillende fytochemicaliën, waaronder flavonoïden, chalconen en alkaloïden, een hoge affiniteit voor de AhR vertonen, zelfs na hun metabolisme in het lichaam (Biotransformatie) [s33] [s34]. Door regelmatig deze stoffen via de voeding op te nemen, kan de AhR mogelijk zo worden beïnvloed dat de ontwikkeling van auto-immuunziekten wordt geremd [s33] [s34]. Een gevarieerd dieet met veel plantaardige voedingsmiddelen – bijvoorbeeld vijf porties groenten en twee porties fruit per dag – levert een breed scala aan fytochemicaliën en ondersteunt zo de gezondheid. De keuze moet daarbij zo kleurrijk mogelijk zijn, aangezien verschillende kleuren op verschillende fytochemicaliën wijzen. Zo bevatten bijvoorbeeld bessen anthocyanen, die antioxidatieve eigenschappen hebben, terwijl wortelen rijk zijn aan carotenoïden, die de gezichtsvermogen ondersteunen.

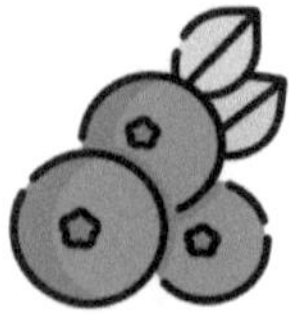

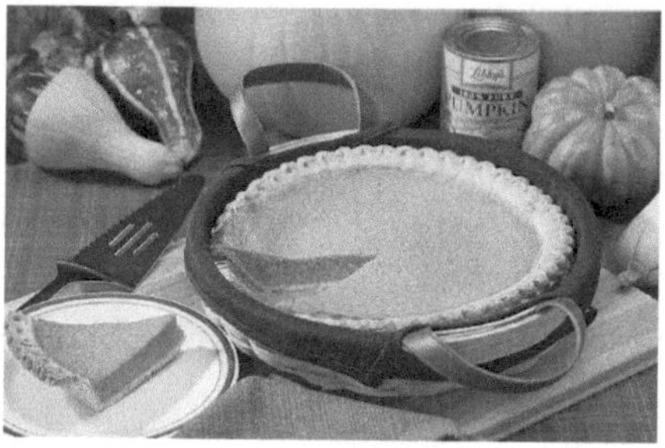

Carotenoïden [i19]

Goed om te weten

Aryl-Hydrocarbon-Receptor

Een receptor in het lichaam die betrokken is bij de regulatie van het immuunsysteem en door bepaalde fytochemicaliën kan worden beïnvloed, wat mogelijk de ontwikkeling van auto-immuunziekten remt.

Biotransformatie

De omzetting van stoffen in het lichaam, bijvoorbeeld van fytochemicaliën, die hun werking op het lichaam kan beïnvloeden, vooral in de context van auto-immuunziekten.

Carotenoïden

Pigmenten die in fruit en groenten voorkomen en antioxidatieve eigenschappen hebben. Ze kunnen helpen ontstekingen te verminderen die een rol spelen bij auto-immuunziekten.

Secundaire Plantenstoffen

Kunnen ontstekingen verminderen en het immuunsysteem moduleren, wat voordelig kan zijn bij auto-immuunziekten.

Biobeschikbaarheid van fytonutriënten bij auto-immuunziekten

Biobeschikbaarheid en concentratie van fytonutriënten en hun invloed op de behoefte aan voedingsstoffen bij auto-immuunziekten.

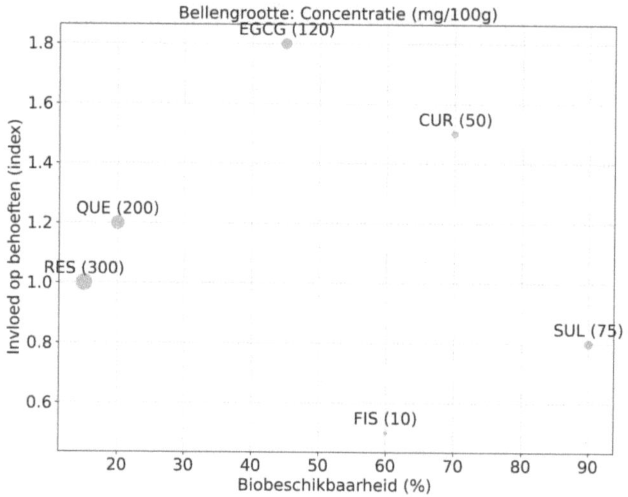

Blasengröße: Concentratie (mg/100g)

CUR: Curcumine

EGCG: EGCG (Groene thee)

FIS: Fisetine

QUE: Quercetine

RES: Resveratrol

SUL: Sulforafaan

Deze grafiek benadrukt de complexe interactie tussen de concentratie van fytonutriënten, de biobeschikbaarheid en hun invloed op de behoefte aan voedingsstoffen bij personen met auto-immuunziekten. Hoge biobeschikbaarheid in combinatie met een positieve invloed op de behoefte aan voedingsstoffen suggereert dat deze fytonutriënten prioriteit moeten krijgen. Omgekeerd kan een lage biobeschikbaarheid, zelfs met een positieve invloed, een hogere inname of alternatieve strategieën vereisen om de absorptie te maximaliseren. De grootte van de bubbels geeft de algehele concentratie van de fytonutriënt in gangbare voedselbronnen aan, wat context biedt voor voedingsadviezen. Deze gegevens onderstrepen het belang van het in overweging nemen van zowel biobeschikbaarheid als concentratie bij het afstemmen van voedingsplannen voor het beheer van auto-immuunziekten.

Concrete adviezen

- Maak gebruik van de synergie-effecten van voedingsstoffen: Combineer bijvoorbeeld ijzerrijke voedingsmiddelen met vitamine C-rijke om de ijzeropname te verbeteren.
- Stel een persoonlijke voedingsstoffenlijst op voor uw specifieke auto-immuunziekte, onderzoek welke voedingsstoffen bijzonder relevant zijn en integreer de bijbehorende voedingsmiddelen in uw dieet.
- Duik in de wereld van kruidentheeën: Bepaalde kruidentheeën, zoals brandnetelthee, kunnen de mineralenbalans ondersteunen.
- Laat uw voedingsstoffen niveaus regelmatig controleren om gerichte maatregelen te nemen en mogelijke tekorten vroegtijdig te herkennen.
- Kook met mineralenrijk water: Gebruik bijvoorbeeld gefilterd kraanwater of stil mineraalwater met een hoog gehalte aan magnesium en calcium.
- Laat peulvruchten en granen kiemen: Door te kiemen neemt de biologische beschikbaarheid van de aanwezige voedingsstoffen toe.
- Investeer in een hoogwaardige blender: Zo kunt u voedingsrijke smoothies en soepen bereiden die de opname van voedingsstoffen vergemakkelijken.
- Gebruik bij het koken voorzichtig gedroogde kruiden en specerijen om het voedingsstoffeniveau te behouden.
- Integreer regelmatig noten en zaden in uw dieet: Ze zijn rijk aan belangrijke mineralen en vitamines die het immuunsysteem ondersteunen.
- Let op de juiste opslag van voedingsmiddelen om voedingsstofverlies te minimaliseren.
- Kies voor voedselvariëteit: Hoe kleurrijker uw bord, hoe groter de kans om alle belangrijke voedingsstoffen op te nemen.

Terugblik - 1. Basisprincipes van auto-immuunvoeding

Voeding speelt een cruciale rol bij auto-immuunziekten. Het beïnvloedt niet alleen de beschikbaarheid van essentiële voedingsstoffen voor uw immuuncellen, maar ook de samenstelling van uw darmflora en daarmee uw algehele immuunrespons. Een gerichte aanpassing van uw voeding kan u helpen om ontstekingen te verminderen, de darmgezondheid te verbeteren en uw symptomen te verlichten. De weg naar optimale auto-immuunvoeding is echter individueel en vereist begrip van de onderliggende mechanismen.

Een belangrijk aandachtspunt is het versterken van uw darmgezondheid. Uw darm herbergt een groot deel van uw immuunsysteem en heeft een nauwe interactie met de darmflora. Een onevenwichtige voeding kan leiden tot dysbiose, een onbalans in de darmflora, wat ontstekingen bevordert. Om uw darmflora positief te beïnvloeden, moet u letten op een vezelrijke voeding met veel fruit, groenten en gefermenteerde voedingsmiddelen. Probiotica, die voorkomen in gefermenteerde voedingsmiddelen zoals yoghurt of zuurkool, kunnen de groei van nuttige bacteriën bevorderen. Prebiotica, zoals vezels in fruit, groenten en volle granen, dienen als voedsel voor deze bacteriën. Let ook op voedingsmiddelen die mogelijk ongemakken veroorzaken, zoals winderigheid of buikpijn, en probeer deze tijdelijk uit uw dieet te schrappen.

Ontstekingsremmende voedingsmiddelen kunnen u ook helpen om uw auto-immuunziekte onder controle te krijgen. Deze voedingsmiddelen leveren voedingsstoffen die direct ingrijpen in het ontstekingsmetabolisme. Bioactieve plantaardige stoffen in fruit en groenten kunnen bijvoorbeeld de activiteit van ontstekingsbevorderende enzymen remmen. Antioxidanten beschermen uw cellen tegen schade door vrije radicalen, die ontstekingsprocessen bevorderen. Omega-3-vetzuren, die u bijvoorbeeld in vette vis, lijnzaad en chiazaad vindt, hebben ook een ontstekingsremmende werking. Voedingspatronen zoals het mediterrane dieet of een paleo-georiënteerd dieet kunnen u als inspiratie dienen. Houd er echter rekening mee dat een strikt paleo-dieet kan leiden tot voedingsstoffentekorten. Integreer daarom de principes van deze voedingsvormen flexibel in uw dagelijks leven en zorg voor een adequate inname van alle belangrijke vitamines en mineralen.

De implementatie van een auto-immuunvoeding kan uitdagend zijn. Begin met kleine stappen en concentreer u in eerste instantie op het integreren van darmvriendelijke en ontstekingsremmende voedingsmiddelen in uw dieet. Houd een voedingsdagboek bij om mogelijke trigger-voedingsmiddelen te identificeren. Schroom niet om professionele ondersteuning in te schakelen. Een diëtist kan u helpen een individuele voedingsstrategie te ontwikkelen die is afgestemd op uw specifieke behoeften en uw auto-immuunziekte. Met geduld, doorzettingsvermogen en de juiste aanpak kunt u uw voeding positief beïnvloeden en uw levenskwaliteit duurzaam verbeteren. De weg naar meer welzijn begint met wat u uw lichaam geeft.

2. Praktische toepassing in het dagelijks leven

Hoe kan een gezondheidsbevorderende voeding worden geïntegreerd in het vaak hectische dagelijks leven? De weg naar een geschikte voeding begint niet pas bij het fornuis, maar al bij de planning en voorbereiding. Met de juiste strategieën en hulpmiddelen wordt van complexe voedingsrichtlijnen een praktische routine gemaakt. Dit hoofdstuk toont concrete oplossingen voor typische uitdagingen - van de boodschappenlijst tot het opgemaakte bord. Ontdek hoe theoretische kennis kan worden omgezet in leefbare praktijk.

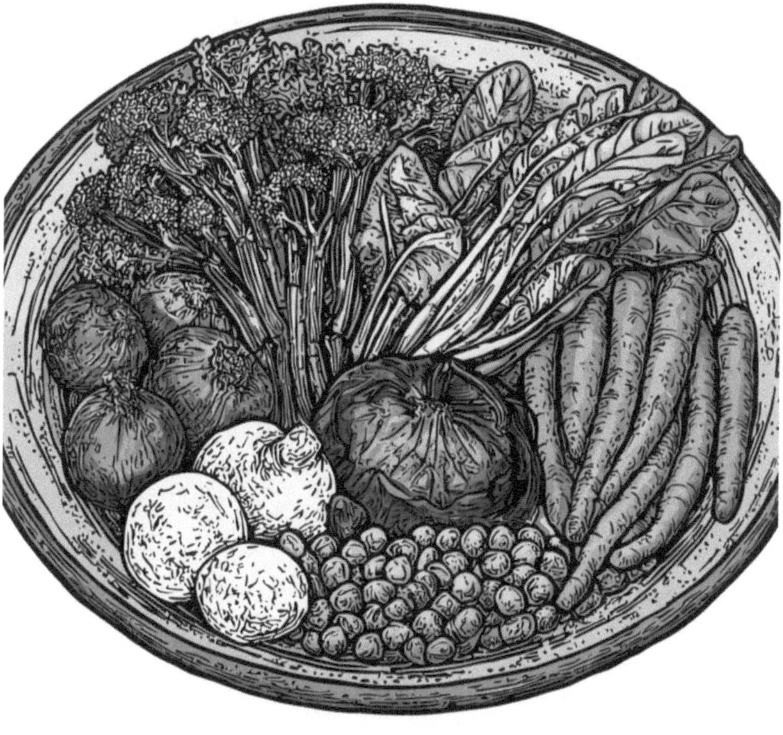

2. 1 Maaltijdplanning

De optimale maaltijdstructuur bij auto-immuunziekten vormt voor velen een uitdaging. Individuele verdraagzaamheden, voedingsbehoeften en het vermijden van ontstekingsbevorderende voedingsmiddelen moeten in overweging worden genomen. Tegelijkertijd moet het voedingsschema gevarieerd en praktisch zijn om de motivatie op lange termijn te behouden. Dit geldt voor ontbijt, hoofdmaaltijden en tussendoortjes. Verschillende dieetvormen, zoals het carnivore of mediterrane dieet, bieden aanknopingspunten, maar kunnen ook beperkingen met zich meebrengen. De juiste voedselkeuze en slimme combinaties zijn cruciaal voor het succes van de therapie. Ontdek in dit hoofdstuk hoe u uw maaltijden effectief kunt plannen en smakelijk kunt afstemmen op uw individuele behoeften.

Een doordachte maaltijdplanning, die ontbijt, hoofdmaaltijden en tussendoortjes in overweging neemt, is de sleutel tot een succesvolle implementatie van een auto-immuunvoeding in het dagelijks leven.

Ontbijtvariaties

Een gevarieerd ontbijt is binnen een auto-immuun dieet of voedingsgeneeskundige dieet essentieel om de voedingsstoffenvoorziening te waarborgen en de motivatie op lange termijn te behouden [s35]. Het gaat hierbij niet alleen om de voedselinname, maar ook om de individuele verdraagzaamheid van voedingsmiddelen. Verschillende voedingsprofielen helpen om tekorten te voorkomen en het lichaam optimaal te ondersteunen. Vooral bij restrictieve dieetvormen, zoals het carnivore dieet, bieden variaties in het ontbijt de mogelijkheid om het menu interessant te houden ondanks een beperkte voedselkeuze [s36]. Zo kunnen bijvoorbeeld verschillende combinaties van eieren, vlees en vetten worden gebruikt om variatie te creëren en tegelijkertijd te voldoen aan de behoefte aan essentiële voedingsstoffen. Het carnivore dieet, dat uitsluitend op dierlijke producten is gebaseerd, laat zien hoe met een beperkt aantal basisvoedingsmiddelen toch gevarieerde maaltijden kunnen worden bereid. Lever, geïntegreerd in het ontbijt, kan voldoen aan de behoefte aan micronutriënten zoals ijzer en folaat [s36]. Eieren zijn in deze context een waardevol voedingsmiddel, omdat ze niet alleen een goedkope eiwitbron zijn [s37], maar ook verschillende bereidingswijzen toelaten. Ze kunnen de

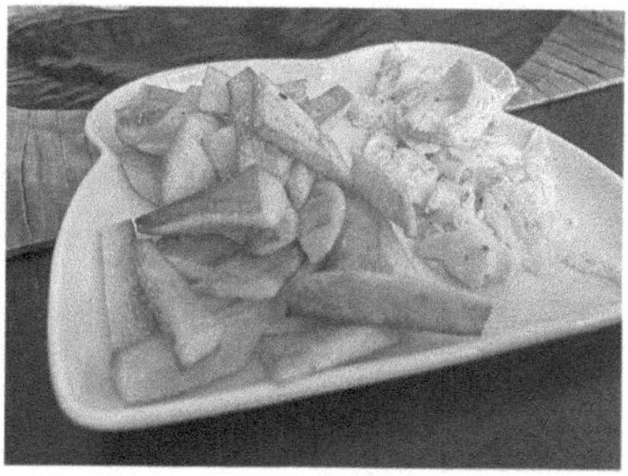

Eieren [i20]

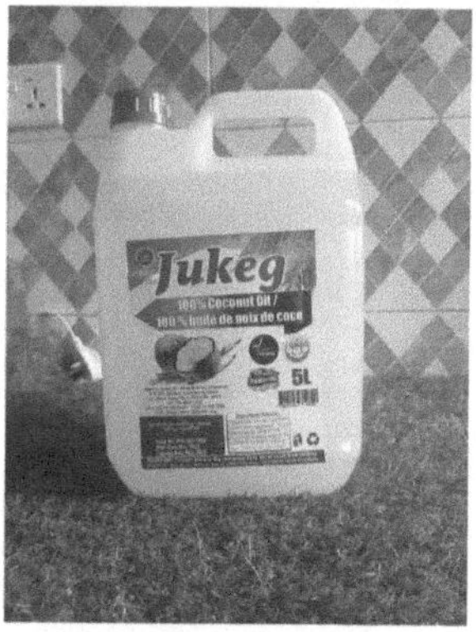

Kokosolie [i21]

behoefte aan voedingsstoffen verhogen die vaak in de voeding tekortschieten [s37]. Het verzadigingsgevoel na het eten van eieren kan de voedselinname bij latere maaltijden verminderen en zo het gewichtsmanagement ondersteunen [s37]. De combinatie van eieren met andere voedingsmiddelen – zoals spinazie in een auto-immuun dieet of vet vlees in een carnivoor dieet – optimaliseert de opname van voedingsstoffen en bevordert een evenwichtige voeding, vooral voor mensen met een verhoogde behoefte aan voedingsstoffen [s37]. Een voorbeeld van een ontbijt binnen een auto-immuun dieet zou roerei met spinazie en wat kokosolie zijn. Door de spinazie worden extra vitamines en mineralen opgenomen, terwijl de kokosolie gezonde vetten levert en de opname van vetoplosbare vitamines ondersteunt. Dergelijke combinaties maken een individuele aanpassing van het ontbijt aan de specifieke dieetvorm en persoonlijke behoeften mogelijk.

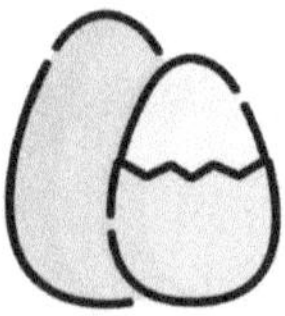

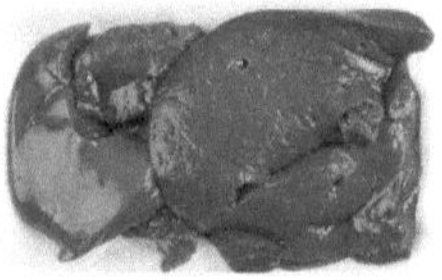

Lever [i22]

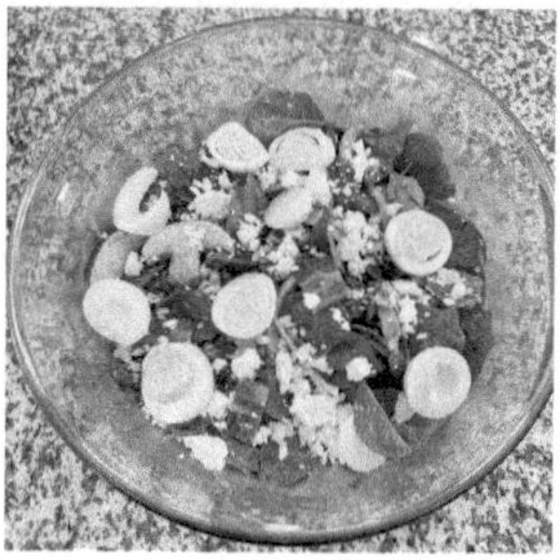

Spinazie [i23]

Goed om te weten

Auto-immuun dieet

Een voedingsplan dat gericht is op het verminderen van ontstekingen en het moduleren van het immuunsysteem om symptomen van auto-immuunziekten te verlichten. Dit houdt vaak in dat bepaalde voedselgroepen die als ontstekingsbevorderend worden beschouwd, zoals gluten, zuivelproducten of nachtschade, worden vermeden.

Carnivoor dieet

Een dieetvorm die uitsluitend gebaseerd is op de consumptie van dierlijke producten zoals vlees, vis, eieren en enkele zuivelproducten, en plantaardige voedingsmiddelen volledig uitsluit. In de context van auto-immuun voeding kan het bij sommige personen bijdragen aan verlichting van symptomen, maar vereist zorgvuldige planning om voedingsdeficiënties te voorkomen.

Micronutriënten

Essentiële voedingsstoffen die het lichaam in kleine hoeveelheden nodig heeft, zoals vitamines en mineralen. Ze spelen een belangrijke rol in verschillende lichaamsfuncties, waaronder het immuunsysteem, de stofwisseling en de celgezondheid. Bij het samenstellen van maaltijden is het belangrijk om voldoende micronutriënten in overweging te nemen om tekorten te voorkomen.

Optimale Auto-Immuunvriendelijke Ontbijt Samenstelling

Visuele weergave van een uitgebalanceerd auto-immuunvriendelijk ontbijt.

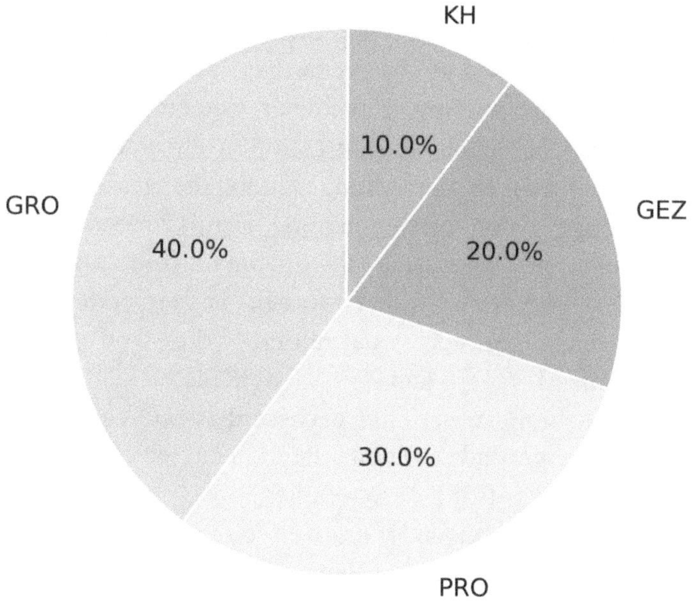

GEZ: Gezonde Vetten (bijv. avocado, olijfolie, kokosolie)
KH: Complexe Koolhydraten (bijv. zoete aardappel, quinoa)
GRO: Niet-Zetmeelrijke Groenten (bijv. bladgroenten, spinazie, paprika's)
PRO: Eiwitten (bijv. eieren, vis, noten, zaden)

Deze grafiek benadrukt het belang van een uitgebalanceerd ontbijt voor personen met auto-immuunziekten. Een aanzienlijk deel benadrukt nutriëntrijke groenten, wat hun cruciale rol aangeeft in het leveren van vitaminen, mineralen en vezels. Eiwitbronnen zijn ook substantieel en dragen bij aan verzadiging en ondersteuning van spiermassa. Gezonde vetten spelen een vitale rol in hormoonregulatie en celfunctie. Hoewel een kleiner deel is gewijd aan zetmeelrijke koolhydraten, is het belangrijk om complexe koolhydraten te kiezen die langdurige energie leveren en bloedsuikerpieken minimaliseren. Deze evenwichtige aanpak helpt ontstekingen te beheersen en ondersteunt het algehele welzijn.

Hoofdmaaltijden

's Middags en 's avonds bieden hoofdmaaltijden de gelegenheid om het lichaam uitgebreid van voedingsstoffen te voorzien en rekening te houden met de behoeften van een auto-immuunvoeding. Ontstekingsremmende aspecten staan hierbij centraal. omegafettsaeuren, die rijkelijk aanwezig zijn in vette vis zoals zalm of makreel, ondersteunen deze benadering. Een lunch met gegrilde zalm, broccoli en quinoa levert waardevolle voedingsstoffen en omega-3-vetzuren. In plaats van rood vlees en verzadigde vetten, die geassocieerd worden met een verhoogd risico op reumatoïde artritis, moeten plantaardige voedingsmiddelen met vezels, zoals groenten, fruit en volle granen, regelmatig in de hoofdmaaltijden worden geïntegreerd [s38]. Vezels bevorderen een gezonde darmflora, die op haar beurt ontstekingsremmend kan werken. Ook de mediterrane_ernaehrungsweise, die gebaseerd is op veel fruit, groenten, volle granen en gezonde vetten, heeft een positieve invloed op reumatoïde artritis [s38]. Bovendien is het raadzaam om suikerhoudende dranken en een hoge zoutinname te verminderen. Een diner met kipfilet, gemengde salade en ovengebakken groenten biedt een evenwichtige voedingsinname en vermijdt tegelijkertijd ongunstige bestanddelen. Door de juiste samenstelling van de hoofdmaaltijden rekening houdend met individuele behoeften kan de voeding effectief worden aangepast aan een auto-immuun dieet.

Goed om te weten

Reumatoïde artritis

Een chronisch-inflammatoire gewrichtsaandoening die wordt gekenmerkt door pijn, zwelling en stijfheid in de gewrichten. Voeding speelt een belangrijke rol bij de behandeling en verlichting van de symptomen.

Verhouding Macronutriënten voor Auto-immuunvriendelijke Maaltijden

Ideale macronutriëntenverdeling voor hoofdmaaltijden.

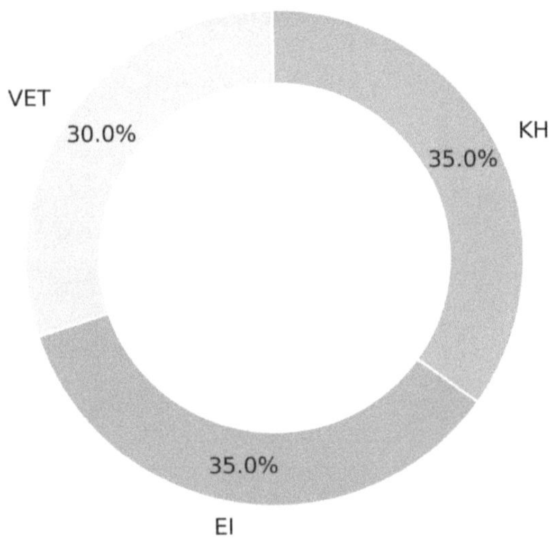

- EI: Eiwitten (bijv. mager vlees, vis, peulvruchten)
- KH: Complexe Koolhydraten (bijv. groenten, fruit)
- VET: Gezonde Vetten (bijv. avocado, olijfolie, noten)

Deze grafiek visualiseert een gebalanceerde macronutriëntenverhouding met de nadruk op volkoren producten. Het significante eiwitaandeel ondersteunt weefselherstel en verzadiging. Het gematigde vetgehalte zorgt voor langdurige energie en ondersteunt de hormoonproductie. Het gecontroleerde koolhydraatgehalte richt zich op complexe koolhydraten uit groenten en fruit, waardoor bloedsuikerpieken worden geminimaliseerd en de darmgezondheid wordt bevorderd. Deze verhouding kan worden aangepast op basis van individuele behoeften en toleranties.

Tussendoortjes

Tussendoortjes kunnen een zinvolle aanvulling zijn in een dieet dat is afgestemd op auto-immuunziekten of voedingsgeneeskundige richtlijnen, om de bloedsuikerspiegel constant te houden en hongeraanvallen te voorkomen. Een doordachte planning van deze tussendoortjes draagt aanzienlijk bij aan het optimaliseren van de voedingsinname en het rekening houden met de individuele voedingsbehoeften [s39]. Zo kan een gerichte selectie van voedingsmiddelen niet alleen voldoen aan de behoefte aan vitamines en mineralen, maar ook de spijsvertering positief beïnvloeden en het algemene welzijn verbeteren. Daarbij moet de frequentie en samenstelling van de tussendoortjes worden aangepast aan de respectieve voedingsvorm en de persoonlijke stofwisseling [s40]. Twee tot drie snacks per dag van elk 150–300 kcal kunnen, afhankelijk van de behoefte, zinvol zijn [s40]. Wanneer de tussendoortjes van tevoren worden gepland, net als de hoofdmaaltijden, neemt de kans toe dat gezonde en gevarieerde voedingsmiddelen worden gekozen [s39]. Een dergelijke planning ondersteunt de consequente uitvoering van de voedingsrichtlijnen en draagt op lange termijn bij aan een gezonde levensstijl [s39]. Mogelijke tussendoortjes kunnen een handvol noten en een stuk fruit zijn, of een groentesmoothie met wat eiwitpoeder. Door de juiste keuze van

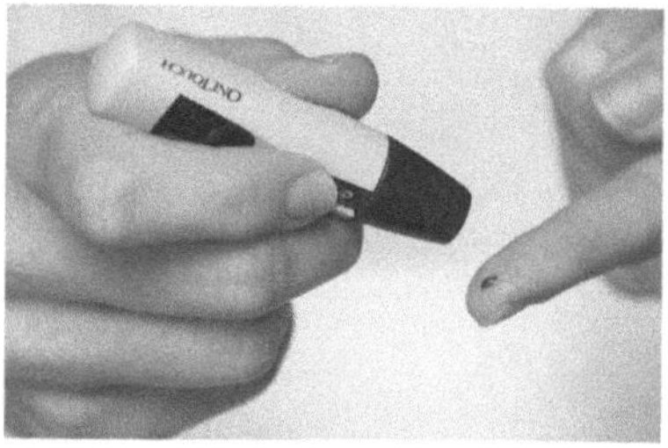

bloedsuikerspiegel [i24]

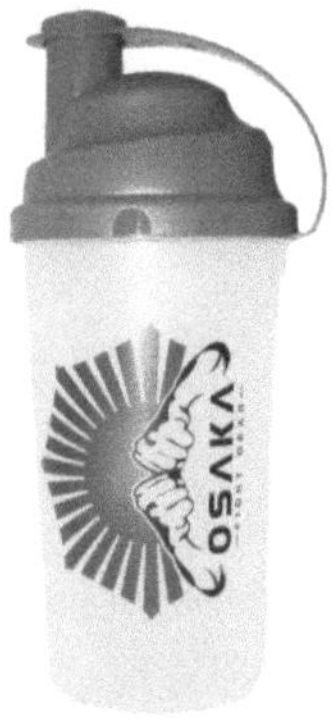

Eiwitpoeder [i25]

tussendoortjes kunnen schommelingen in de energiehuishouding worden vermeden en kunnen de richtlijnen van de individuele voedingstherapie optimaal worden nageleefd.

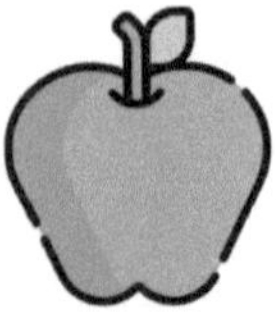

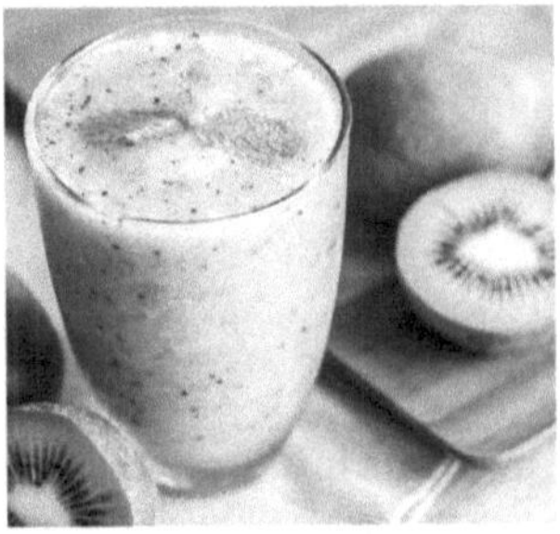

Groente smoothie [i26]

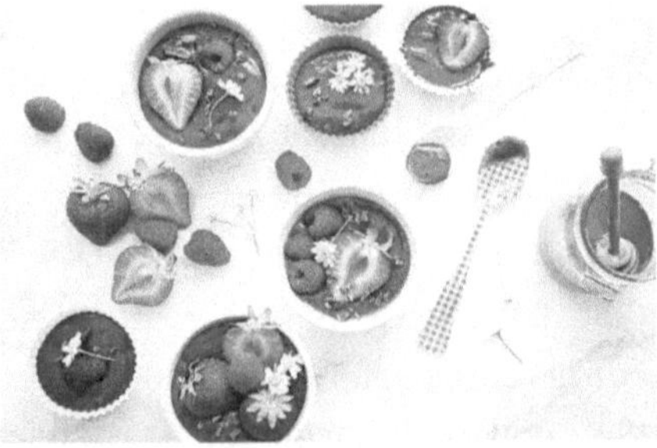

Vreetbuien [i27]

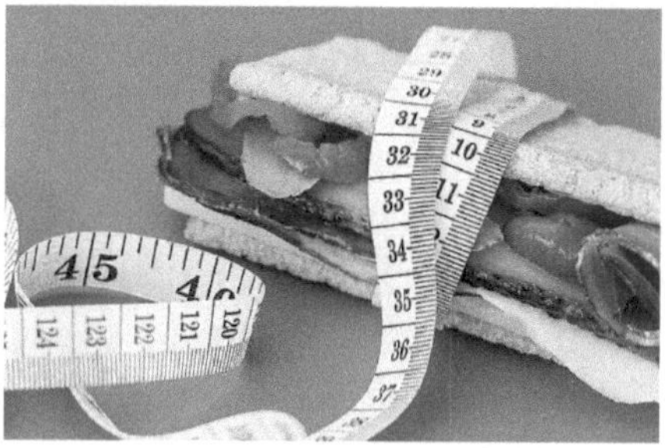

Voedingsstoffeninname [i28]

Goed om te weten

Bloedsuikerspiegel

De bloedsuikerspiegel speelt een belangrijke rol bij auto-immuunziekten. Een stabiele bloedsuikerspiegel kan ontstekingen verminderen en het immuunsysteem ondersteunen. Tussendoortjes kunnen helpen om de bloedsuikerspiegel constant te houden en zo de symptomen te verlichten.

Hongeraanvallen

Hongeraanvallen kunnen optreden bij een onevenwichtige voeding en leiden tot ongezonde eetgewoonten. Door de juiste samenstelling van de maaltijden, inclusief tussendoortjes, kunnen hongeraanvallen worden voorkomen en kunnen de doelen van de voedingstherapie beter worden bereikt.

Voedingsinname

Een optimale voedingsinname is essentieel voor een goed functionerend immuunsysteem en de regeneratie van het lichaam. Bij auto-immuunziekten is een voldoende aanvoer van vitamines, mineralen en sporenelementen bijzonder belangrijk om ontstekingsprocessen te remmen en de gezondheid te bevorderen. De juiste combinatie van voedingsmiddelen in de maaltijden helpt om de voedingsinname te optimaliseren.

Geschikte snacks voor auto-immuundiëten

Voedingsdichtheid en ontstekingsremmend potentieel

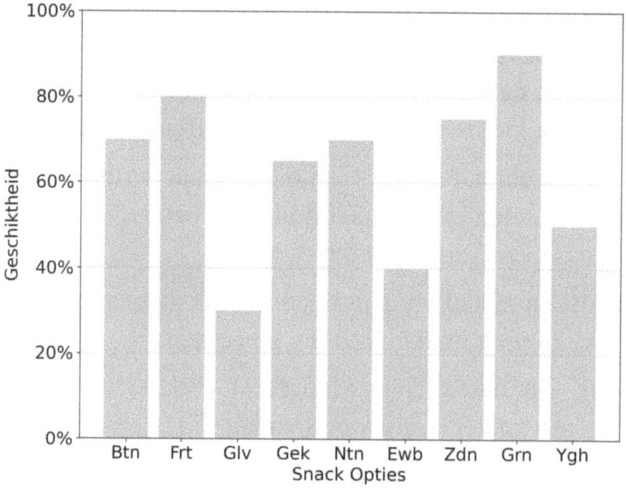

Btn: Bottenbouillon

Frt: Fruit met lage glycemische index (bijv. bessen, avocado)

Glv: Glutenvrije crackers/chips

Ntn: Noten (bijv. amandelen, walnoten)

Zdn: Zaden (bijv. chia, vlas)

Ewb: Eiwitreep (zonder additieven)

Gek: Hardgekookte eieren

Grn: Groenten zonder zetmeel (bijv. wortelen, selderij)

Ygh: Yoghurt (volle melk, zonder toegevoegde suiker)

Deze grafiek toont de relatieve geschiktheid van verschillende snacks voor personen die een auto-immuunprotocol volgen. De nadruk ligt op voedingsdichtheid en potentiële ontstekingsremmende eigenschappen. Hoewel sommige snacks zoals fruit en groenten brede voordelen bieden, zijn andere zoals noten en zaden waardevol vanwege specifieke voedingsprofielen. Bewerkte snacks, zelfs die als 'gezond' worden verkocht, zijn over het algemeen minder geschikt vanwege mogelijke ontstekingsbevorderende ingrediënten of beperkte voedingswaarde. De individuele tolerantie kan variëren, dus het is belangrijk om reacties te volgen en de voeding dienovereenkomstig aan te passen.

Concrete adviezen

- Verander uw ontbijt in een smaakervaring: Experimenteer met ongebruikelijke kruidencombinaties zoals kaneel en kardemom in de havermout of curry in de roerei.
- Maak gebruik van de kracht van kleuren: Stel uw maaltijden voor als een schilderij en kies voedingsmiddelen in zoveel mogelijk verschillende kleuren om de voedingsstoffenvariëteit te vergroten.
- Geef uw gerechten textuur: Combineer knapperige, romige en zachte voedingsmiddelen in één maaltijd om de eetervaring interessanter te maken en de verzadiging te bevorderen.
- Eet bewust en met al uw zintuigen: Focus tijdens het eten bewust op de smaak, geur en textuur van uw gerechten.
- Maak van elke maaltijd een klein feest: Dek de tafel mooi, ook als u alleen eet, en geniet rustig van uw maaltijd.
- Verander restjes in nieuwe gerechten: Wees creatief en tover van overgebleven groenten een heerlijke soep of ovenschotel.
- Probeer regelmatig nieuwe recepten uit: Zo ontdekt u nieuwe favoriete gerechten en voorkomt u verveling in de keuken.
- Bereid uw maaltijden samen met anderen: Dit is niet alleen leuk, maar bevordert ook de uitwisseling over gezonde voeding.
- Beloon uzelf voor uw successen: Trakteer uzelf bijvoorbeeld op een ontspannende avond of een nieuw kookboek.
- Groei boven uzelf uit: Durf nieuwe voedingsmiddelen en bereidingswijzen uit te proberen, ook al was u tot nu toe sceptisch.

2. 2 Inkoop en voorraadbeheer

Aankoop en voorraadbeheer spelen een cruciale rol in het succes van een voedingsverandering bij auto-immuunziekten. De juiste selectie en opslag van voedingsmiddelen beïnvloeden zowel de voedingsstoffenvoorziening als de implementatie van de dieettherapie in het dagelijks leven. Seizoensgebonden beschikbaarheid, houdbaarheid en het vermijden van ontstekingsbevorderende voedingsmiddelen vormen daarbij bijzondere uitdagingen. Ontdek in dit hoofdstuk hoe u deze uitdagingen kunt overwinnen en een gezonde, heilzame voorraad kunt aanleggen.

Door slimme combinaties van seizoensgebonden inkoop en verschillende conserveringsmethoden (invriezen, inmaken, drogen, fermenteren) kan een rijke voorraad ontstekingsremmende voedingsmiddelen worden aangelegd, die het hele jaar door een auto-immuunvriendelijke voeding ondersteunt.

Seizoensgebonden inkoopgids

Seizoensgebonden inkoop biedt talrijke voordelen voor mensen die een auto-immuun voedingsverandering nastreven. Vers fruit en groenten, die op het natuurlijke rijpingspunt worden geoogst, bevatten vaak hogere concentraties aan vitamines, mineralen en secundaire plantenstoffen. [s41] Deze micronutriënten en bioactieve verbindingen kunnen het immuunsysteem versterken en zo bijdragen aan de verlichting van ontstekingen die een rol spelen bij auto-immuunziekten. [s41] Wie in de winter pompoen in zijn dieet opneemt, profiteert van de rijkdom aan bètacaroteen, dat in het lichaam wordt omgezet in vitamine A en antioxidatieve eigenschappen heeft. Door de focus op seizoensgebonden producten wordt de variëteit op het bord bevorderd, wat bijdraagt aan een evenwichtige inname van voedingsstoffen. Seizoensgebonden voedsel is bovendien meestal goedkoper, omdat transport- en opslagkosten lager zijn. [s41] Korte transportafstanden betekenen ook een lagere milieu-impact, omdat er minder CO_2-uitstoot is. [s41] Een ander aspect is de smaak: seizoensgebonden producten smaken intenser, omdat ze rijp worden geoogst en niet onrijp hoeven te worden vervoerd. Bij het winkelen op de weekmarkt of rechtstreeks bij de boer kan de versheid van de producten bovendien direct worden gecontroleerd. Het seizoensgebonden inkoopplan kan worden uitgebreid door het invriezen of inblikken van bepaalde fruit- en groentesoorten, om ook buiten het seizoen van hun positieve eigenschappen te profiteren. Zo kunnen bijvoorbeeld bessen in de zomer worden ingevroren om ze in de winter voor smoothies of desserts te gebruiken. Bewust winkelen voor seizoensgebonden voedsel draagt dus niet alleen bij aan de eigen gezondheid, maar ondersteunt ook regionale aanbieders en is goed voor het milieu.

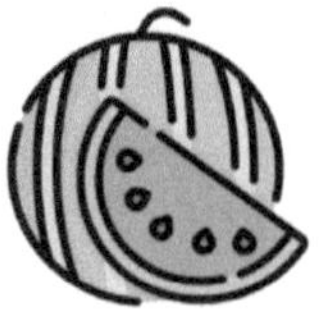

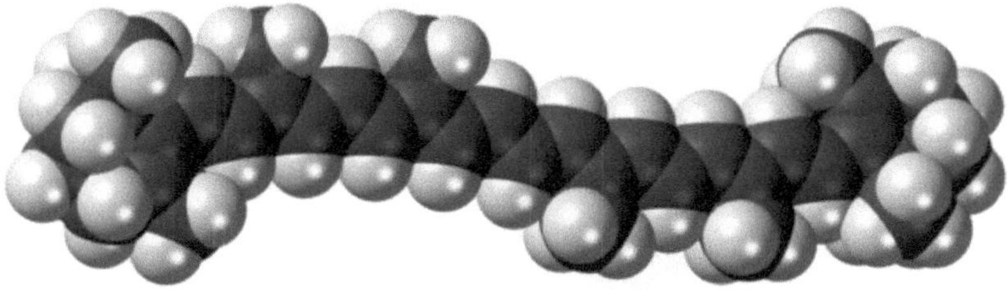

Bètacaroteen [i29]

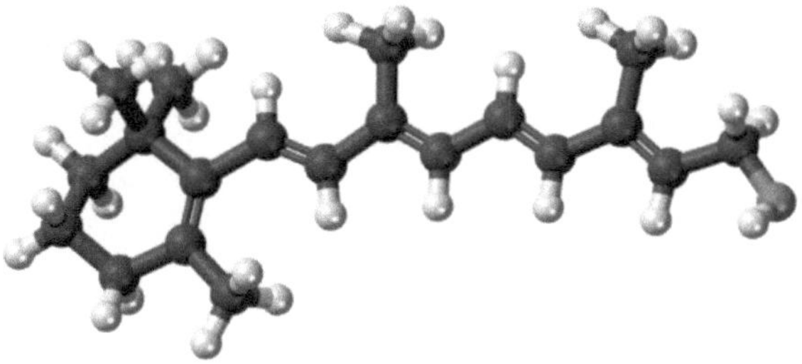

Vitamine A [i30]

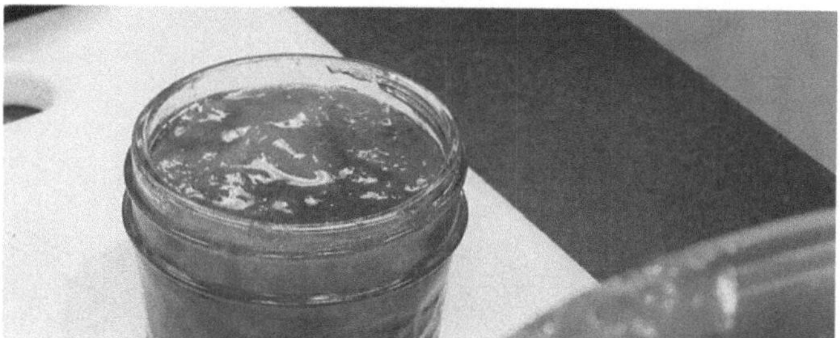

Inmaken/Wecken [i31]

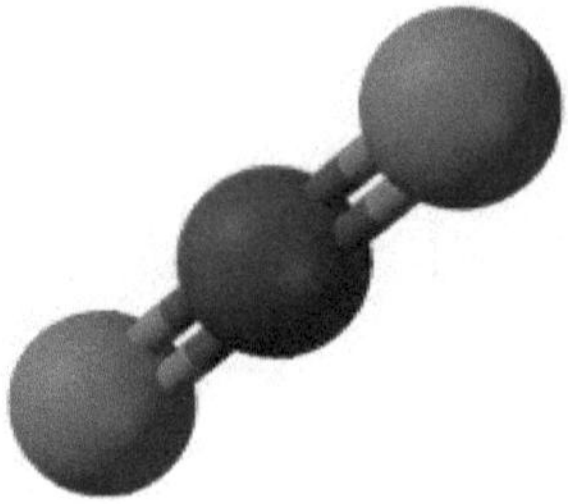

Koolstofdioxide [i32]

Goed om te weten

Antioxidatieve eigenschappen

De capaciteit van stoffen om vrije radicalen in het lichaam te neutraliseren en zo celbeschadiging te voorkomen. Antioxidanten spelen een belangrijke rol bij het voorkomen van chronische ziekten en kunnen worden verkregen door het consumeren van seizoensgebonden fruit en groenten.

Auto-immuun voedingsverandering

Een voedingsverandering die gericht is op het verminderen van ontstekingen en het moduleren van het immuunsysteem door de keuze van bepaalde voedingsmiddelen, om de symptomen van auto-immuunziekten te verlichten.

Invriezen

Een methode voor het conserveren van voedsel door middel van diepvriezen, die het voedingsgehalte grotendeels behoudt en het mogelijk maakt om seizoensgebonden voedsel gedurende een langere periode op te slaan en te gebruiken.

Seizoensgebonden producten

Voedingsmiddelen die op het natuurlijke rijpingsmoment worden geoogst en daardoor vaak een hoger voedingsgehalte en intensere smaak hebben. Het kopen van seizoensgebonden producten ondersteunt regionale aanbieders, is goed voor het milieu en bevordert een gevarieerde voeding.

Seizoensproducten Beschikbaarheid

Piekbeschikbaarheid van belangrijke auto-immuunvriendelijke voedingsmiddelen.

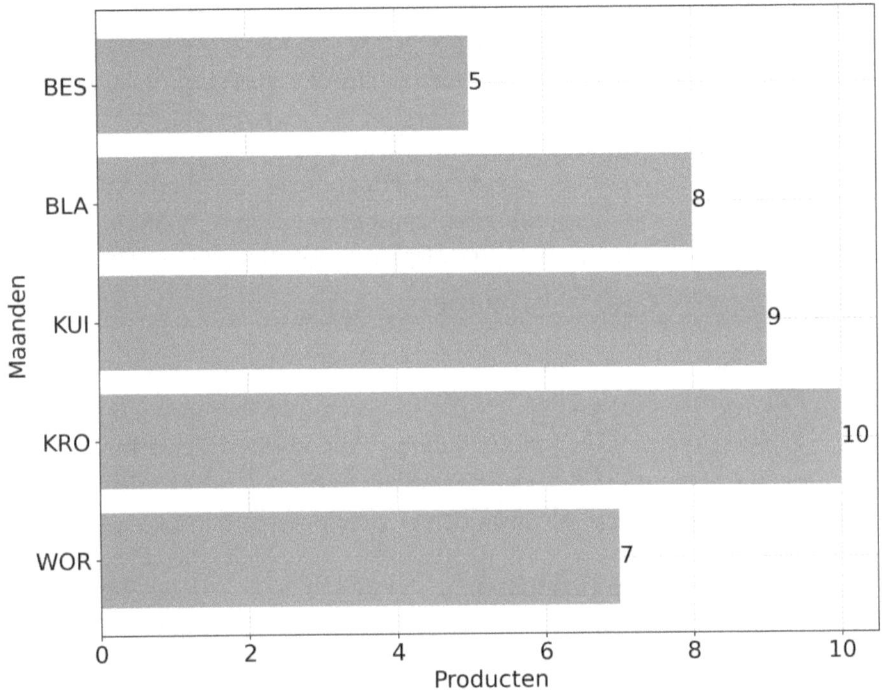

BES: Bessen

BLA: Bladgroenten

KRO: Knolgroenten

KUI: Kruisbloemige Groenten

WOR: Wortelgewassen

De grafiek toont de maanden met de grootste overvloed aan verschillende producten, waardoor mensen met een auto-immuundieet seizoensgebonden kunnen winkelen voor optimale versheid en voedingsstoffendichtheid. Het kiezen van producten in het seizoen resulteert vaak in een betere kwaliteit en mogelijk lagere kosten.

Voorraadbeheer van ontstekingsremmende voedingsmiddelen

Een doordacht voorraadbeheer is essentieel voor een ontstekingsremmende voeding. De focus moet liggen op verse, onbewerkte voedingsmiddelen. [s42] Diepvriesgroenten en -fruit bieden een praktische alternatieve optie voor verse producten en behouden veel van hun waardevolle voedingsstoffen. Gedroogde peulvruchten, noten en zaden zijn ook goede opties voor langdurige opslag en leveren belangrijke eiwitten, vezels en gezonde vetten. Bij de keuze van oliën moeten koudgeperste varianten zoals olijfolie of lijnzaadolie de voorkeur krijgen, die rijk zijn aan omegafettsaeuren. Deze meervoudig onverzadigde vetzuren hebben een positieve invloed op ontstekingsprocessen in het lichaam. Een voorraad lijnzaad of walnoten, die ook rijk zijn aan Omega-3-vetzuren, kan de toevoer buiten het seizoen voor verse noten waarborgen. Ontstekingsbevorderende voedingsmiddelen zoals bewerkte producten, suiker en alcohol moeten daarentegen worden vermeden. [s42] Ook de bereiding speelt een rol: De bioavailability en daarmee de ontstekingsremmende werking van bepaalde ingrediënten, zoals flavonoïden, kan door de bereiding worden beïnvloed. Flavonoïden die als aglyconen aanwezig zijn, worden beter door het lichaam opgenomen en ontwikkelen zo hun volledige werking.

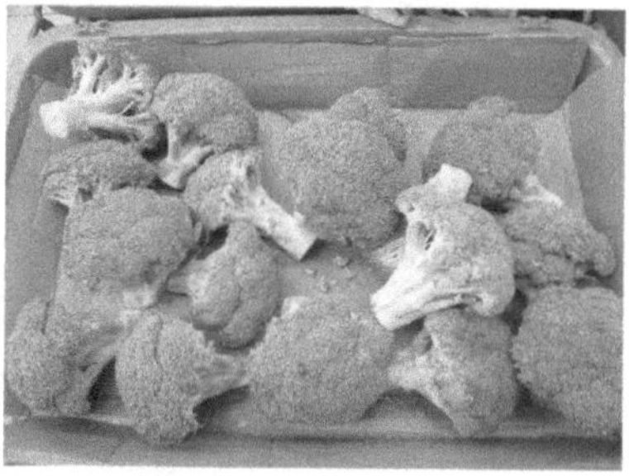

Broccoli [i33]

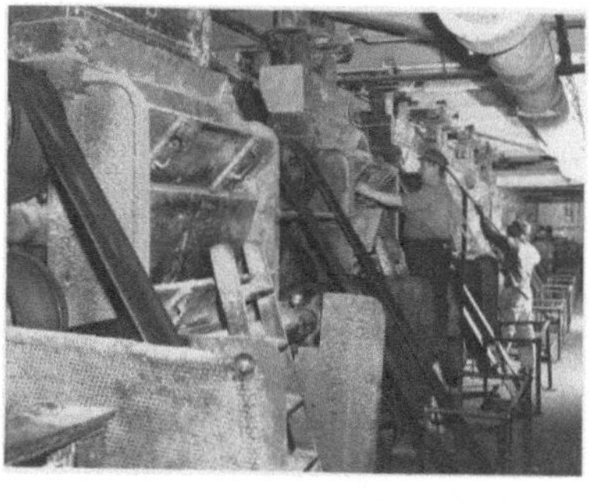

Lijnzaadolie [i34]

[s43] Een gerecht met gestoomde broccoli (rijk aan flavon-aglyconen) is dus ontstekingsremmender dan een gerecht met rauwe broccoli, die meer flavonglycosiden bevat. De gerichte selectie en bereiding van voedingsmiddelen maakt het mogelijk om de ontstekingsremmende werking van de voeding te optimaliseren en op lange termijn te profiteren van de gezondheidsvoordelen.

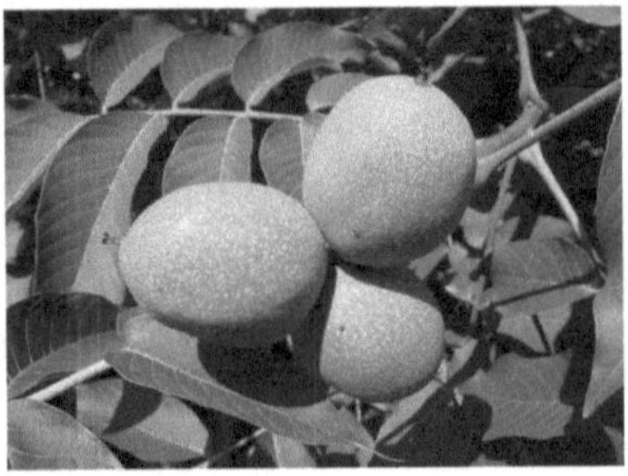

Walnoot [i35]

Goed om te weten

Bioavailability

Geeft aan hoe goed een voedingsstof door het lichaam kan worden opgenomen en benut. Verschillende factoren, zoals de bereiding van de voedingsmiddelen, kunnen de bioavailability beïnvloeden.

Flavonglycosiden

Flavonoïden die aan een suikermolecuul zijn gebonden. Deze binding moet in de darm eerst worden opgelost voordat het lichaam ze kan opnemen.

Ontstekingsremmende voeding

Een voedingswijze die gericht is op het verminderen van ontstekingen in het lichaam door ontstekingsbevorderende voedingsmiddelen te vermijden en ontstekingsremmende voedingsmiddelen te verkiezen. Het speelt een belangrijke rol bij de behandeling van auto-immuunziekten.

Verdeling Opslag Ontstekingsremmende Voeding

Verdeling van opslagcategorieën voor ontstekingsremmende voeding.

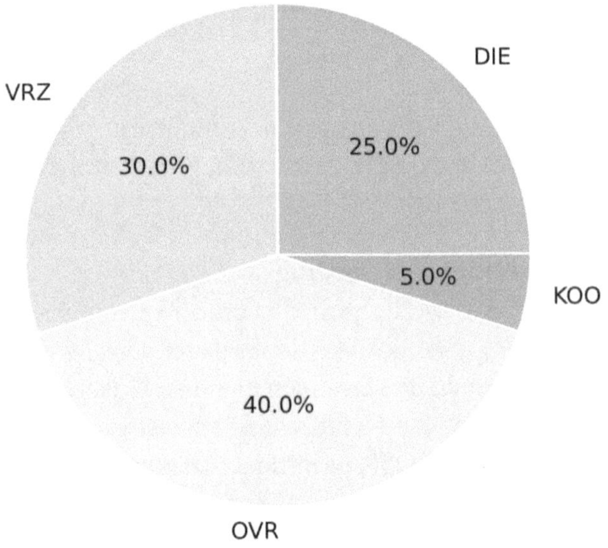

DIE: Droogwaren (Granen, Peulvruchten, Noten, Zaden)

KOO: Koelkast Overig (Kruiden, Specerijen, Oliën etc.)

OVR: Overig (Kruiden, Specerijen, Oliën etc.)

VRZ: Vriezer (Fruit, Groenten en Maaltijden)

Het grootste deel van de opslag is gericht op verse producten, wat het belang van direct beschikbare vitamines en antioxidanten weerspiegelt. Diepvriesproducten vormen een substantiële back-up voor producten en kant-en-klare maaltijden, waardoor continue toegang tot heilzame ingrediënten wordt gegarandeerd. Voorraadkastbenodigdheden vormen een basis voor maaltijdbereiding, terwijl de kleinste categorie, 'overig', waarschijnlijk items bevat zoals kruiden, specerijen en speciale oliën, die smaak en verdere ontstekingsremmende voordelen bijdragen.

Conserveren

Conserveren van voedsel biedt diverse mogelijkheden om de voordelen van een ontstekingsremmende en autoimmuunvriendelijke voeding op lange termijn te benutten. Door geschikte conserveringsmethoden kunnen seizoensgebonden pieken worden opgevangen en de beschikbaarheid van waardevolle voedingsstoffen het hele jaar door worden gewaarborgd. Invriezen is een bijzonder milde methode om vitamines en sekundaere_pflanzenstoffe te behouden. Vrieskisten bieden ruimte voor bessen, groenten of kruiden, die zo hun versheid behouden. Invriezen is geschikt voor porties fruit voor smoothies of soepgroenten voor stoofschotels. Inmaken, een traditionele conserveringsmethode, maakt het mogelijk om fruit en groenten in glazen te conserveren. Door verhitting worden micro-organismen gedood en wordt het voedsel houdbaar gemaakt. Zelfgemaakte jam, chutneys of ingemaakte groenten breiden het menu uit en verminderen de behoefte aan industrieel verwerkte producten. Drogen is een andere methode om de houdbaarheid te verlengen. Fruit, groenten, kruiden en paddenstoelen kunnen voorzichtig worden gedroogd en vervolgens luchtdicht worden verpakt. Gedroogd voedsel is uitstekend geschikt voor het bereiden van soepen, sauzen of als snack. Ook fermentatie, de gecontroleerde gisting van voedsel, is een waardevolle methode voor

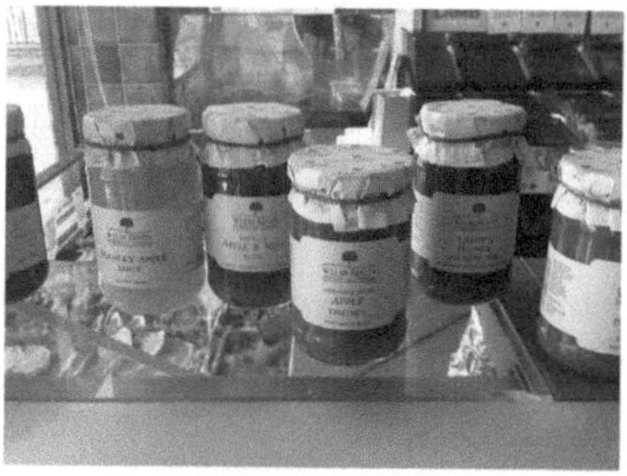

Chutney [i36]

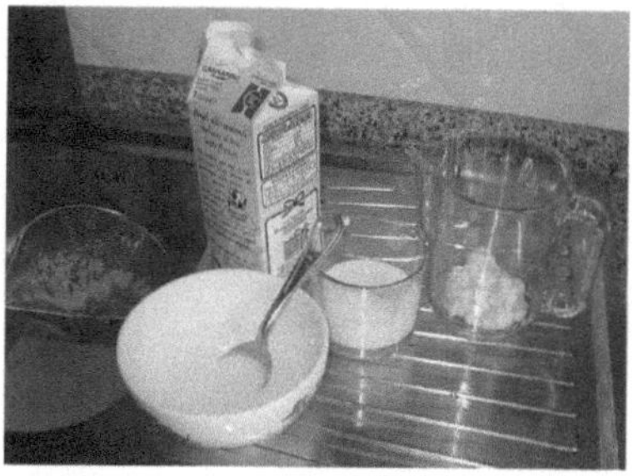

Kefir [i37]

conservering en biedt bovendien gezondheidsvoordelen. Gefermenteerd voedsel zoals zuurkool, kimchi of kefir bevat probiotica die de darmgezondheid bevorderen. Een gezonde darm speelt een belangrijke rol in het immuunsysteem en kan helpen ontstekingen te verminderen. Bij alle conserveringsmethoden moet op hygiëne worden gelet om de groei van schimmels en bacteriën te voorkomen. De juiste opslag van de geconserveerde voedingsmiddelen is ook cruciaal om de kwaliteit en voedingswaarde te behouden. Koel, droog en donker zijn optimale omstandigheden voor de meeste voorraden. Zo kunt u ervoor zorgen dat uw voedsel lang houdbaar en gezond blijft. Door verschillende conserveringsmethoden te combineren, kan een gevarieerde en gezonde voorraad worden aangelegd die de basis vormt voor een evenwichtige voeding en de positieve effecten van de voedingsgeneeskunde optimaal ondersteunt.

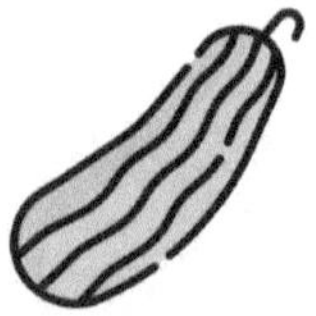

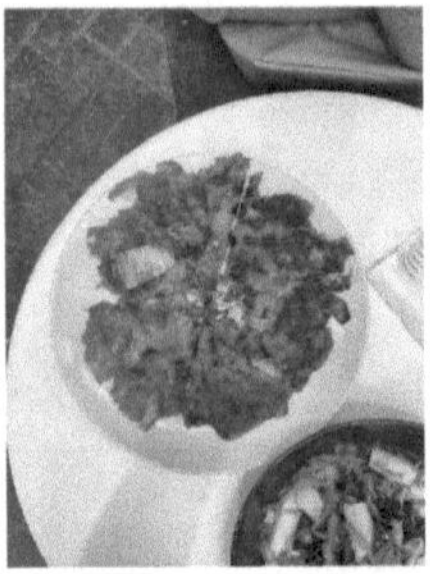

Kimchi [i38]

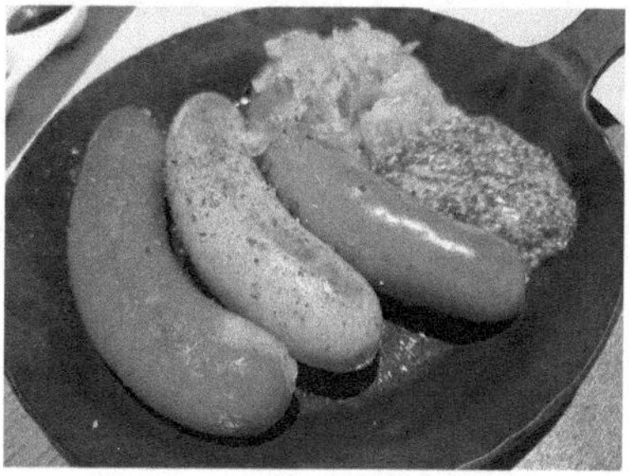

zuurkool [i39]

Goed om te weten

Conserveringsmethoden

Conserveringsmethoden dienen om de houdbaarheid van voedsel te verlengen. Ze maken het mogelijk om seizoensgebonden voedsel het hele jaar door te genieten en voedselverspilling te verminderen.

Ontstekingsremmend

In de context van auto-immuunvoeding betekent ontstekingsremmend dat voedingsmiddelen of maatregelen bijdragen aan het verminderen van chronische ontstekingen in het lichaam, die vaak verband houden met auto-immuunziekten.

Voedingsgeneeskunde

Voedingsgeneeskunde maakt gebruik van voeding om ziekten te behandelen of te voorkomen. In de context van auto-immuunziekten is het gericht op het verminderen van ontstekingen en het reguleren van het immuunsysteem.

Voedingsbehoud in de tijd

Voedingsverlies bij verschillende voedselconserveringsmethoden in de tijd.

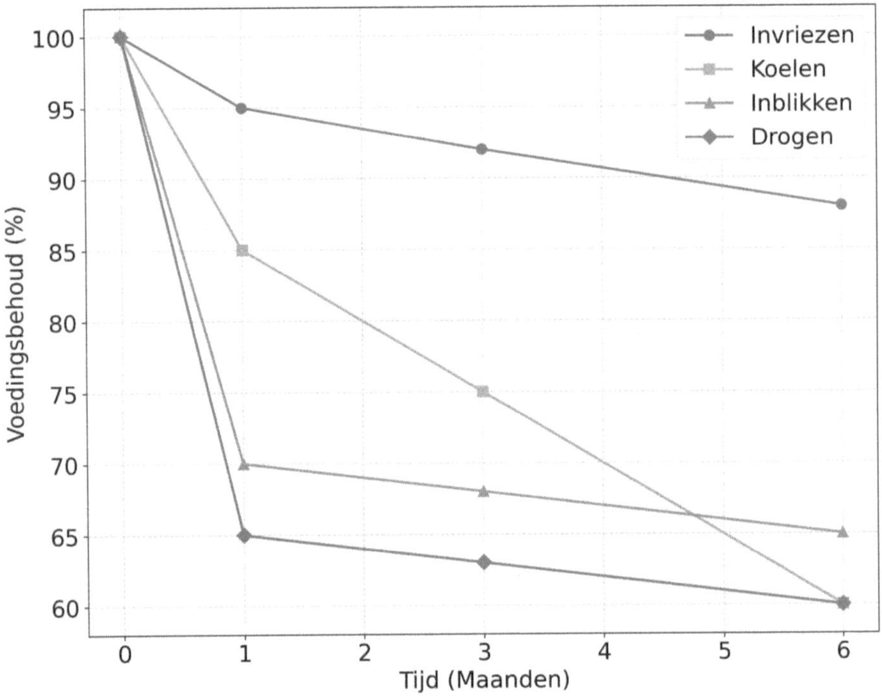

Invriezen behoudt over het algemeen de voedingsstoffen beter dan andere methoden, vooral over langere perioden. Koelen vertoont een geleidelijke afname, terwijl inblikken en drogen een aanzienlijk initieel verlies ervaren, maar vervolgens stabiliseren. Dit benadrukt het belang van het kiezen van de juiste conserveringsmethode voor specifieke voedingsmiddelen en het gewenste voedingsbehoud.

Concrete adviezen

- Stel een 'seizoenskalender' op die u helpt bij het winkelen en een overzicht biedt van het actuele aanbod van regionaal fruit en groenten.
- Bezoek regelmatig boerenmarkten in uw omgeving en ontdek daar onbekende groentesoorten en oude fruitsoorten.
- Bespreek met de marktkramers de optimale opslag en bereiding van de producten.
- Organiseer uw voorraadkast op basis van houdbaarheid en gebruik om voedselverspilling te minimaliseren en altijd het overzicht te behouden.
- Label ingevroren voedingsmiddelen met datum en inhoud om het overzicht te bewaren en ze tijdig op te gebruiken.
- Begin een kleine kruidentuin op uw balkon of vensterbank, zodat u altijd verse kruiden bij de hand heeft.
- Experimenteer met het inmaken van groenten in azijn of olie – zo creëert u aromatische en houdbare voorraden.
- Bereid grotere hoeveelheden soepen, stoofschotels of sauzen en vries deze portiegewijs in, zodat u snel een gezonde maaltijd bij de hand heeft.
- Gebruik het weekend om seizoensgebonden fruit en groenten voor de week voor te bereiden en zo tijd in het dagelijks leven te besparen.
- Creëer een ritueel waarbij u eenmaal per maand uw voorraad controleert en opmaakt wat binnenkort verloopt.
- Verwerk fruit en groenten die niet meer vers genoeg zijn voor directe consumptie tot smoothies, soepen of puree.
- Droog broodresten en verwerk deze tot paneermeel of croutons.
- Investeer in herbruikbare containers voor het bewaren van uw voedsel om plastic afval te vermijden.

2. 3 Keukentechnieken

Een auto-immuunvriendelijk dieet vereist vaak speciale kooktechnieken. De juiste bereiding behoudt waardevolle voedingsstoffen en beïnvloedt de smaak, textuur en houdbaarheid van voedsel. Uitdagingen zoals voedingsverlies door hitte of tijdrovende processen moeten worden overwonnen. Zachte kookmethoden minimaliseren het verlies van in water oplosbare vitamines en behouden belangrijke mineralen. Efficiënte voorbereiding en tijdbesparende strategieën vergemakkelijken de implementatie in het dagelijks leven. Ontdek in dit hoofdstuk hoe u met de juiste kooktechnieken uw auto-immuunvriendelijke dieet optimaal kunt vormgeven en genieten.

Voor een voedingsrijke voeding bij auto-immuunziekten zijn zachte kookmethoden zoals stomen, magnetronkoken of sous-vide cruciaal, omdat ze vitamine- en mineralenverliezen minimaliseren en de beschikbaarheid van voedingsstoffen verbeteren.

Zorgvuldige bereiding

Zorgvuldige bereiding vermindert voedingsstofverlies en behoudt de kwaliteit van voedsel. Vooral in water oplosbare vitaminen, zoals vitamine C, zijn gevoelig voor hitte en uitloging in het kookwater [s44]. Stomen en koken in de magnetron minimaliseren deze verliezen, omdat het contact met water en de kooktijd worden verminderd [s44]. De celwanden van groenten worden weliswaar door de hitte opengebroken, wat de beschikbaarheid van vetoplosbare vitaminen verhoogt, maar de korte kooktijd voorkomt grotere voedingsstofverliezen [s44]. Zo blijven er bij voorzichtig gekookte broccoli meer vitaminen behouden dan bij lang gekookte. Ook β-caroteen profiteert van zorgvuldige bereiding, omdat de door hitte opengebroken celwanden de opname van deze provitamine vergemakkelijken [s44]. Naast stomen en koken in de magnetron biedt sous-vide, het garen in een vacuümzak bij lage temperaturen, extra voordelen [s45]. Door de nauwkeurige temperatuurcontrole en het ontbreken van contact met zuurstof blijven smaak, textuur en voedingsstoffen optimaal behouden [s45] [s46]. Sous-vide gekookte groenten behouden zo meer aroma en vitaminen, omdat de in water oplosbare voedingsstoffen in de vacuümzak blijven [s45]. Ook de houdbaarheid van voedsel kan door sous-vide worden

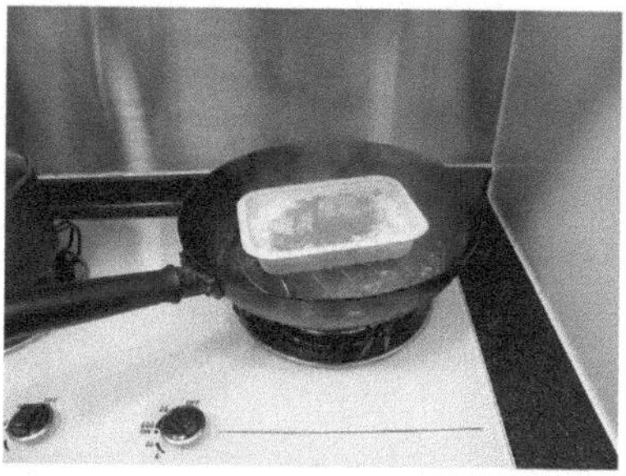

Stomen [i40]

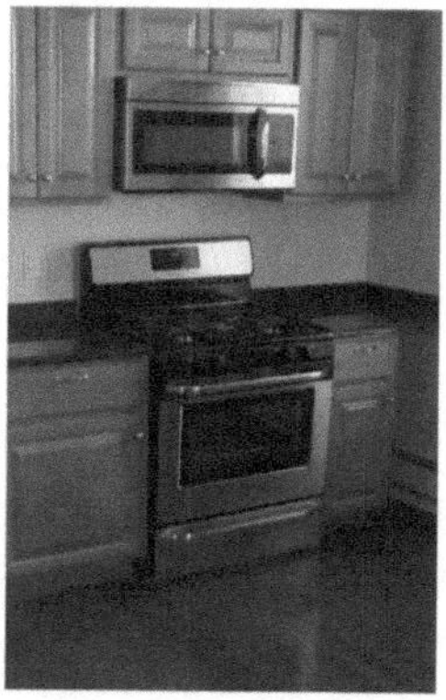

Koken in de magnetron [i41]

verlengd, omdat de groei van bacteriën door de lage temperaturen en de vacuümverpakking wordt geremd [s46]. De zorgvuldige bereiding van vlees, bijvoorbeeld door lage temperatuur lang tijd garen, behoudt ook de voedingsstoffen en verbetert tegelijkertijd de malsheid en de smaak [s47]. De keuze van de juiste methode hangt dus af van het voedsel en het gewenste resultaat.

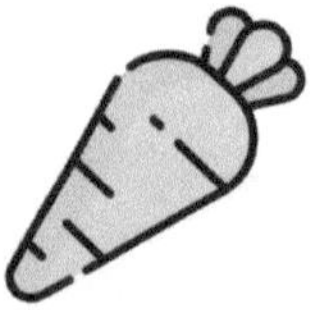

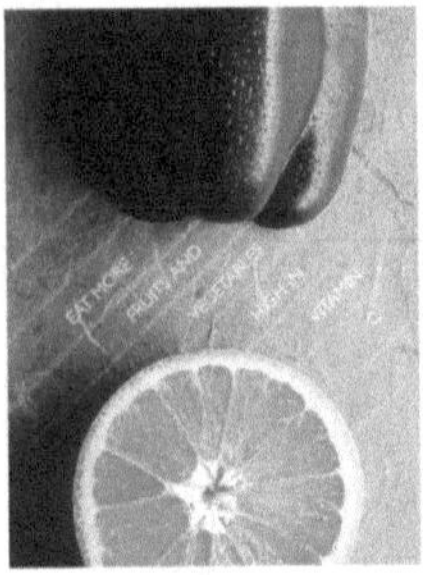

Vitamine C [i42]

Voedingsbehoud bij kookmethoden

Vergelijking van voedingsbehoud bij verschillende kookmethoden relevant voor auto-immuundiëten.

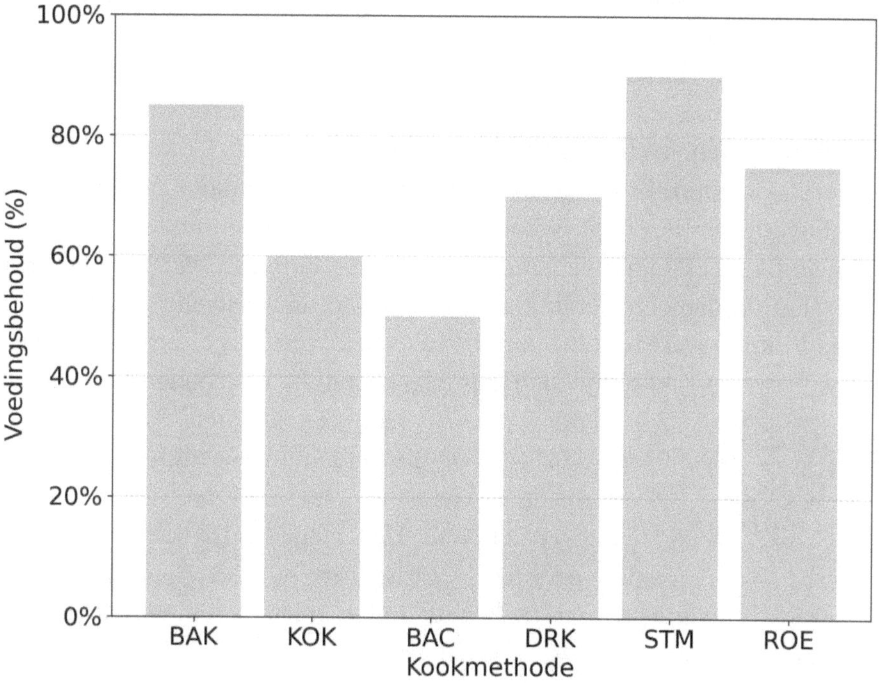

BAC: Bakken

DRK: Drukkoken

ROE: Roerbakken

BAK: Braden

KOK: Koken

STM: Stomen

Stomen en bakken behouden over het algemeen beter voedingsstoffen dan koken of bakken. Hoewel koken onder druk efficiënt is, kunnen sommige in water oplosbare vitamines verloren gaan. Het kiezen van geschikte kookmethoden kan een aanzienlijke invloed hebben op de voedingsinname voor personen die auto-immuunziekten beheren.

Voedingsstofbehoudende kookmethoden

Voedingsstoffen blijven beter behouden door de keuze van de juiste bereidingswijze. Langdurig koken in water kan leiden tot aanzienlijke verliezen van in water oplosbare vitaminen (bijv. vitamine C) en mineralen, omdat deze in het kookwater terechtkomen [s48]. Alternatieve kookmethoden bieden voordelen. Stomen behoudt vergelijkbare voedingswaarden als conventioneel koken, vooral bij groenten zoals broccoli [s48]. Magnetronkoken kan zelfs de beschikbaarheid van bepaalde voedingsstoffen, zoals carotinoide, verbeteren [s48]. Ook de bereiding in een vacuümzak (Sous-vide) bij lage temperaturen minimaliseert voedingsstofverliezen en behoudt bovendien aroma en textuur [s49]. De zorgvuldige bereiding behoudt niet alleen vitaminen, maar beïnvloedt ook het mineralengehalte, zoals kalium en natrium [s48]. Een belangrijk aspect is het vermijden van overmatige hitte en lange kooktijden. Door blancheren – kort onderdompelen in kokend water – kan de activiteit van enzymen worden gestopt die leiden tot voedingsstofafbraak, terwijl de kleur en textuur van de groenten behouden blijven. Het blanchwater kan vervolgens worden gebruikt voor soepen of sauzen om de daarin opgeloste voedingsstoffen te benutten. De juiste kookmethode draagt aanzienlijk bij aan de voedingsvoorziening en biedt diverse mogelijkheden om smaak en gezondheidsvoordelen optimaal te combineren. Het informeren van het publiek over voedingsstofbehoudende bereidingsmethoden is essentieel om de voedingsstofopname uit plantaardige voedingsmiddelen te optimaliseren [s50].

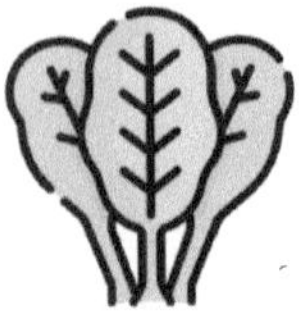

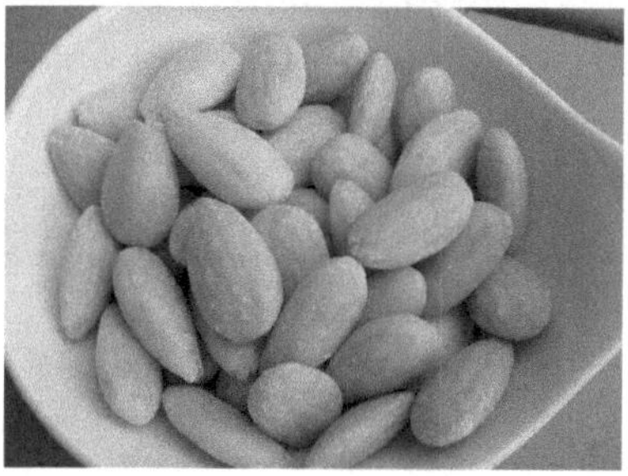

Blancheren [i43]

Goed om te weten

Blancheren

Blancheren is een kooktechniek waarbij voedingsmiddelen kort in kokend water worden ondergedompeld en vervolgens in ijswater worden gekoeld. Door te blancheren worden enzymen gedeactiveerd die de afbraak van voedingsstoffen versnellen. Tegelijkertijd blijven kleur, textuur en belangrijke voedingsstoffen die relevant zijn voor een auto-immuun dieet beter behouden.

Voedingsstoffenbehoud bij kookmethodes

Voedingsstoffenbehoud vs. tijd en temperatuur voor verschillende kookmethodes.

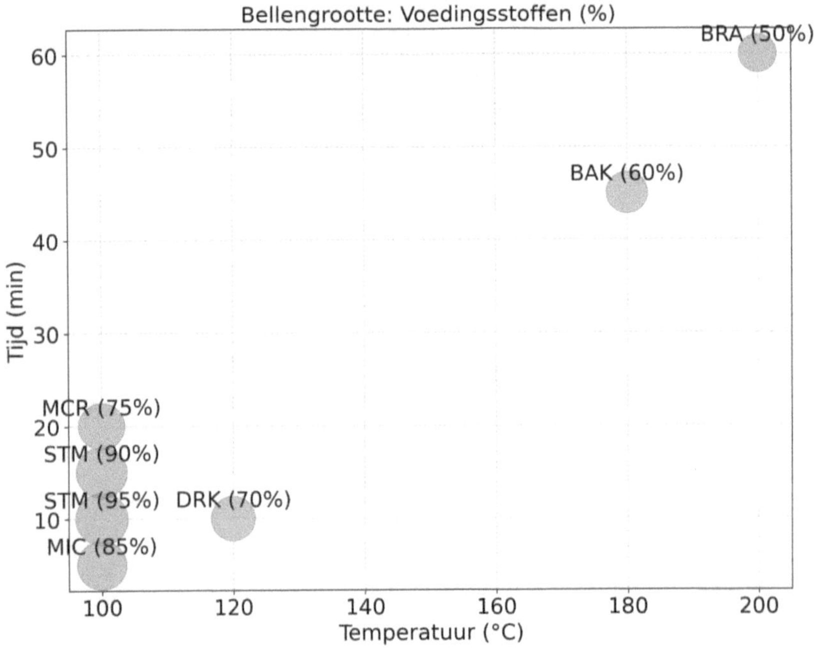

Blasengröße: Voedingsstof (%)

BAK: Bakken (Kip)

DRK: Snelkoken (Vlees)

MCR: Magnetron (Groenten)

BRA: Braden (Rundvlees)

KOK: Koken (Groenten)

STM: Stomen (Groenten)

Stomen en magnetronen bewaren over het algemeen meer voedingsstoffen vanwege kortere kooktijden en lagere temperaturen. Koken en snelkoken, hoewel efficiënt, kunnen leiden tot enig verlies van voedingsstoffen, met name in water oplosbare vitamines. Bakken en braden, met hun langere kooktijden en hogere temperaturen, laten het grootste potentieel zien voor verlies van voedingsstoffen. Het kiezen van de juiste kookmethode hangt af van de specifieke voedingsstof en het gewenste resultaat. Voor optimaal behoud van voedingsstoffen hebben kortere kooktijden en lagere temperaturen over het algemeen de voorkeur.

Tijdsefficiënte voorbereiding

Tijdsefficiënte voorbereiding is een belangrijke factor voor de succesvolle implementatie van een auto-immuun dieet. Het einfrieren van voedsel – groenten, fruit, maar ook kant-en-klare gerechten of sauzen – bespaart tijd en verhoogt de beschikbaarheid van gezonde ingrediënten, ook buiten het seizoen. [s51] Diepvries groenten kunnen in porties worden genomen en direct worden verwerkt, zonder vooraf te wassen en snijden. Hierdoor wordt de bereidingstijd voor een maaltijd aanzienlijk verkort. [s51] Ook het voorbereiden van afzonderlijke componenten van tevoren draagt bij aan de organisatie in de keuken. Peulvruchten kunnen een nacht worden geweekt, groenten kunnen al gesneden en in de koelkast worden bewaard. [s51] Voor een snelle snack tussendoor zijn smoothies ideaal: Bevroren fruit en groenten zijn snel te verwerken en leveren waardevolle voedingsstoffen. [s51] Een ander aspect van tijdsefficiënte keukenorganisatie is de keuze van recepten. Eenvoudige gerechten met weinig ingrediënten en korte kooktijden vergemakkelijken de implementatie van een gezond dieet in het dagelijks leven. [s51] Onder andere zijn stoofschotels ideaal, omdat ze in grotere hoeveelheden kunnen worden bereid en in porties kunnen worden ingevroren. In plaats van elke dag vers te koken, kan er zo op voorraad worden teruggevallen. Ook het voorbereiden van bijgerechten zoals quinoa of rijst voor meerdere dagen bespaart tijd en moeite. De combinatie van slimme planning, voorbereide ingrediënten en eenvoudige recepten maakt een gezond en tegelijkertijd tijdbesparend dieet mogelijk.

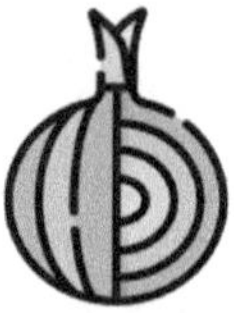

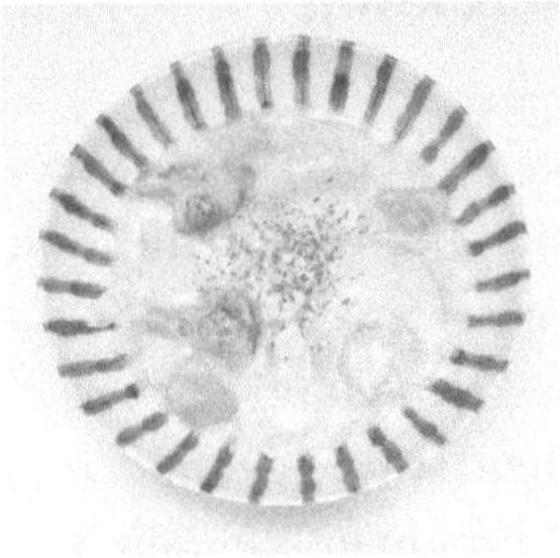

Stoofschotels [i44]

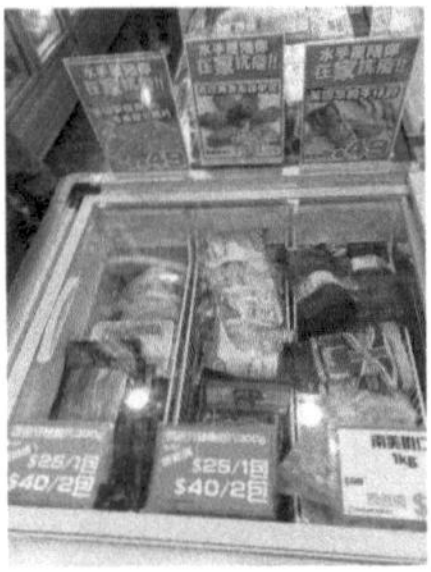

Invriezen [i45]

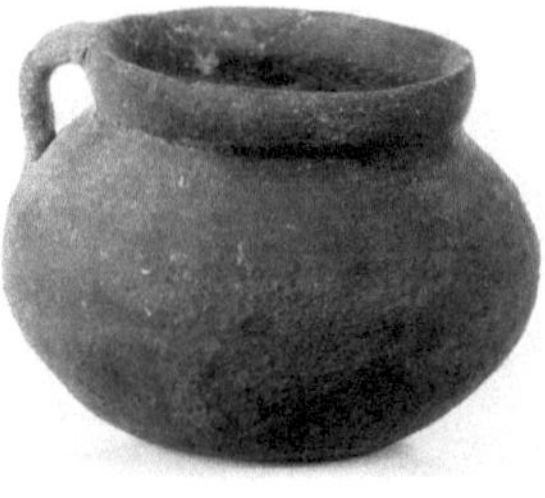

Voorkoken [i46]

Goed om te weten

Diepvries

Diepvriesgroenten en -fruit bieden een praktische alternatieve voor verse producten, vooral buiten het seizoen. Ze zijn al gewassen, gesneden en geblancheerd, wat de bereidingstijd van maaltijden in het kader van een auto-immuun dieet aanzienlijk verkort. Door het schockvriezen blijven veel voedingsstoffen behouden, die kunnen bijdragen aan de ondersteuning van de darmgezondheid en het immuunsysteem.

Smoothies

Smoothies zijn een snelle en eenvoudige manier om een verscheidenheid aan voedingsrijke ingrediënten zoals fruit, groenten, kruiden en eiwitbronnen in het auto-immuun dieet te integreren. Ze zijn bijzonder nuttig voor mensen met spijsverteringsproblemen, omdat de ingrediënten al gepureerd zijn en daardoor gemakkelijker verteerbaar zijn. Smoothies kunnen helpen om aan de voedingsbehoefte te voldoen en ontstekingen te verminderen.

Voorbereiden

Het voorbereiden van bijgerechten zoals quinoa, rijst of andere granen is een tijdbesparende strategie in het auto-immuun dieet. Gekookte bijgerechten kunnen in de koelkast worden bewaard en snel aan een maaltijd worden toegevoegd wanneer dat nodig is. Dit vergemakkelijkt het naleven van de voedingsrichtlijnen en draagt bij aan een regelmatige voedingsinname.

Tijdsefficiënte kooktechnieken

Vergelijking van tijdsbesteding voor verschillende kookmethoden.

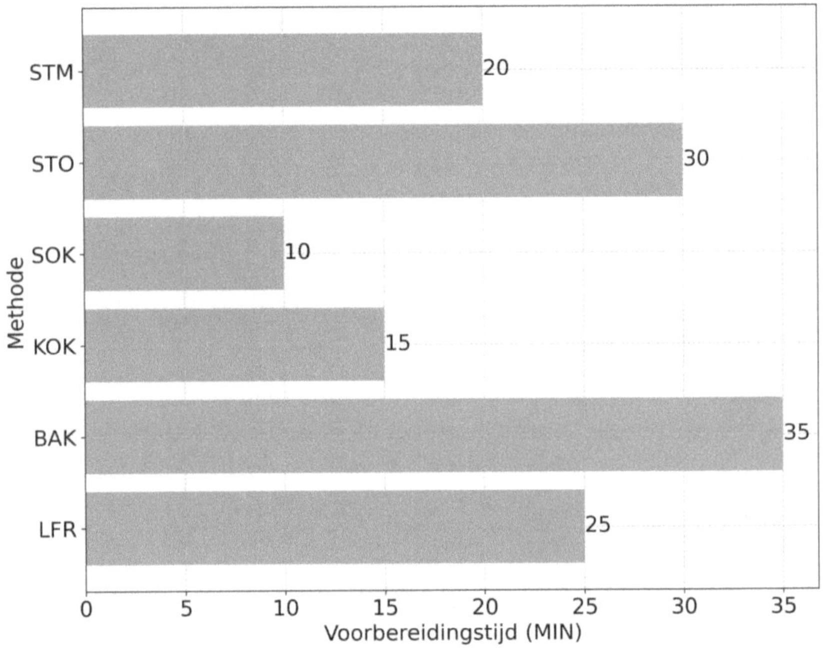

BAK: Bakken

LFR: Lucht Frituren

STM: Stomen

KOK: Snelkoken

SOK: Slow Cooking

STO: Stoofpot

De grafiek benadrukt significante tijdsverschillen tussen verschillende kookmethoden. Snelkoken en slow cooking vallen op als bijzonder tijdbesparende opties, terwijl methoden zoals bakken en koken op het fornuis meer actieve tijd vergen. Deze informatie kan waardevol zijn voor mensen die hun tijd in de keuken willen optimaliseren, vooral degenen die auto-immuunziekten beheren en rust en stressvermindering moeten prioriteren.

Concrete adviezen

- Verwerk groenteafval zoals wortelloof of broccolistelen verder door er pesto, soepen of groentebouillon van te maken.
- Varieer uw kooktechnieken: bak groenten eens scherp aan in plaats van ze te stomen om rokerige smaken te creëren.
- Experimenteer met ongebruikelijke kruidencombinaties bij de bereiding van groenten, zoals kaneel met spruitjes of kardemom met bloemkool.
- Gebruik de schil van citrusvruchten: rasp de schil en vries deze in om later gebak of smoothies op smaak te brengen.
- Kook uw groenten in hun eigen sap in een braadzak in de oven – zo blijven aroma en voedingsstoffen optimaal behouden.
- Investeer in een stoomkoker: zo kunt u meerdere groentesoorten tegelijkertijd voorzichtig bereiden en tijd besparen.
- Pureer overgebleven groenten tot een romige soep of saus en vries deze portiegewijs in.
- Gebruik het kookwater van groenten als basis voor soepen of sauzen om de daarin opgeloste voedingsstoffen te benutten.
- Leg fruit en groenten voor consumptie kort in koud water om de celwanden te ontspannen en de opname van voedingsstoffen te verbeteren.
- Bereid uw eigen kruidenmixen en experimenteer met verschillende smaken.
- Droog kruiden en groenten zelf om ze langer houdbaar te maken en in de winter voor uw gerechten te gebruiken.

Terugblik - 2. Praktische toepassing in het dagelijks leven

De implementatie van een auto-immuun dieet in het dagelijks leven kan aanvankelijk complex lijken, maar met een doordachte strategie en de juiste hulpmiddelen is deze uitdaging te overwinnen. Een belangrijke eerste stap is het plannen van uw maaltijden – ontbijt, lunch, diner en snacks. Denk na over welke voedingsmiddelen goed voor u zijn en welke u moet vermijden. Een voedingsdagboek kan u helpen om intoleranties te identificeren en uw voortgang te documenteren. Integreer gevarieerde eiwitbronnen zoals eieren, vis en – afhankelijk van uw dieetvorm – ook vlees, gecombineerd met een kleurrijke variëteit aan groenten die voorzichtig worden bereid om waardevolle voedingsstoffen te behouden. Vergeet ook de gezonde vetten niet, bijvoorbeeld door het gebruik van hoogwaardige olijfolie of kokosolie.

Om de inspanning in de keuken te minimaliseren en tegelijkertijd de voedingsinname te optimaliseren, is het aan te raden om uw maaltijden tijdsefficiënt voor te bereiden. Voorbereiden en invriezen zijn waardevolle strategieën. Bereid bijvoorbeeld grotere hoeveelheden stoofschotels, soepen of sauzen voor en portioneer deze voor de week. Ook bijgerechten zoals quinoa of rijst kunnen van tevoren worden gekookt en in de koelkast worden bewaard. Diepvriesgroenten en -fruit zijn ook praktische helpers in het dagelijks leven en bieden een snelle en voedzame aanvulling op verse producten, vooral buiten het seizoen. Maak gebruik van de voordelen van smoothies om snel en eenvoudig een extra portie vitamines en mineralen binnen te krijgen. Experimenteer met verschillende ingrediënten en ontdek uw persoonlijke favoriete recepten.

Seizoensgebonden en regionale producten bieden niet alleen intense smaakervaringen, maar bevatten vaak ook een hogere concentratie aan vitamines en mineralen. Bezoek uw lokale weekmarkt of boerderij om verse en kwalitatief hoogwaardige voedingsmiddelen aan te schaffen. Door seizoensgebonden producten te kopen, ondersteunt u bovendien regionale aanbieders en draagt u bij aan een duurzamere levensstijl. Maak gebruik van de mogelijkheid om seizoensgebonden voedingsmiddelen door in te vriezen, in te maken of te drogen, zodat u het hele jaar door kunt profiteren van hun gezondheidsvoordelen. Let bij het conserveren altijd op hygiëne om de kwaliteit van uw voedingsmiddelen te waarborgen.

De overstap naar een auto-immuun dieet is een proces dat tijd, geduld en experimenteren vereist. Wees niet te streng voor uzelf als het een keer niet volgens plan verloopt. Focus op kleine, haalbare stappen en vier uw successen. Een gezond dieet is een cadeau aan uw lichaam en draagt aanzienlijk bij aan uw welzijn. Met een positieve instelling en de juiste strategie zult u op de lange termijn profiteren van de positieve effecten van een auto-immuun dieet.

3. Voedselkeuze

Hebt u zich ooit afgevraagd waarom sommige voedingsmiddelen uw klachten verergeren, terwijl andere voor verlichting zorgen? Bij auto-immuunziekten speelt de dagelijkse voedselkeuze een cruciale rol in het ziekteverloop. De weg naar een evenwichtige voeding gaat via het begrip welke voedingsmiddelen het lichaam ondersteunen en welke schadelijk kunnen zijn. De juiste keuze van voedingsmiddelen kan het verschil maken tussen een ziekte-uitbraak en klachtenvrije dagen. In dit hoofdstuk ontdekt u hoe u uw voeding gericht kunt optimaliseren en daarbij smakelijke alternatieven kunt vinden.

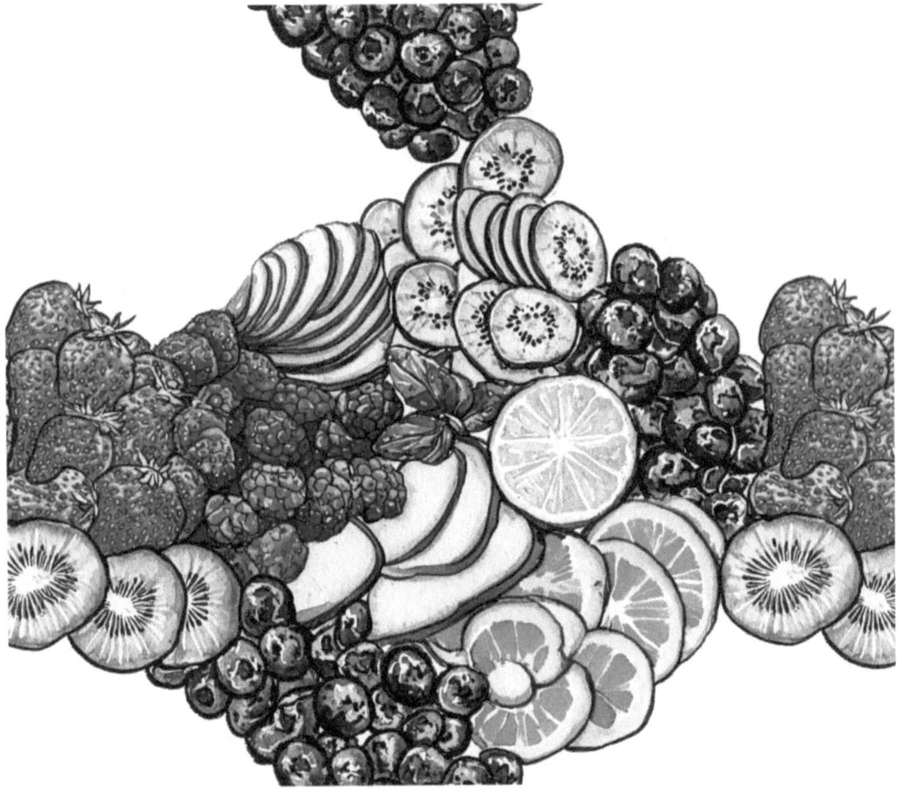

3. 1 Aanbevolen voedingsmiddelen

De juiste voedselkeuze speelt een cruciale rol bij auto-immuunziekten. Welke voedingsmiddelen positieve en welke negatieve effecten op het lichaam en het immuunsysteem hebben, is vaak complex. Dit gedeelte biedt een praktische leidraad om de optimale voedingsstoffenvoorziening te waarborgen en tegelijkertijd ontstekingsbevorderende voedingsmiddelen te vermijden. Ontdek welke groenten, kruiden, eiwit- en vetbronnen binnen een auto-immuunvoeding bijzonder aanbevolen zijn en hoe deze uw gezondheid kunnen ondersteunen. Ontdek de kracht van de juiste voeding en neem uw gezondheid zelf in handen.

Voor mensen met auto-immuunziekten is een gevarieerde voeding met veel groenten, fruit, hoogwaardige eiwitten en gezonde vetten, met name omega-3-vetzuren, aan te raden, terwijl sterk bewerkte voedingsmiddelen, transvetten en overmatige consumptie van rood vlees verminderd moeten worden. De individuele verdraagzaamheid van voedingsmiddelen moet in acht worden genomen.

Groenten en kruiden

Groenten en kruiden leveren vitamines, mineralen, vezels en secundaire plantaardige stoffen die positieve effecten op het lichaam kunnen hebben binnen een auto-immuun dieet. Vezels bevorderen de darmgezondheid en ondersteunen een gezonde darmflora, die op zijn beurt het immuunsysteem beïnvloedt. Secundaire plantaardige stoffen, waaronder flavonoïden en carotinoide, hebben antioxidativ eigenschappen en kunnen ontstekingsprocessen in het lichaam moduleren. Door hun hoge watergehalte dragen veel groentesoorten, zoals komkommers of tomaten, bij aan de vochtvoorziening. Een adequate vochtinname is essentieel voor tal van stofwisselingsprocessen. Een gevarieerde selectie van groenten en kruiden in verschillende kleuren zorgt ervoor dat een breed scala aan voedingsstoffen wordt opgenomen. Groene bladgroenten, zoals spinazie of boerenkool, bevatten veel vitamine K en foliumzuur, terwijl oranje groenten, zoals wortelen of pompoen, rijk zijn aan bètacaroteen. Kruiden bieden niet alleen aromatische variëteit in de keuken, maar bevatten ook waardevolle ingrediënten. Rozemarijn heeft bijvoorbeeld antioxidatieve eigenschappen, terwijl gember ontstekingsremmend kan werken. Bij een auto-immuunziekte is het raadzaam om groenten voorzichtig te bereiden om de voedingswaarde te behouden. Stomen of blanchieren zijn hiervoor geschikte methoden. Het consumeren van rauwe groenten is ook aan te raden, maar moet individueel worden aangepast, aangezien sommige rauwkostsoorten bij bepaalde auto-immuunziekten klachten kunnen veroorzaken. Alcohol en voedseladditieven die vaak in bewerkte voedingsmiddelen voorkomen, kunnen ontstekingen bevorderen en moeten binnen een auto-immuun dieet worden verminderd of vermeden. In plaats daarvan kan de focus liggen op verse, onbewerkte voedingsmiddelen, met name groenten en kruiden, om de voedingsinname te optimaliseren en het immuunsysteem te ondersteunen. Om de variëteit te vergroten en de opname van

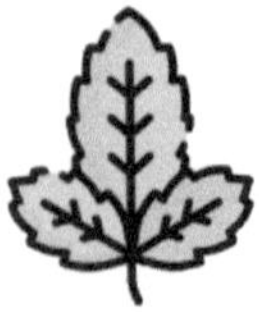

voedingsstoffen te verbeteren, kan men bijvoorbeeld dagelijks een handvol verschillende kruiden, zoals peterselie, bieslook en basilicum, in het dieet opnemen.
Referentie naar een bron over de voordelen van groenten en kruiden voor de gezondheid, bijvoorbeeld een voedingsleerboek of een wetenschappelijke publicatie.
Referentie naar een bron over de werking van secundaire plantaardige stoffen bij auto-immuunziekten.

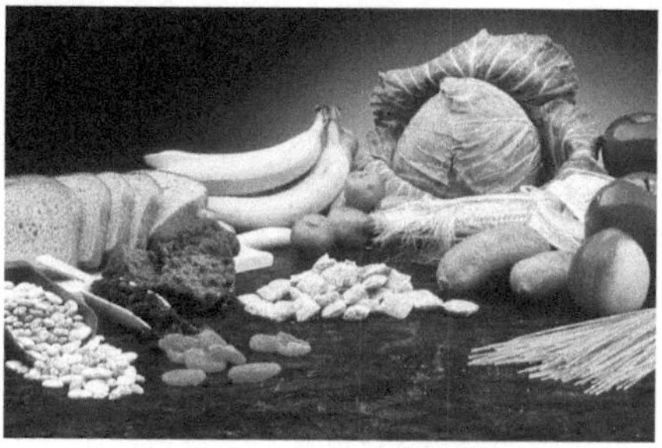

Voedingsvezels [i47]

Goed om te weten

Flavonoïden

Flavonoïden, die in veel fruit- en groentesoorten voorkomen, kunnen helpen om oxidatieve stress te verminderen, die bij auto-immuunziekten vaak verhoogd is. Ze dragen bij aan de bescherming van de cellen tegen schade en kunnen ontstekingen moduleren.

Voedingsdichtheid van geselecteerde groenten

Vergelijking van belangrijke voedingsstoffen in veelvoorkomende groenten.

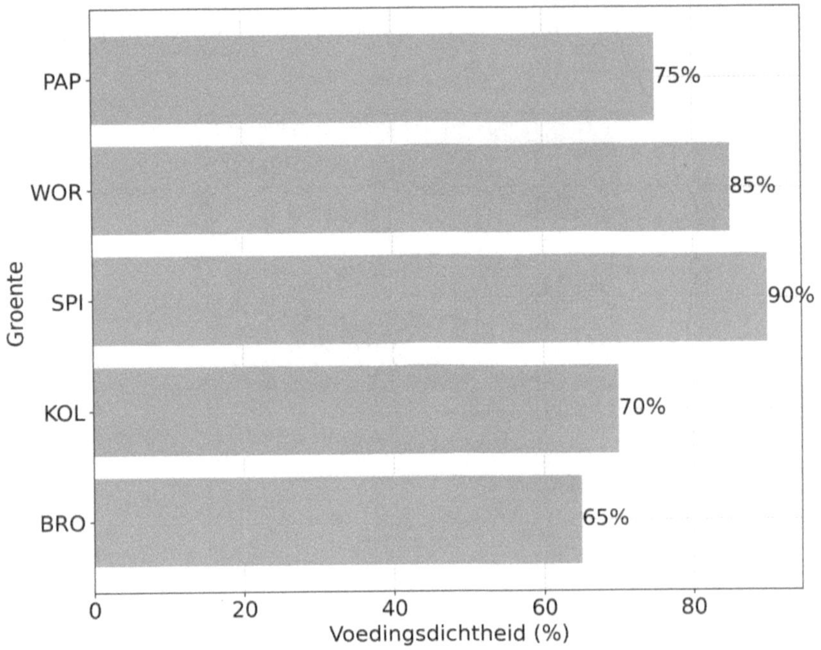

BRO: Broccoli

PAP: Paprika

WOR: Wortels

KOL: Boerenkool

SPI: Spinazie

Bladgroenten zoals spinazie en boerenkool vallen op door hun hoge vitamine- en mineralengehalte, met name vitamine K, vitamine A en foliumzuur. Hoewel alle groenten waardevolle voedingsstoffen bevatten, zijn wortelen bijzonder rijk aan vitamine A, paprika's aan vitamine C en broccoli aan vitamine C en vezels. Door een verscheidenheid aan kleurrijke groenten te kiezen, zorgt u voor een gevarieerde inname van voedingsstoffen.

Hoogwaardige eiwitbronnen

Eiwitrijke voedingsmiddelen zijn essentieel voor het behoud van de lichaamsfuncties, met name van het immuunsysteem en de spieren. Hierbij is niet alleen de hoeveelheid, maar ook de samenstelling van de eiwitten relevant. Hoogwaardige eiwitten leveren alle essentiële aminozuren die het lichaam niet zelf kan aanmaken, in voldoende hoeveelheid en in bio-beschikbare vorm [s52]. Dierlijke producten zoals vis, eieren, gevogelte en zuivel worden algemeen beschouwd als hoogwaardige eiwitbronnen, omdat hun aminozuursamenstelling dicht bij de menselijke behoeften ligt [s52]. Vette vissen, zoals zalm of makreel, zijn bijzonder aan te raden, omdat ze ook omegafettsaeuren bevatten, die ontstekingsremmend kunnen werken [s53]. De consumptie van rood vlees moet, in tegenstelling tot gevogelte, beperkt blijven tot één tot twee keer per maand [s53]. Naast dierlijke producten zijn er ook talrijke plantaardige eiwitbronnen. Peulvruchten, waaronder linzen, kikkererwten en verschillende bonensoorten, leveren niet alleen eiwitten, maar ook vezels, vitamines en mineralen [s54] [s55]. Noten en zaden, zoals amandelen, cashewnoten, chia- of lijnzaad, zijn ook eiwitrijk en leveren waardevolle vetzuren [s54] [s55]. Sojaproducten en volle granen dragen ook bij aan de eiwitvoorziening [s54]. Om de eiwitkwaliteit van plantaardige voedingsmiddelen te optimaliseren, kunnen verschillende eiwitbronnen worden gecombineerd. Zo vullen peulvruchten en granen elkaar aan in hun aminozuursamenstelling en vormen samen een hoogwaardige eiwitprofiel [s55].

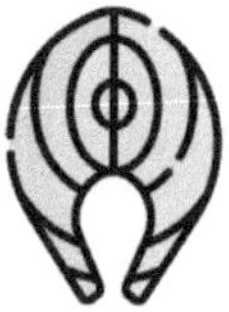

Een gevarieerde voeding met dierlijke en plantaardige eiwitbronnen dekt de behoefte aan essentiële aminozuren en draagt bij aan een optimale voedingsvoorziening. Wie zijn eiwitbehoefte voornamelijk plantaardig wil dekken, kan zijn menu optimaliseren door gerichte combinaties van verschillende voedselgroepen. Een linzensoep met volkorenbrood levert zo een completer aminozuurprofiel dan elk voedingsmiddel op zich.

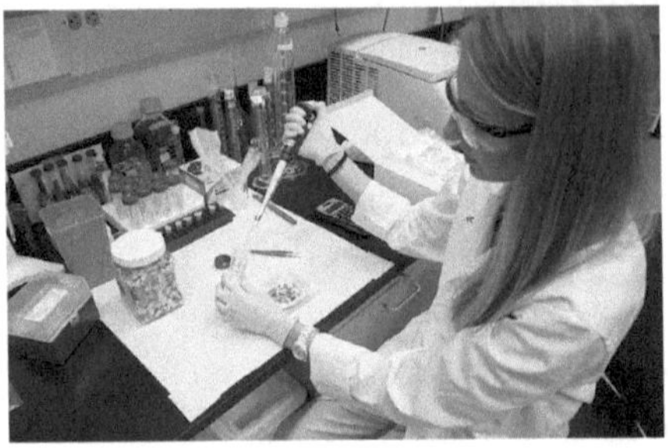

Eiwitprofiel [i48]

Goed om te weten

Eiwitprofiel

Het eiwitprofiel beschrijft de samenstelling van aminozuren in een eiwit. Een compleet eiwitprofiel bevat alle essentiële aminozuren in voldoende hoeveelheid. Door verschillende plantaardige eiwitbronnen, zoals peulvruchten en granen, te combineren, kan een compleet eiwitprofiel worden bereikt dat het lichaam van alle benodigde aminozuren voorziet.

Essentiële aminozuren

Essentiële aminozuren kan het lichaam niet zelf aanmaken en moeten daarom via de voeding worden opgenomen. Ze zijn cruciaal voor veel lichaamsfuncties, waaronder de vorming van eiwitten, enzymen en hormonen. Een voldoende inname van essentiële aminozuren kan helpen het immuunsysteem te versterken en ontstekingen te verminderen.

Vezels

Vezels zijn onverteerbare koolhydraten die de darmgezondheid bevorderen en het immuunsysteem positief kunnen beïnvloeden. Ze dragen bij aan de regulering van de stoelgang, bevorderen de groei van nuttige darmbacteriën en kunnen helpen ontstekingen in de darm te verminderen, wat voordelig kan zijn bij auto-immuunziekten.

Optimale Eiwitbronnen voor Auto-Immuun Diëten

Aanbevolen eiwitverdeling voor personen met auto-immuunziekten.

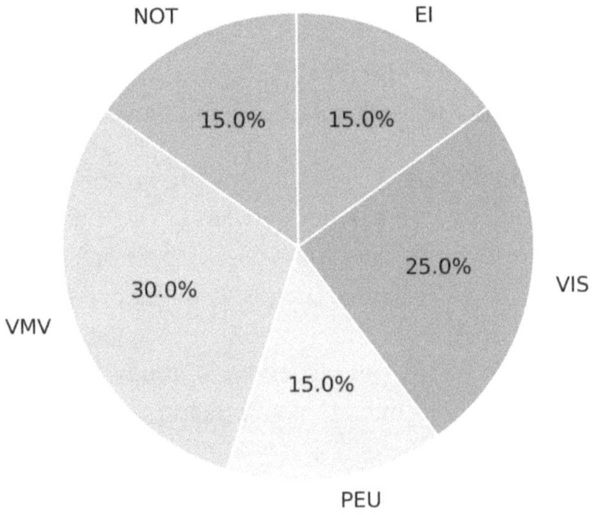

EI: Eieren

NOT: Noten en Zaden (bijv. amandelen, walnoten, chiazaad)

PEU: Peulvruchten (bijv. linzen, bonen, kikkererwten)

VIS: Vis (bijv. zalm, tonijn, sardines)

VMV: Vlees en Magere Volaille (bijv. kip, kalkoen, rundvlees)

Deze grafiek benadrukt het belang van het diversifiëren van eiwitbronnen in een auto-immuun dieet. Mager vlees en gevogelte leveren essentiële aminozuren, terwijl vis ontstekingsremmende omega-3-vetzuren levert. Eieren zijn een complete eiwitbron en plantaardige opties zoals peulvruchten en noten dragen vezels en andere nuttige voedingsstoffen bij. Deze evenwichtige aanpak zorgt voor voldoende eiwitinname en minimaliseert tegelijkertijd mogelijke triggers.

Gezonde vetbronnen

Vetten spelen een belangrijke rol in de auto-immuunvoeding, waarbij dc kwaliteit van de vetten cruciaal is. Onverzadigde vetzuren, zowel enkelvoudig als meervoudig onverzadigd, hebben de voorkeur boven verzadigde en transvetten. [s56] Enkelvoudig onverzadigde vetzuren komen in overvloed voor in olijfolie, een kernbestanddeel van de mediterrane voeding, evenals in noten zoals amandelen of cashewnoten. [s57] [s58] [s56] Meervoudig onverzadigde vetzuren, met name omega-3-vetzuren, zijn te vinden in vette vissen zoals zalm en makreel, maar ook in plantaardige bronnen zoals lijnzaad en chiazaad. [s59] [s60] Deze omega-3-vetzuren hebben een ontstekingsremmende werking en kunnen daardoor positieve effecten hebben bij auto-immuunziekten zoals reumatoïde artritis of multiple sclerose. [s61] [s60] Een evenwichtige verhouding van omega-6- tot omega-3-vetzuren is wenselijk, idealiter in het bereik van 1:1,80 tot 1:5. [s58] [s59] Omega-6-vetzuren zijn ook belangrijk, maar een overmaat kan ontstekingen bevorderen. Daarom moet de consumptie van sterk bewerkte plantaardige oliën, die vaak rijk zijn aan omega-6-vetzuren, worden verminderd. [s59] Avocado's zijn een andere bron van gezonde vetten. [s57] Bij het kiezen van oliën is het belangrijk dat deze koudgeperst en zo min mogelijk bewerkt zijn. [s57] [s56] Transvetten, die vaak in gefrituurde voedingsmiddelen en industrieel verwerkte producten voorkomen, moeten volledig worden vermeden, omdat ze het risico op ontstekingen en verschillende ziekten verhogen. [s56] Verzadigde vetzuren, die voornamelijk in dierlijke producten zoals rood vlees en boter voorkomen, moeten slechts in beperkte hoeveelheden worden geconsumeerd. [s56] Een dieet dat rijk is aan onverzadigde vetzuren en arm aan verzadigde en transvetten kan helpen ontstekingen te verminderen en de symptomen van auto-immuunziekten te verlichten. Wie bijvoorbeeld dagelijks een eetlepel

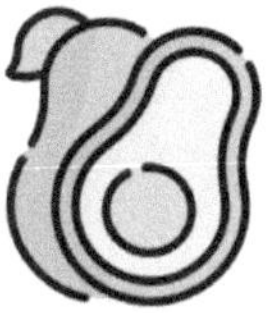

olijfolie over zijn salade doet en twee tot drie keer per week vette vis consumeert, kan zijn inname van waardevolle vetzuren verbeteren.

Gezonde vetbronnen voor auto-immuundiëten

Verdeling van gezonde vetten.

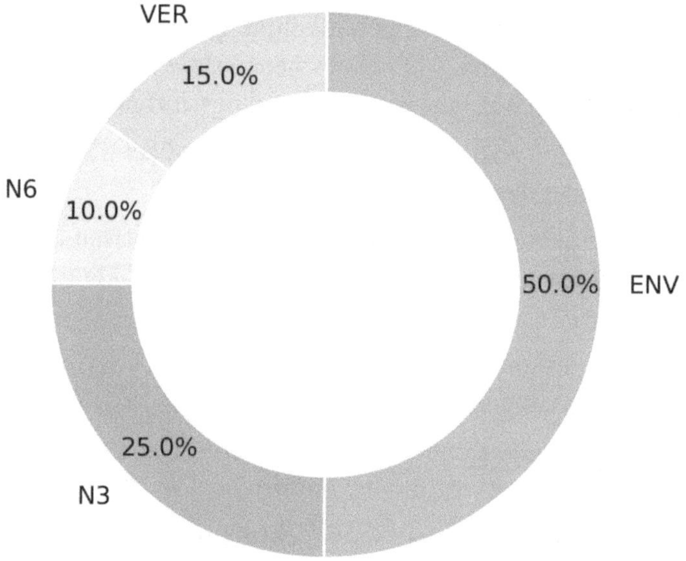

ENV: Enkelvoudig onverzadigde vetten (bv. olijfolie, avocado)

N6: Omega-6-vetzuren (bv. noten, zaden)

N3: Omega-3-vetzuren (bv. vette vis, lijnzaad)

VER: Verzadigde vetten (bv. kokosolie, grasboter)

Deze grafiek visualiseert de aanbevolen balans van vetzuren in een dieet dat is afgestemd op personen met auto-immuunziekten. De nadruk op enkelvoudig onverzadigde vetten ondersteunt het verminderen van ontstekingen, terwijl de matige opname van omega-3's verder bijdraagt aan ontstekingsremmende voordelen en algemeen welzijn. Verzadigde vetten worden laag gehouden om mogelijke ontstekingsreacties te minimaliseren. De beperkte inname van meervoudig onverzadigde omega-6 helpt een evenwichtige omega-6- tot omega-3-verhouding te behouden, wat cruciaal is voor het beheersen van ontstekingen. Deze balans is essentieel voor het ondersteunen van de gezondheid van het immuunsysteem.

Concrete adviezen

- Ontdek de wereld van kiemen: Kweek zelf cresson, radijs- of broccolikiemen en verrijk uw maaltijden met deze voedzame kiemplanten.
- Breid uw menu uit met ongebruikelijke groentesoorten: Probeer eens topinamboer, pastinaak of schorseneer – deze bieden nieuwe smaakervaringen en waardevolle voedingsstoffen.
- Integreer algen zoals wakame of nori in uw dieet: Deze zeewier is rijk aan mineralen en sporenelementen.
- Gebruik groenten en kruiden als hoofdingrediënt van uw maaltijden en niet alleen als bijgerecht: Bereid bijvoorbeeld kleurrijke groentecurry's, -pannen of -ovenschotels.
- Drink groene smoothies met wilde kruiden om uw vitamine- en mineraleninname te verhogen.
- Maak van groenten en fruit uw eigen chips: Snijd dunne plakjes en droog deze in de oven of dehydrator.
- Creëer uw eigen groentepasta's: Gebruik bijvoorbeeld gekookte biet, wortelen of aubergines als basis.
- Maak uw eigen kimchi of zuurkool om de fermentatie van groenten zelf te beheersen en zonder toevoegingen te werken.
- Ontdek de diversiteit van paddenstoelen: Integreer oesterzwammen, shiitake of champignons in uw gerechten – ze zijn rijk aan vitamines en mineralen.
- Experimenteer met verschillende soorten sla: Naast kropsla zijn er talloze andere soorten zoals rucola, veldsla of radicchio die uw maaltijden verrijken.
- Voeg eetbare bloemen zoals goudsbloemen of cresson toe aan uw salades of andere gerechten – ze zijn niet alleen decoratief, maar ook rijk aan antioxidanten.

3. 2 Kritische voedingsmiddelen

Voedsel kan ontstekingen bevorderen en symptomen verergeren bij auto-immuunziekten. De westerse voedingswijze met bewerkte voedingsmiddelen, een hoog suiker- en zoutgehalte, evenals verborgen allergenen en additieven brengt risico's met zich mee. Deze factoren bemoeilijken de identificatie van individuele triggers en de gerichte aanpassing van de voeding. Ontdek in dit hoofdstuk welke voedingsmiddelen problematisch kunnen zijn en hoe u uw voeding kunt optimaliseren om uw welzijn te verbeteren.

Bij auto-immuunziekten is de zorgvuldige selectie van voedingsmiddelen cruciaal, aangezien zowel voedingsstoftekorten als een overschot aan bepaalde voedingsstoffen, verborgen allergenen en ontstekingsbevorderende additieven in bewerkte voedingsmiddelen de symptomen kunnen verergeren.

Veelvoorkomende triggers

Voedingsmiddelen kunnen een rol spelen als triggerfactoren bij auto-immuunziekten en symptomen verergeren of zelfs uitlokken. De westerse voedingswijze, gekenmerkt door een hoog aandeel verzadigde vetten, suiker en zout, evenals bewerkte voedingsmiddelen en rood vlees, wordt in verband gebracht met een verhoogd risico op auto-immuunziekten [s62] [s63]. In het bijzonder kan een hoge zoutinname pro-inflammatoire immuuncellen activeren en de differentiatie van pathogene TH17-cellen bevorderen [s63]. Een overmatige consumptie van rood vlees wordt ook geassocieerd met een verhoogd risico op rheumatoide_arthritis [s64]. Gluten kan bij sommige personen als antigeen werken en de immuunrespons beïnvloeden, vooral bij reumatoïde artritis en coeliakie [s65] [s66] [s64]. Naast deze wijdverspreide factoren zijn er specifiekere triggers die variëren afhankelijk van de aandoening. Zo kunnen bijvoorbeeld thiolen in uien zoals knoflook en uien symptomen uitlokken bij pemfigus-patiënten [s67]. Ook jodium kan bij genetische predispositie een auto-immuun schildklierontsteking, zoals Hashimoto, uitlokken [s65]. Terwijl een tekort aan mikronaehrstoffen zoals selenium, ijzer of zink de ontwikkeling van auto-immuunziekten kan bevorderen [s68] [s65], kan een overschot, zoals in het geval van jodium of vitamine A, ook negatieve effecten hebben [s69] [s65]. De eliminatiedieet kan een nuttig hulpmiddel zijn om individuele voedselintoleranties en -gevoeligheden te identificeren [s64]. Hierbij worden potentieel problematische voedselgroepen voor een bepaalde periode uit het dieet geschrapt en vervolgens één voor één weer geïntroduceerd om de reactie van het lichaam te observeren. Een voedingsverandering die de focus legt op volwaardige, onbewerkte voedingsmiddelen met een hoog vezelgehalte en een evenwichtige verhouding van omega-3- tot omega-6-vetzuren, kan helpen om ontstekingen te verminderen en het immuunsysteem te ondersteunen [s68] [s64]. Alcohol heeft een

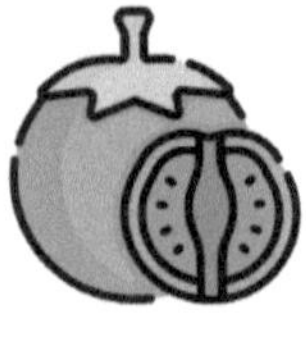

omstreden relatie met auto-immuunziekten, waarbij sommige studies wijzen op een beschermend effect, terwijl andere een negatieve correlatie zien [s64]. Een voorbeeld hiervan is reumatoïde artritis, waarbij de invloed van alcohol nog niet definitief is vastgesteld. Het in overweging nemen van deze diverse factoren kan betrokkenen helpen hun voeding gericht aan te passen en zo het welzijn te verbeteren.

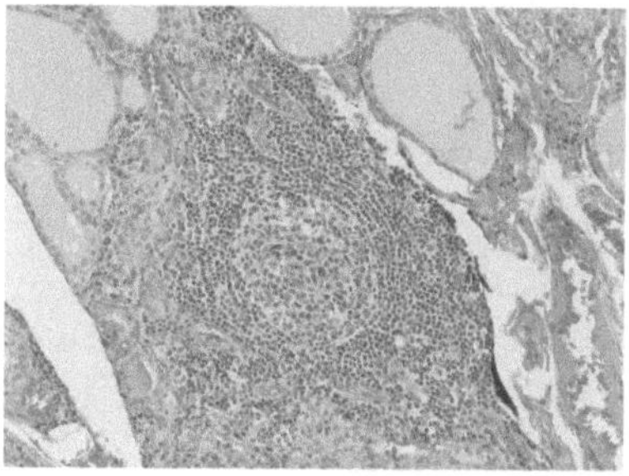

Auto-immuun thyroïditis [i49]

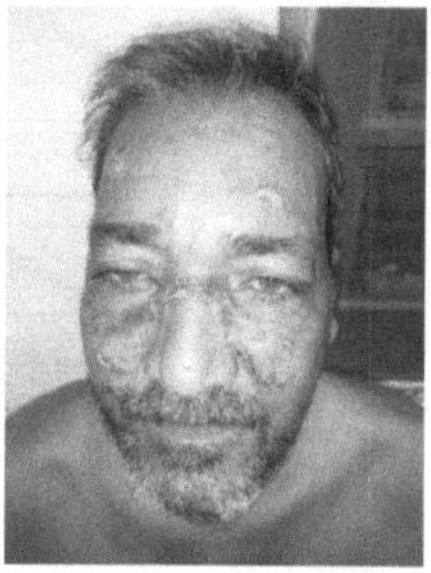

Pemphigus [i50]

Goed om te weten

Auto-immuun schildklierontsteking

Auto-immuun schildklierontsteking is een groep auto-immuunziekten die de schildklier aantasten, zoals Hashimoto-thyreoïditis. Bij deze aandoeningen valt het immuunsysteem de schildklier aan.

Bewerkte voedingsmiddelen

Bewerkte voedingsmiddelen bevatten vaak additieven, suiker en ongezonde vetten die het immuunsysteem kunnen belasten en ontstekingen kunnen bevorderen. In de auto-immuunvoeding wordt aanbevolen om te letten op onbewerkte, natuurlijke voedingsmiddelen.

Eliminatiedieet

Het eliminatiedieet is een voedingsstrategie waarbij potentieel problematische voedingsmiddelen voor een bepaalde periode worden weggelaten en vervolgens één voor één weer worden geïntroduceerd om individuele intoleranties te identificeren.

Westerse voedingswijze

De westerse voedingswijze, rijk aan bewerkte voedingsmiddelen, suiker en ongezonde vetten, kan ontstekingen bevorderen en het risico op auto-immuunreacties verhogen. In het kader van een auto-immuunvoeding wordt aanbevolen deze voedingswijze te vermijden en in plaats daarvan te kiezen voor volwaardige, voedingsrijke voedingsmiddelen.

Veelvoorkomende voedseltriggers bij auto-immuunziekten

Relatieve triggerfrequentie

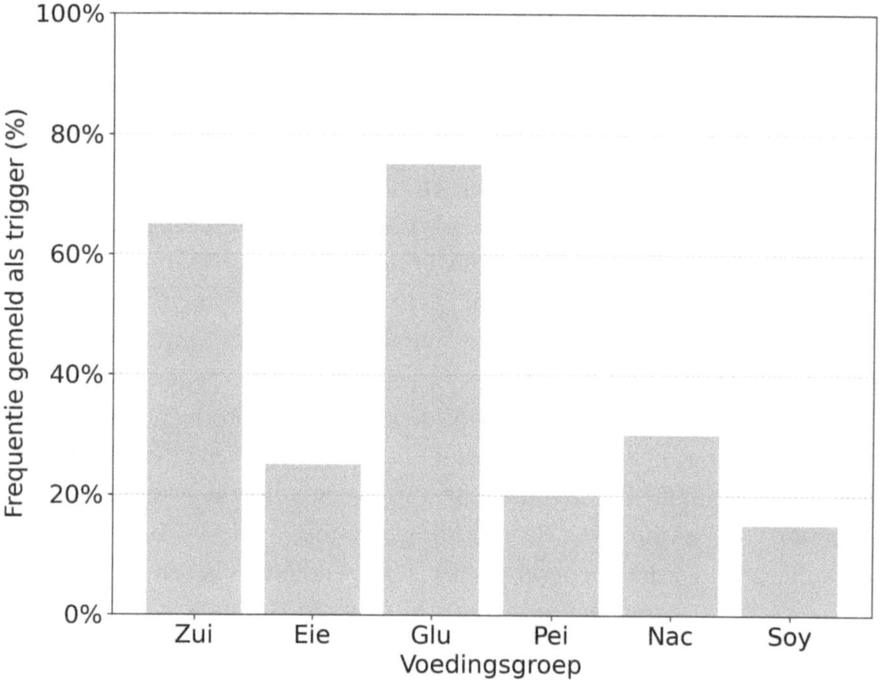

Eie: Eieren

Nac: Nachtschades

Soy: Soja

Glu: Gluten

Pei: Peulvruchten

Zui: Zuivel

Gluten en zuivel vallen op als de meest voorkomende trigger voedingsmiddelen, die een aanzienlijk groter deel van de mensen met auto-immuunziekten treffen. Hoewel nachtschades, eieren en peulvruchten ook triggers zijn, treffen ze een kleiner percentage van de bevolking. Dit benadrukt het belang van gepersonaliseerde voedingsbenaderingen, aangezien individuele reacties op trigger voedsel aanzienlijk kunnen variëren. Focussen op gluten- en zuivel eliminatie kan een bredere initiële verlichting bieden voor velen, terwijl verdere geïndividualiseerde testen en eliminatiediëten andere minder voorkomende triggers kunnen aanwijzen.

Verborgen allergenen

Verborgen allergenen vormen een bijzondere uitdaging voor mensen met auto-immuunziekten, omdat ze onverwacht in bewerkte voedingsmiddelen voorkomen en zo de identificatie van triggers bemoeilijken. Terwijl de eliminationsdiaet helpt om individuele intoleranties aan het licht te brengen, kunnen verborgen allergenen dit proces saboteren en leiden tot aanhoudende symptomen. Melk, eieren, tarwe, soja, noten, vis en schaaldieren behoren tot de meest voorkomende verborgen allergenen [s70]. Ze komen vaak voor in bewerkte producten, waar ze niet altijd duidelijk zijn aangegeven [s71]. Zelfs kleine hoeveelheden van een allergeen kunnen bij gevoelige personen reacties uitlokken [s71]. Probleematisch is ook dat veel van deze allergenen belangrijke voedingsstoffen leveren. Het vermijden van zuivelproducten kan leiden tot een tekort aan calcium en vitamine D [s70]. Hetzelfde geldt voor soja, een belangrijke leverancier van verschillende voedingsstoffen, waarvan de eliminatie de voedingsinname, vooral bij bestaande melkallergie, verder beperkt [s70]. Ook noten, vis en zeevruchten dragen, zij het in mindere mate, bij aan de voedingsinname [s70]. Voedseladditieven, zoals emulgatoren, kunnen de darmbarrière negatief beïnvloeden en de doorlaatbaarheid van de darm verhogen [s72]. Dit kan ertoe leiden dat allergenen, maar ook andere onverteerde voedselcomponenten, gemakkelijker in de bloedbaan terechtkomen en systemische ontstekingen bevorderen [s72]. Wie bijvoorbeeld bewerkte bakwaren vermijdt om gluten te verminderen, moet toch de ingrediëntenlijst zorgvuldig controleren, aangezien deze producten vaak sporen van eieren of noten kunnen bevatten [s71]. Een gerichte keuze voor onbewerkte voedingsmiddelen en het nauwkeurig bestuderen van de ingrediëntenlijsten zijn daarom essentieel.

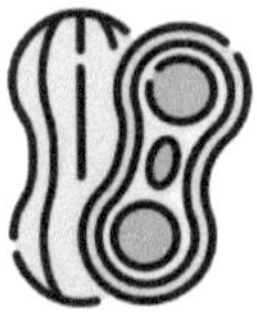

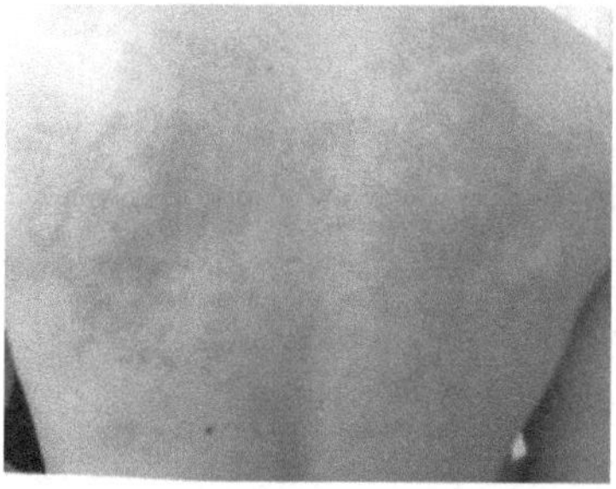

Voedselallergeen [i51]

Goed om te weten

Systemische ontstekingen

Systemische ontstekingen zijn ontstekingen die in het hele lichaam optreden en niet beperkt zijn tot een specifiek orgaan of weefsel. In de context van auto-immuunziekten kunnen systemische ontstekingen door bepaalde voedingsmiddelen worden getriggerd en leiden tot een verscheidenheid aan symptomen. De voedingsverandering speelt een belangrijke rol bij het verminderen van systemische ontstekingen.

Triggers

Triggers in verband met auto-immuunziekten zijn specifieke voedingsmiddelen of stoffen die een immunologische reactie en daarmee samenhangende symptomen kunnen uitlokken of verergeren. De identificatie en eliminatie van deze triggers is een centraal onderdeel van de auto-immuunvoeding, om ontstekingen te verminderen en de symptomen te beheersen.

Verborgen allergenen in kritieke voedingsmiddelen

Frequentie, risico en verborgenheid van veelvoorkomende voedselallergenen.

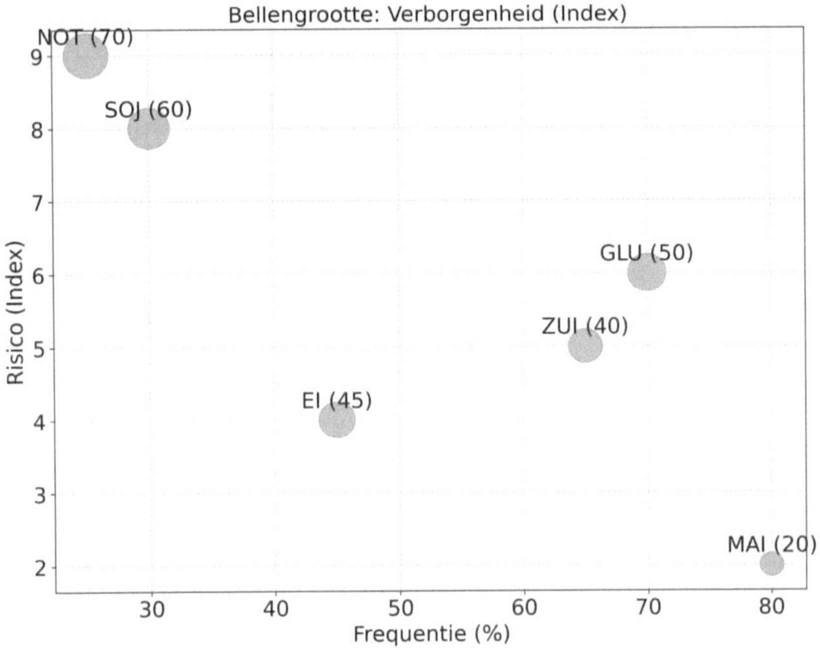

Blasengröße: Verborgenheid (Index)

EI: Eieren	GLU: Gluten
MAI: Maïs	NOT: Noten
SOJ: Soja	ZUI: Zuivel

Gluten en zuivel vertonen een hoge frequentie en een gematigd risico, wat wijst op veelvoorkomende maar beheersbare reacties. Soja en noten hebben een lagere frequentie maar een hoger risico, wat suggereert dat er minder vaak voorkomende maar mogelijk ernstige reacties zijn. Maïs vormt, hoewel frequent, een laag risico en verborgenheid, wat het potentieel voor milde onopgespoorde reacties benadrukt. Eieren vertonen een gematigde frequentie, risico en verborgenheid. Over het algemeen benadrukt de grafiek het belang van het overwegen van zowel frequentie als ernst bij het beheersen van auto-immuniteit via voeding.

Probleematische Additieven

Additieven in bewerkte voedingsmiddelen kunnen, vooral bij auto-immuunziekten, problematisch zijn. Veel van deze stoffen hebben een ontstekingsbevorderend effect, wat bestaande symptomen kan verergeren. [s73] Oliën, suiker, zout en andere toevoegingen in sterk bewerkte producten dragen bij aan dit effect. [s73] Vooral transvetten worden als zorgwekkend beschouwd en moeten, waar mogelijk, worden vermeden. [s73] Emulgatoren, zoals polysorbaat 80, kunnen de darmbarrière beschadigen en zo ontstekingen en stofwisselingsziekten bevorderen. [s74] Door de verhoogde doorlaatbaarheid van de darmwand kunnen bacteriën en onverteerde voedselcomponenten gemakkelijker in de bloedbaan komen en systemische_entzuendungen verergeren. [s74] Ook een veranderde darmflora, die door emulgatoren beïnvloed kan worden, staat in verband met chronische ontstekingen. [s74] Wie bijvoorbeeld kant-en-klaar producten consumeert, moet de ingrediëntenlijst controleren en producten met deze additieven vermijden.

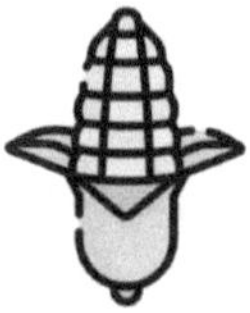

Goed om te weten

Additieven

Additieven kunnen bij mensen met auto-immuunziekten ontstekingen bevorderen en de symptomen verergeren. Daarom is het belangrijk om bewerkte voedingsmiddelen met additieven te vermijden en te kiezen voor natuurlijke, onbewerkte voedingsmiddelen.

Chronische ontstekingen

Chronische ontstekingen zijn aanhoudende ontstekingsreacties in het lichaam die verband houden met auto-immuunziekten. Een verandering in dieet kan bijdragen aan het verlichten van chronische ontstekingen.

Ontstekingsbevorderend

Ontstekingsbevorderende stoffen versterken ontstekingsreacties in het lichaam, wat bij auto-immuunziekten kan leiden tot verergering van de symptomen. Een verandering in dieet kan helpen om ontstekingsbevorderende stoffen te verminderen.

Risicobeoordeling Problematische Additieven

Correlatie tussen consumptiefrequentie en potentieel risico van problematische voedseladditieven.

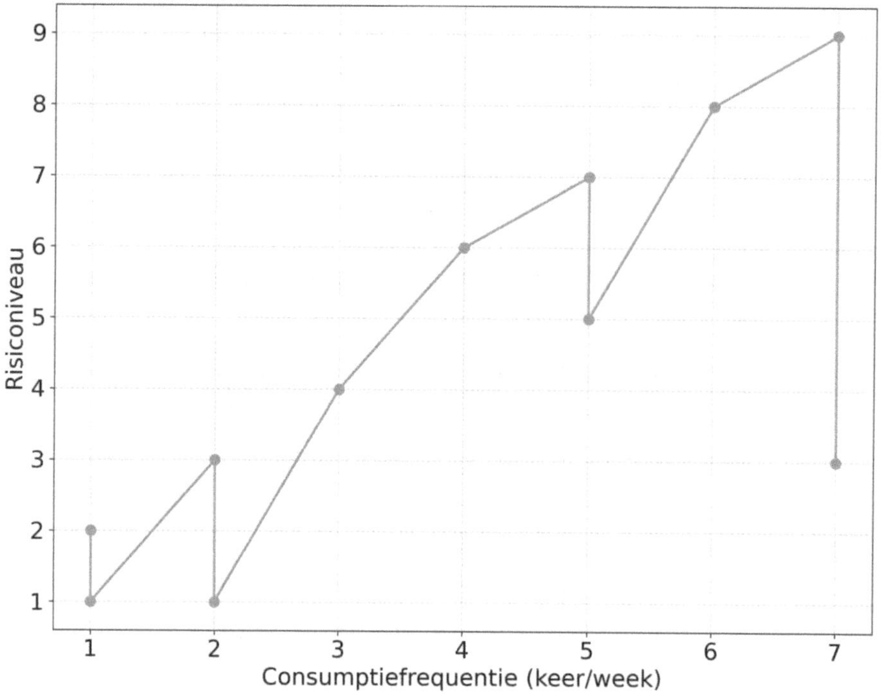

Deze grafiek visualiseert het potentiële risico dat gepaard gaat met bepaalde voedseladditieven op basis van hoe vaak ze worden geconsumeerd. Additieven die vaker worden geconsumeerd, zelfs met een matig individueel risico, vormen een hoger algemeen risico. Omgekeerd kunnen additieven die zelden worden geconsumeerd, zelfs met een hoger individueel risico, een lagere algehele bedreiging vormen. Dit benadrukt het belang van het in overweging nemen van zowel de frequentie als het individuele risico bij het evalueren van voedingskeuzes voor personen met auto-immuunziekten.

Concrete adviezen

- Verfijn uw gerechten met zelfgemaakte kruidenoliën en -azijn om kritische additieven te vermijden en tegelijkertijd de smaak te intensiveren.
- Vervang sterk bewerkte graanproducten door pseudogranen zoals amarant of quinoa, die vaak beter verteerbaar zijn en meer voedingsstoffen bieden.
- Vervang koemelk door noten- of zaadmelk, maar let op additieven en kies bij voorkeur voor onbewerkte varianten.
- Gebruik bij het bakken rijp fruit als natuurlijke zoetstof om geraffineerde suiker te verminderen en tegelijkertijd waardevolle voedingsstoffen te behouden.
- Ontdek de verscheidenheid aan peulvruchten en integreer deze regelmatig in uw dieet, maar let op de juiste bereiding om de verteerbaarheid te verbeteren.
- Informeer naar de herkomst van uw voedsel en geef de voorkeur aan producten uit duurzame en diervriendelijke landbouw.
- Lees aandachtig de ingrediëntenlijsten van bewerkte voedingsmiddelen en stel onbekende additieven kritisch in vraag.
- Reflecteer regelmatig op uw eetgewoonten en identificeer kritische voedingsmiddelen die uw symptomen kunnen beïnvloeden.
- Zoek indien nodig professionele ondersteuning van een diëtist of arts om uw voeding individueel aan te passen.

3. 3 Gezonde alternatieven

Voedselkeuze speelt een cruciale rol bij auto-immuunziekten. Dit gedeelte 'Geneeslijke Alternatieven' onderzoekt hoe de gerichte vervanging van bepaalde voedingsmiddelen klachten kan verlichten en het welzijn kan verbeteren. We bekijken zowel gevestigde als minder bekende opties, hun eigenschappen en potentiële effecten op het lichaam. Concreet worden alternatieven voor suiker, gluten en koemelk gepresenteerd, die vaak in verband worden gebracht met auto-immuunreacties. Het kiezen van de juiste voedingsmiddelen kan complex zijn en vereist aandacht voor individuele behoeften en intoleranties. Ontdek hieronder hoe u uw voeding kunt optimaliseren met geneeskrachtige alternatieven en zo uw gezondheid positief kunt beïnvloeden.

Bij auto-immuunziekten is de keuze voor heilzame alternatieven cruciaal. Individuele behoeften en verdraagzaamheden moeten worden meegenomen bij de selectie van onbewerkte zoetstoffen, glutenvrije granen en melkvervangers, om de voeding optimaal te maken en mogelijke negatieve effecten te minimaliseren.

Natuurlijke zoetstoffen

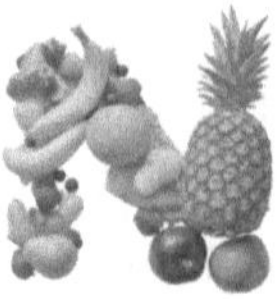

Natuurlijke zoetstoffen bieden alternatieven voor geraffineerde suiker en synthetische zoetstoffen, vooral voor mensen met auto-immuunziekten die vaak gevoelig zijn voor bepaalde voedingsmiddelen. Stevia, gewonnen uit de plant *Stevia rebaudiana*, is vele malen zoeter dan suiker en bevat Steviol-glycosiden, die niet alleen verantwoordelijk zijn voor de zoete smaak, maar ook positieve gezondheidsvoordelen kunnen hebben [s75]. Zo kan Stevia de insulineproductie stimuleren en de insulinegevoeligheid verbeteren, wat het interessant maakt voor mensen met diabetes [s75]. Bovendien worden Stevia antioxidatieve, antidiabetische, antihypertensieve, antitumorale, ontstekingsremmende en antimicrobiële eigenschappen toegeschreven [s75]. Naast de Steviol-glycosiden bevatten Steviabladeren andere biologisch actieve stoffen die een positieve invloed op de gezondheid kunnen hebben [s75]. Stevia wordt als niet-kankerwekkend beschouwd en kan de darmflora beïnvloeden door afgebroken te worden door bepaalde bacteriën, de *Bacteroides* [s76]. Naast Stevia zijn er andere natuurlijke zoetstoffen met elk hun eigen eigenschappen. Glycyrrhizine uit de zoethoutwortel heeft weliswaar potentiële gezondheidsvoordelen, maar kan ook de bloeddruk verhogen en moet daarom met mate worden geconsumeerd [s76]. Andere natuurlijke zoetstoffen zoals Neohesperidine-dihydrochalcon en Thaumatin zijn nog weinig onderzocht wat betreft hun effecten op de darmflora [s76]. Polyolen, een groep van suikervervangers, kunnen de groei van bepaalde nuttige darmbacteriën, de Bifidobacteriën, bevorderen en zo prebiotisch werken, terwijl andere suikeralcoholen geen invloed op de darmflora hebben [s76]. Bij het kiezen van een natuurlijke zoetstof moeten individuele behoeften en eventuele intoleranties in overweging worden genomen. Een gematigd gebruik van Stevia in dranken of gerechten kan een manier zijn om de

suikerinname te verminderen en tegelijkertijd te profiteren van de potentiële gezondheidsvoordelen.

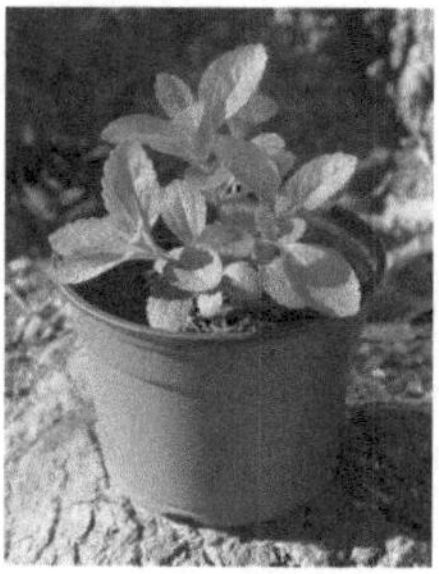

Stevia rebaudiana [i52]

Glykemische Index en Last van Natuurlijke Zoetstoffen

Vergelijking van GI en GL van verschillende zoetstoffen.

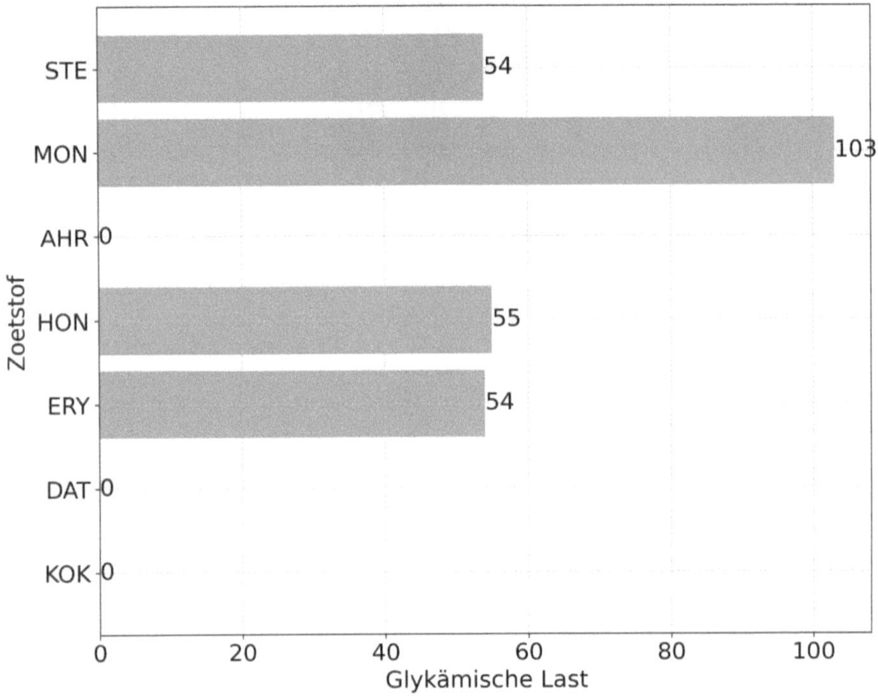

AHR: Ahornsiroop

ERY: Erythritol

KOK: Kokosbloesemsuiker

STE: Stevia

DAT: Dadels

HON: Honing

MON: Monniksfruit

Stevia en erythritol hebben de laagste glykemische impact, waardoor ze geschikt zijn voor het beheren van de bloedsuikerspiegel. Honing, ahornsiroop en kokosbloesemsuiker, hoewel natuurlijk, hebben hogere GI/GL-waarden en moeten met mate worden geconsumeerd binnen een auto-immuun-gericht dieet.

Glutenvrije graanalternatieven

Glutenvrije graanalternatieven winnen steeds meer aan belang, vooral voor mensen met auto-immuunziekten die gevoelig zijn voor gluten of er volledig op moeten verzichten. Naast de bekende alternatieven zoals rijst, maïs en aardappelen, zijn er tal van andere opties die het dieet kunnen verrijken en voedingswaardevolle ingrediënten leveren. Haver, bijvoorbeeld, is een glutenvrij graan dat rijk is aan mineralen zoals ijzer, magnesium en mangaan, evenals aan vezels die de spijsvertering ondersteunen. Pseudogranen, botanisch geen granen, bieden ook glutenvrije alternatieven. Quinoa, rijk aan eiwitten en alle negen essentiële aminozuren, is een voorbeeld van zo'n voedzame optie. Ook amarant, boekweit en teff behoren tot de pseudogranen en leveren waardevolle voedingsstoffen. Naast de klassieke alternatieven komen ook exotischere glutenvrije graansoorten steeds meer in de belangstelling. Zo is sorghum, een oeroud graan uit Afrika en Azië, van nature glutenvrij en rijk aan antioxidanten. Ook canihua, een verwant van quinoa uit de Andes, kenmerkt zich door een hoog eiwitgehalte en een goede verteerbaarheid. Bij de keuze van glutenvrije graanalternatieven is het raadzaam om op diversiteit te letten om een

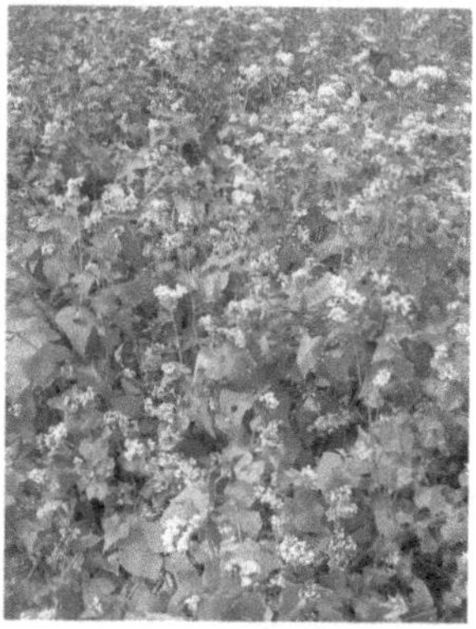

Boekweit [i53]

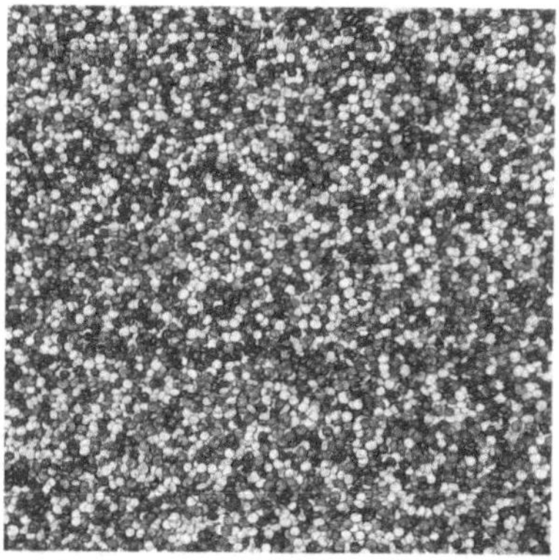

Quinoa [i54]

breed scala aan voedingsstoffen te waarborgen. De integratie van verschillende soorten in het dieet kan niet alleen variatie in de voeding brengen, maar ook helpen om potentiële voedingsdeficiënties te voorkomen. Een glutenvrije havermout met fruit en noten levert bijvoorbeeld vezels, vitamines, mineralen en gezonde vetten. De keuze voor glutenvrije graanalternatieven kan echter ook gepaard gaan met bepaalde aspecten die in overweging moeten worden genomen. Granen, inclusief glutenbevattende soorten, bevatten zogenaamde "anti-nutriënten", die de opname van voedingsstoffen kunnen belemmeren en bij gevoelige personen ongemakken kunnen veroorzaken. Deze stoffen, zoals fytinezuur of lectines, kunnen de intestinale permeabiliteit, oftewel de doorlaatbaarheid van de darmwand, verhogen en het immuunsysteem activeren. Hoewel het onderzoek naar deze effecten in andere granen die verwante componenten bevatten nog minder uitgebreid is, is het raadzaam om glutenvrije alternatieven zorgvuldig te kiezen en op de individuele verdraagzaamheid te letten. Het weken, kiemen of fermenteren van glutenvrije granen en pseudogranen kan het gehalte aan anti-nutriënten verminderen en de verteerbaarheid verbeteren. Zo kan bijvoorbeeld 's nachts geweekt boekweit beter verteerbaar zijn en de opname van voedingsstoffen verbeteren.

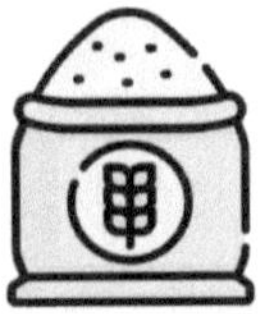

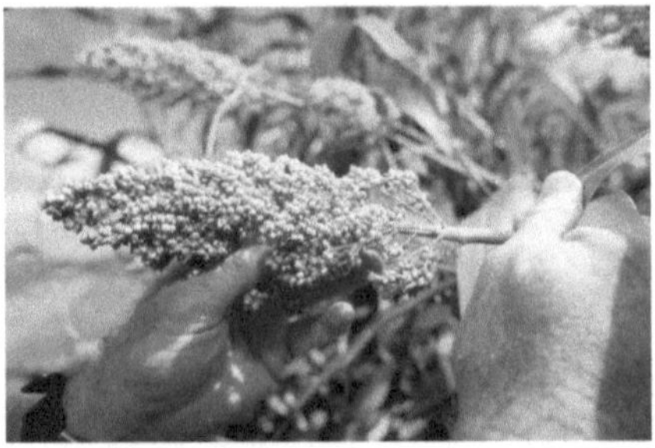

Sorghum [i55]

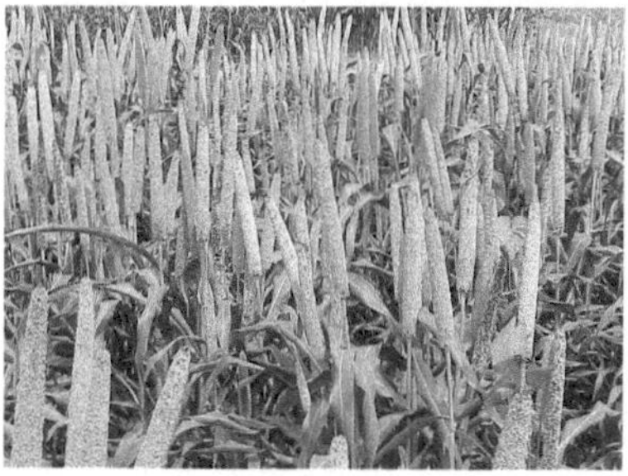

Gierst [i56]

Glutenvrije graan alternatieven

Populariteit van glutenvrije granen.

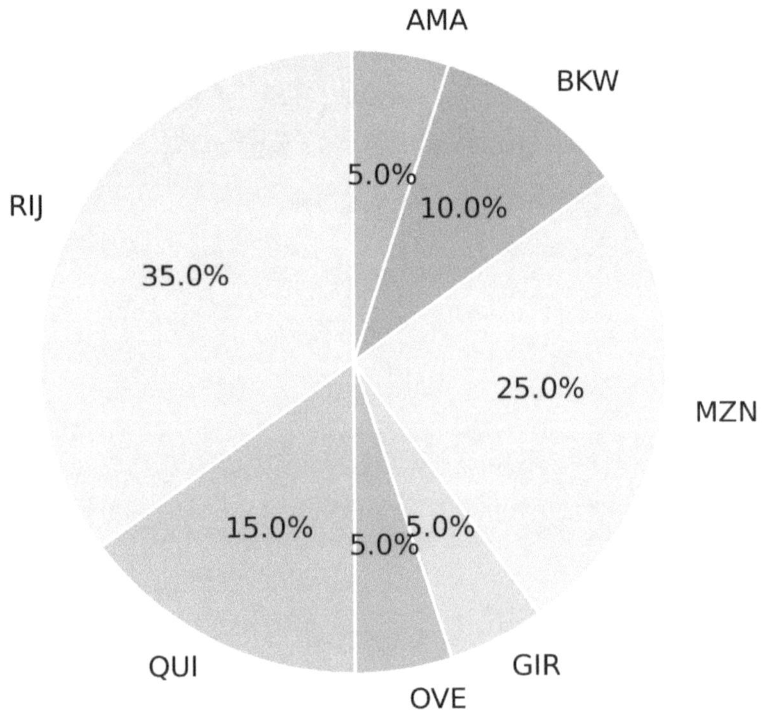

AMA: Amarant

BKW: Boekweit

GIR: Gierst

MZN: Maïs (Meel, Grutten)

OVE: Overige (Teff, Sorghum etc.)

QUI: Quinoa

RIJ: Rijst (Wit, Bruin, Wild)

Rijst en maïs, die direct beschikbaar en veelzijdig zijn, vertegenwoordigen het grootste deel van de glutenvrije graanconsumptie. Hoewel pseudogranen zoals quinoa en boekweit uitstekende voedingsprofielen bieden, kunnen hun iets hogere kosten en unieke smaken bijdragen aan hun kleinere marktaandeel. De groeiende interesse in oude granen zoals amarant en gierst suggereert een trend naar het verkennen van meer diverse opties binnen het glutenvrije dieet.

Melkvervangers

Melkvervangers bieden mensen met autoimmunerkrankungen, die koemelk willen vermijden of moeten vermijden, diverse alternatieven. Deze producten worden gemaakt van plantaardige bronnen zoals soja, amandelen, haver, kokosnoot of rijst en verschillen in smaak, voedingssamenstelling en textuur. Sojadranken bevatten bijvoorbeeld relatief veel eiwitten en kunnen in recepten vaak 1:1 koemelk vervangen. Amandelmelk daarentegen is caloriearm en is goed geschikt voor smoothies of muesli. Havermelk heeft een milde, zoetachtige smaak en een romige textuur, die onder andere geschikt is voor koffiedranken. Naast deze veelgebruikte varianten zijn er andere opties zoals cashewmelk, erwtenmelk of speltmelk, die het dieet gevarieerd maken. Bij het kiezen van een melkvervangend product is het belangrijk om de ingrediëntenlijst te controleren. Veel producten bevatten zusatzstoffe zoals suiker, verdikkingsmiddelen of aroma's om smaak en textuur te optimaliseren. Voor een auto-immuun dieet zijn producten zonder deze toevoegingen aan te raden. Ook het calcium- en vitamine D-gehalte kan variëren, daarom is het raadzaam om verrijkte producten te kiezen of de voedingsinname via andere voedingsmiddelen te waarborgen. De voedingsindustrie doet bovendien onderzoek naar het gebruik van melkeiwitten in de ontwikkeling van functionele

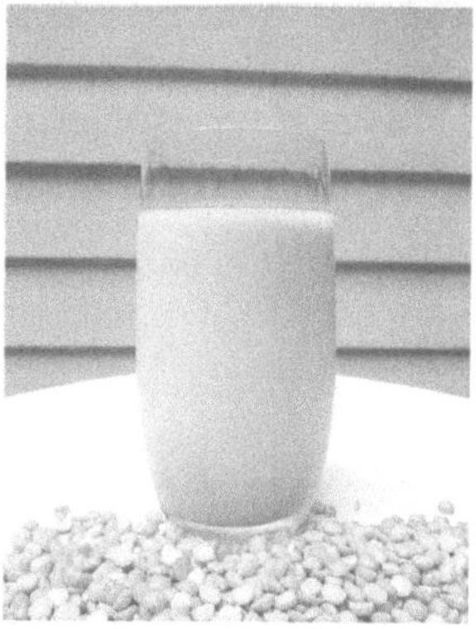

Erwt [i57]

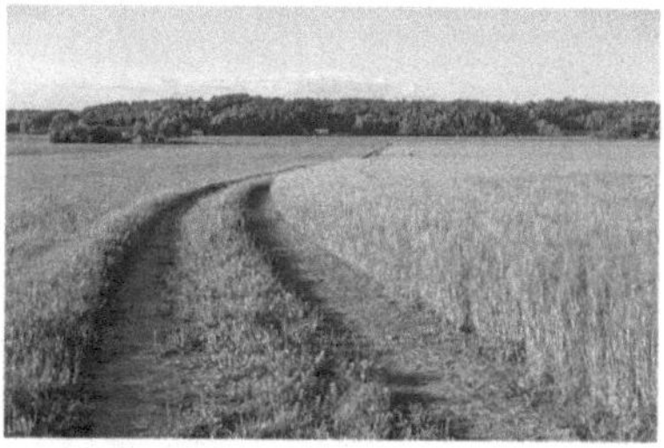

Haver [i58]

voedingsmiddelen met gezondheidsvoordelen [s77]. Of en in welke vorm deze ontwikkelingen relevant zijn voor mensen met auto-immuunziekten, moet uit toekomstig onderzoek blijken. Ongeacht dat bieden de momenteel beschikbare melkvervangers een goede mogelijkheid om koemelk te vervangen en de voedingsbehoeften binnen een auto-immuun dieet te vervullen.

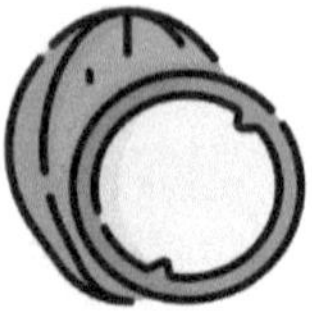

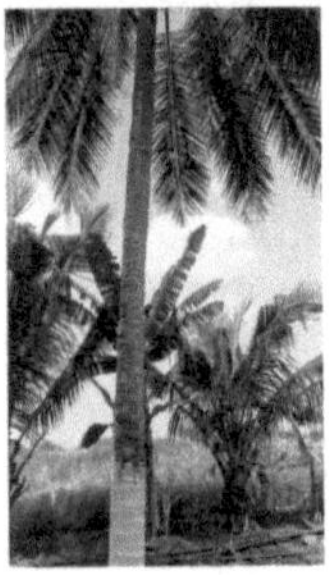

Kokosnoot [i59]

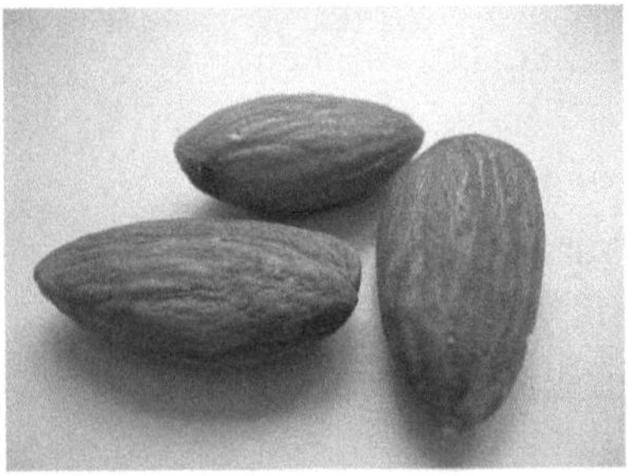

Amandel [i60]

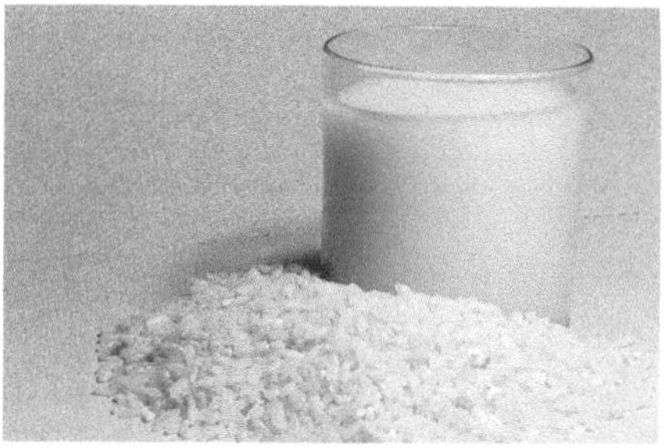

Rijst [i61]

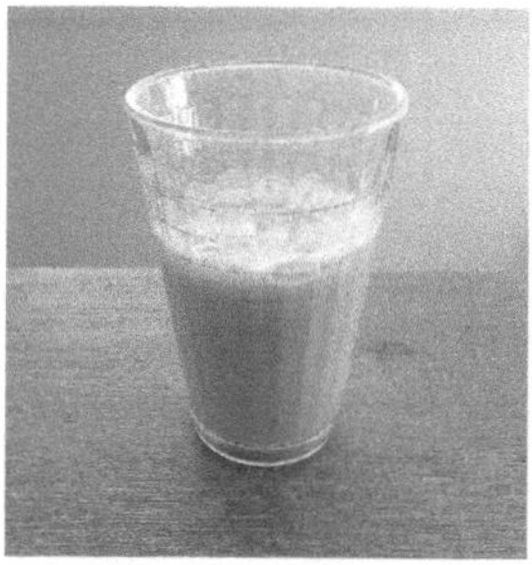

Cashewnoot [i62]

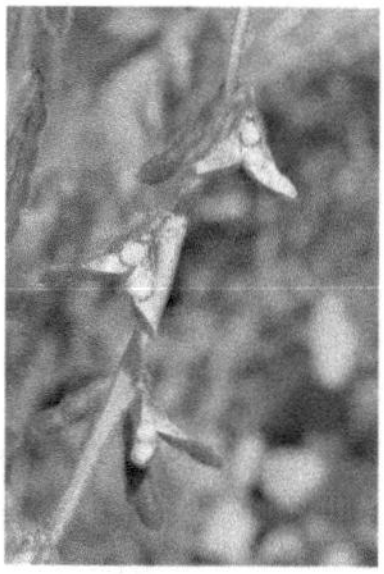

Sojaboon [i63]

Goed om te weten

Cashewmelk

Cashewmelk is een romige en milde melkvervanger die rijk is aan enkelvoudig onverzadigde vetzuren en een positieve invloed kan hebben op het cholesterolgehalte.

Erwtenmelk

Erwtenmelk is een relatief nieuwe melkvervanger met een hoog eiwitgehalte en een goede milieu-impact.

Functionele Voedingsmiddelen

Functionele voedingsmiddelen zijn voedingsmiddelen die naast hun voedingswaarde een extra gezondheidsvoordeel bieden. In de context van auto-immuunziekten kunnen ze bijvoorbeeld helpen om ontstekingen te remmen of het immuunsysteem te moduleren.

Melkvervangers

In de context van een auto-immuunziekte kunnen melkvervangers koemelk vervangen, die bij sommige patiënten intoleranties of ontstekingsreacties kan veroorzaken. Ze bieden een mogelijkheid om calcium en andere belangrijke voedingsstoffen op te nemen zonder de negatieve effecten van koemelk te ervaren.

Speltmelk

Speltmelk is een graan-gebaseerde melkvervanger die rijk is aan vezels en de spijsvertering kan ondersteunen.

Macronutriëntenprofiel van melkvervangers

Gemiddelde macronutriëntenverdeling van gangbare melkvervangers die geschikt zijn voor auto-immuundiëten.

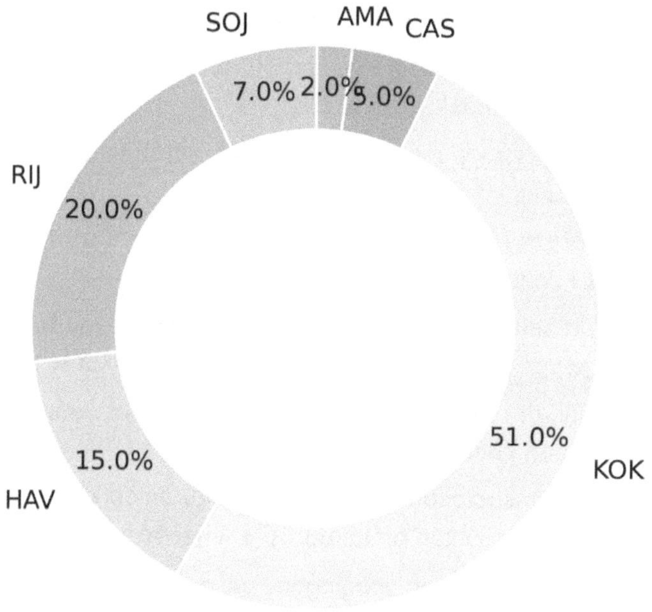

AMA: Amandelmelk (ongezoet)

CAS: Cashewmelk (ongezoet)

HAV: Havermelk (ongezoet)

KOK: Kokosmelk (volvet)

RIJ: Rijstmelk (ongezoet)

SOJ: Sojamelk (ongezoet)

Deze grafiek toont de variërende macronutriëntensamenstelling van melkvervangers. Sommige opties zijn voornamelijk op koolhydraten gebaseerd, terwijl andere een hoger vetgehalte bieden. Deze informatie is cruciaal voor mensen die auto-immuunziekten beheersen via een dieet, aangezien specifieke macronutriëntenverhoudingen gunstig of nadelig kunnen zijn, afhankelijk van de individuele behoeften en gevoeligheden.

Concrete adviezen

- Ontdek de zoetheid van dadels: verwerk ze tot dadelpuree of -siroop als een gezond alternatief voor geraffineerde suiker.
- Experimenteer met yaconsiroop: deze siroop heeft een lage glycemische index en kan je gerechten op natuurlijke wijze zoeten.
- Rooster kokosbloesemsuiker lichtjes om een karamelachtige smaak te verkrijgen en je desserts een bijzondere toets te geven.
- Zoet je dranken met zelfgemaakte vlierbloesemsiroop en geniet van de verfrissende smaak.
- Gebruik ahornsiroop met mate om te profiteren van de mineralen en de milde smaak.
- Creëer je eigen fruitpurees van seizoensgebonden fruit als natuurlijke zoetstoffen voor yoghurt of muesli.
- Droog fruit zelf en maal het tot poeder om een gezonde en suikervrije vervanger voor traditionele poedersuiker te verkrijgen.
- Vervang suiker in bakrecepten door appelmoes of bananenpuree om de zoetheid en vochtigheid te waarborgen.
- Ontdek de verscheidenheid aan honingsoorten en kies een regionale honing om je gerechten op natuurlijke wijze te zoeten.
- Zoet je dranken met wat versgeperst citroen- of sinaasappelsap om de smaak te intensiveren en tegelijkertijd vitamine C binnen te krijgen.
- Gebruik gemalen vanillestokjes om je gerechten een natuurlijke zoetheid en een intense smaak te geven.
- Geniet van de natuurlijke zoetheid van fruit en bessen en verminder zo je behoefte aan extra zoetstoffen.

Terugblik - 3. Voedselkeuze

De juiste voedselkeuze speelt een cruciale rol bij auto-immuunziekten, aangezien uw voeding zowel symptomen kan verlichten als verergeren. Een voedingsstrategie die is afgestemd op uw individuele behoeften kan u helpen ontstekingsprocessen te moduleren en uw welzijn te verbeteren. De focus moet liggen op verse, onbewerkte voedingsmiddelen die rijk zijn aan voedingsstoffen en arm aan potentiële triggerfactoren. Begin met het opbouwen van een solide basis door uw menu te verrijken met een kleurrijke verscheidenheid aan groenten en kruiden. De vitamines, mineralen en secundaire plantaardige stoffen ondersteunen niet alleen uw darmgezondheid, maar kunnen ook antioxidatieve en ontstekingsremmende effecten hebben. Integreer bijvoorbeeld dagelijks een handvol verschillende kruiden zoals peterselie, bieslook en basilicum in uw maaltijden. Experimenteer met milde bereidingsmethoden zoals stomen of blancheren om de voedingswaarde optimaal te behouden en let daarbij op uw individuele verdraagzaamheid van rauwkost.

Naast groenten en kruiden zijn hoogwaardige eiwitbronnen essentieel voor het behoud van uw lichaamsfuncties. Zorg voor een evenwichtige mix van dierlijke en plantaardige eiwitten. Vette vis levert bijvoorbeeld waardevolle omega-3-vetzuren, terwijl peulvruchten naast eiwitten ook vezels, vitamines en mineralen bieden. Om de eiwitkwaliteit van plantaardige voedingsmiddelen te optimaliseren, combineert u verschillende bronnen – een linzensoep met volkorenbrood levert bijvoorbeeld een completer aminozuurprofiel dan elk voedingsmiddel afzonderlijk. Ook de keuze van gezonde vetten is cruciaal. Geef de voorkeur aan onverzadigde vetzuren uit olijfolie, noten, avocado's, vette vis en plantaardige oliën zoals lijnzaad- of chia-olie. Zorg ervoor dat de oliën koudgeperst zijn en vermijd transvetten die in veel bewerkte producten voorkomen. Verzadigde vetzuren moet u slechts met mate consumeren.

Een van de grootste uitdagingen bij een auto-immuunziekte is het identificeren van individuele triggerfactoren. De westerse voedingswijze met een hoog aandeel bewerkte voedingsmiddelen, suiker, zout en rood vlees kan ontstekingen bevorderen. Bovendien kunnen verborgen allergenen in bewerkte producten de symptomen beïnvloeden. Houd idealiter, in overleg met een diëtist, een voedingsdagboek bij en probeer een eliminatiedieet om potentiële triggers te identificeren. Let bij het kopen van bewerkte voedingsmiddelen goed op de ingrediëntenlijst en vermijd additieven zoals emulgatoren die de darmbarrière kunnen beschadigen. Vervang geraffineerde suiker door natuurlijke zoetstoffen zoals stevia en kies bij glutenintolerantie voor de verscheidenheid aan glutenvrije graanalternatieven. Houd er rekening mee dat ook deze anti-nutriënten kunnen bevatten, die door weken, kiemen of fermenteren kunnen worden verminderd. Melkvervangers bieden bij lactose-intolerantie of koemelkallergie een goed alternatief, kies echter bij voorkeur voor suikervrije varianten.

De overstap naar een ander dieet bij een auto-immuunziekte kan in het begin complex lijken, maar met een geleidelijke aanpak en de juiste ondersteuning zult u snel positieve veranderingen opmerken. Richt u eerst op kleine, realistische doelen en breid uw menu geleidelijk uit. Wees geduldig met uzelf en laat u niet ontmoedigen door tegenslagen. Een bewuste voedselkeuze kan u helpen uw symptomen te beheersen, uw energieniveau te verhogen en uw levenskwaliteit duurzaam te verbeteren.

4. Voedingstherapeutische strategieën

Hoe kunnen we door gerichte voeding actief invloed uitoefenen op het verloop van auto-immuunziekten? Het antwoord ligt in een systematische aanpak die veel verder gaat dan eenvoudige dieetadviezen. Moderne voedingstherapeutische concepten zijn gebaseerd op wetenschappelijke inzichten en klinische ervaringen. De weg naar een geïndividualiseerde voedingsstrategie verloopt via verschillende fasen en vereist deskundige begeleiding. In dit hoofdstuk ontdekt u praktijkgerichte methoden die uw lichaam helpen weer in balans te komen.

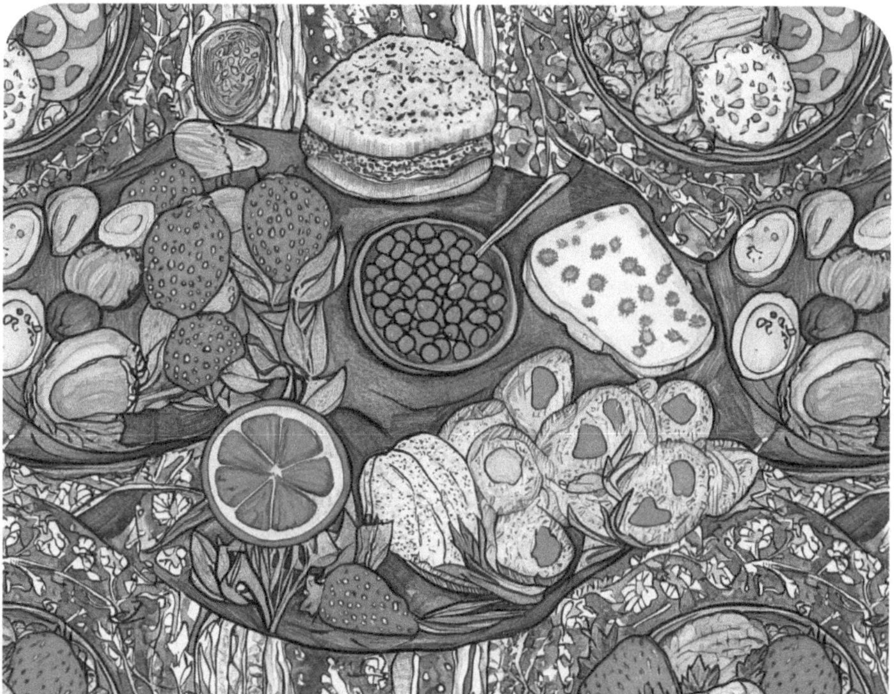

4. 1 Gefaseerde voedingsverandering

Een gefaseerde voedingsverandering biedt bij auto-immuunziekten de kans om voedingspatronen te optimaliseren en de invloed van voedingsmiddelen op het ziekteverloop te begrijpen. De analyse van eetgewoonten, het geleidelijk introduceren van verdraagzame en het vermijden van potentieel problematische voedingsmiddelen, evenals de begeleiding door professionals, zijn centrale onderdelen van dit proces. Hierbij doen zich uitdagingen voor, zoals het identificeren van individuele intoleranties, de langdurige aanpassing van eetgewoonten en het behouden van motivatie. Ontdek in de volgende secties hoe u deze uitdagingen kunt overwinnen en uw gezondheid positief kunt beïnvloeden door middel van een gerichte voedingsverandering.

Een succesvolle gefaseerde voedingsverandering, vooral bij auto-immuunziekten, vereist naast de aanpassing van de voeding ook het begrijpen van de onderliggende principes en een continue begeleiding door gekwalificeerde professionals om langdurige successen te behalen.

Voorbereidingsfase

De voorbereidingsfase van een gefaseerde voedingsverandering, vooral in de context van autoimmunerkrankungen en voedingsgeneeskunde, begint met een gedetailleerde analyse van de huidige eetgewoonten. Hierbij documenteert men alle geconsumeerde voedingsmiddelen en dranken over een gedefinieerde periode, idealiter een week [s78]. Deze analyse dient als basis om individuele voedingsbehoeften te identificeren en onverdraagzaamheden, tekortkomingen of ongunstige voedingspatronen te herkennen. Parallel daaraan vindt er uitgebreide voorlichting plaats over de doelen en het verloop van de voedingsverandering. Hoe beter patiënten het proces en de onderliggende mechanismen begrijpen, des te hoger is hun motivatie en betrokkenheid [s78]. Een belangrijk aspect is de geleidelijke introductie van nieuwe voedingsmiddelen en tegelijkertijd de geleidelijke afname van potentieel problematische voedingsmiddelen. In plaats van van de ene op de andere dag de voeding volledig te veranderen, integreert men geleidelijk verdraagzame voedingsmiddelen in het dieet en vermindert men parallel de consumptie van diegene die ontstekingen bevorderen of onverdraagzaamheden kunnen veroorzaken [s78] [s79]. Zo kan het lichaam zich langzaam aan de veranderingen aanpassen. Begeleiding door gekwalificeerde professionals, zoals diëtisten of artsen met een specialisatie in voedingsgeneeskunde, kan in deze fase waardevolle ondersteuning bieden. Zij helpen om individuele moeilijkheden te overwinnen en een voedingsplan te ontwikkelen dat zowel is afgestemd op de specifieke aandoening als op de persoonlijke behoeften [s78] [s79]. Een voorbeeld hiervan zou de geleidelijke introductie van glutenvrije granen bij zoeliakie zijn, beginnend met kleine hoeveelheden en geleidelijke verhoging, terwijl tegelijkertijd glutenbevattende producten worden verminderd. Tot slot worden in de voorbereidingsfase realistische doelen en een passende tijdlijn voor de

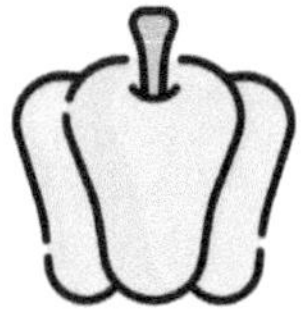

voedingsverandering vastgesteld [s78]. Dit creëert een duidelijke structuur en verhoogt de kans op langdurig succes.

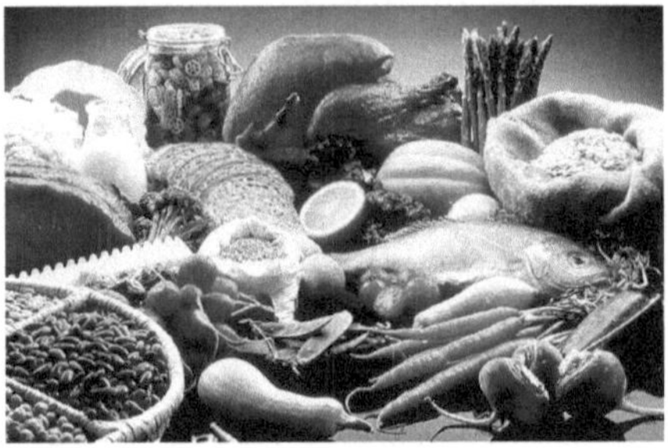

Voedingsmiddelen [i64]

Goed om te weten

Ontsteking

Een complexe reactie van het lichaam op schadelijke prikkels, gekenmerkt door roodheid, zwelling, pijn en warmte. Chronische ontstekingen kunnen verband houden met auto-immuunziekten en kunnen positief worden beïnvloed door een gerichte voedingsverandering.

Onverdraagzaamheid

Reacties van het lichaam op bepaalde voedingsmiddelen die niet door het immuunsysteem worden gemedieerd. Ze kunnen verschillende symptomen zoals spijsverteringsproblemen, hoofdpijn of huiduitslag veroorzaken. In het kader van een voedingsverandering is het belangrijk om onverdraagzaamheden te identificeren en de bijbehorende voedingsmiddelen te vermijden.

Tekortkoming

Een toestand die ontstaat door een aanhoudend tekort aan bepaalde voedingsstoffen zoals vitamines of mineralen. Tekortkomingen kunnen verschillende gezondheidsproblemen veroorzaken en moeten worden verholpen door een evenwichtige voeding of eventueel door voedingssupplementen.

Verdeling Voorbereidingsfase

Verdeling van voorbereidende stappen voor dieetveranderingen

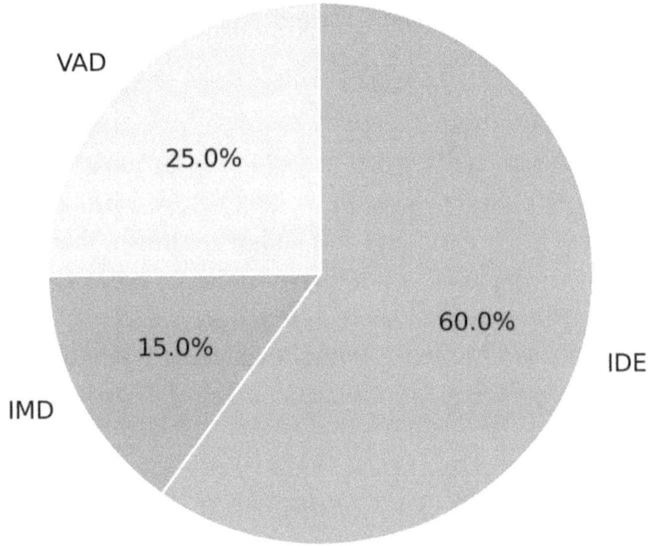

- IDE: Identificeer en Elimineer Gevoeligheden
- IMD: Implementeer Dieetveranderingen
- VAD: Voedings Aanpassingen

Het grootste deel van de voorbereidingsfase is gewijd aan het identificeren en elimineren van voedselgevoeligheden. Dit benadrukt het belang van het begrijpen van individuele reacties op verschillende voedingsmiddelen bij het beheersen van auto-immuunziekten. Het plannen en implementeren van geleidelijke dieetveranderingen, hoewel kleinere proporties, zijn nog steeds cruciaal voor succes op lange termijn en het minimaliseren van verstoring.

Uitvoeringsfase

Uitvoeringsfase: In de uitvoeringsfase van een gefaseerde voedingsverandering, gericht op auto-immuunziekten en voedingsgeneeskundige principes, worden de in de voorbereidingsfase ontwikkelde strategieën geïmplementeerd. Hier staat de consequente naleving van het nieuwe voedingsplan centraal. Dit omvat zowel de integratie van de aanbevolen voedingsmiddelen als het vermijden van diegene die als potentieel problematisch zijn geïdentificeerd [s80]. Zo kan de consequente Eliminatie van bepaalde voedselgroepen, zoals granen, peulvruchten of nachtschade, bij sommige auto-immuunziekten bijdragen aan verlichting van de symptomen [s80]. Tegelijkertijd richt men zich op een adequate inname van alle essentiële voedingsstoffen om tekorten te voorkomen. De uitvoeringsfase kan, vergelijkbaar met de voorbereidingsfase, worden ondersteund door deskundige begeleiding van een voedingsadviseur of arts. Deze professionele begeleiding helpt om het voedingsplan continu te monitoren, aan te passen en in te spelen op individuele behoeften en veranderingen in het ziekteverloop. In tegenstelling tot de voorbereidingsfase, waarin de verandering geleidelijk plaatsvindt, ligt de focus nu op de stabiele uitvoering van het nieuwe voedingsconcept. Voor patiënten met chronische aandoeningen kan dit de langdurige naleving van een specifiek koolhydraatdieet, een mediterraan dieet of een andere geschikte voedingsvorm betekenen [s81]. Net als bij een heldere vloeistofdieet of enterale voeding aan het begin van een therapie, dient de consequente naleving van het dieet in de uitvoeringsfase om de acute symptomen te beheersen en het genezingsproces te ondersteunen [s81]. Een dergelijk mild dieet kan de spijsvertering ontlasten en ontstekingen verminderen, waardoor de Remissie wordt bevorderd [s81]. De duur van deze fase is variabel en hangt af van de individuele voortgang en het bereiken van een meetbare verbetering van de algehele toestand en de

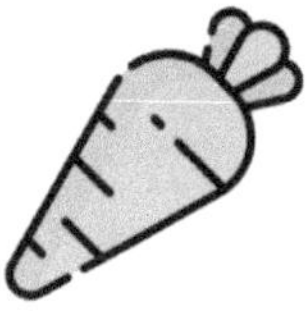

symptoomgerelateerde klachten [s80]. Een dieet dat in het begin op vloeibare voeding is gebaseerd, kan, zodra de acute symptomen afnemen, geleidelijk worden uitgebreid naar vaste, verdraagbare voedingsmiddelen, te vergelijken met de langzame overgang van enterale voeding naar een volwaardige, door de patiënt verdraagbare voedingsvorm [s81].

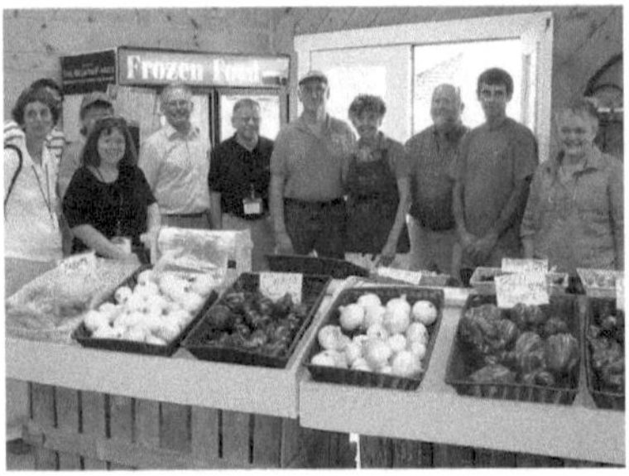

Mediterraan dieet [i65]

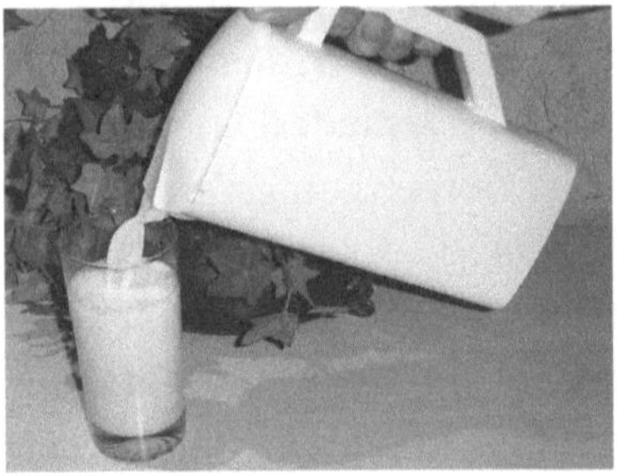

Vloeibaar dieet [i66]

Goed om te weten

Eliminatie

Het doelbewust weglaten van bepaalde voedingsmiddelen uit het voedingsplan om hun invloed op auto-immuun symptomen te controleren en intoleranties te identificeren. In de uitvoeringsfase van een gefaseerde voedingsverandering speelt eliminatie een belangrijke rol om triggerfactoren te herkennen en het lichaam te ontlasten.

Remissie

De toestand van vermindering of verdwijning van ziekte symptomen. In de context van een auto-immuunziekte betekent remissie dat de ziekteactiviteit is verminderd en de patiënt een duidelijke verbetering van zijn toestand ervaart. Een gefaseerde voedingsverandering kan helpen om remissie te bereiken of te verlengen.

Ernst van symptomen in de tijd

Illustreert de typische vermindering van auto-immuunsymptomen tijdens dieetveranderingen.

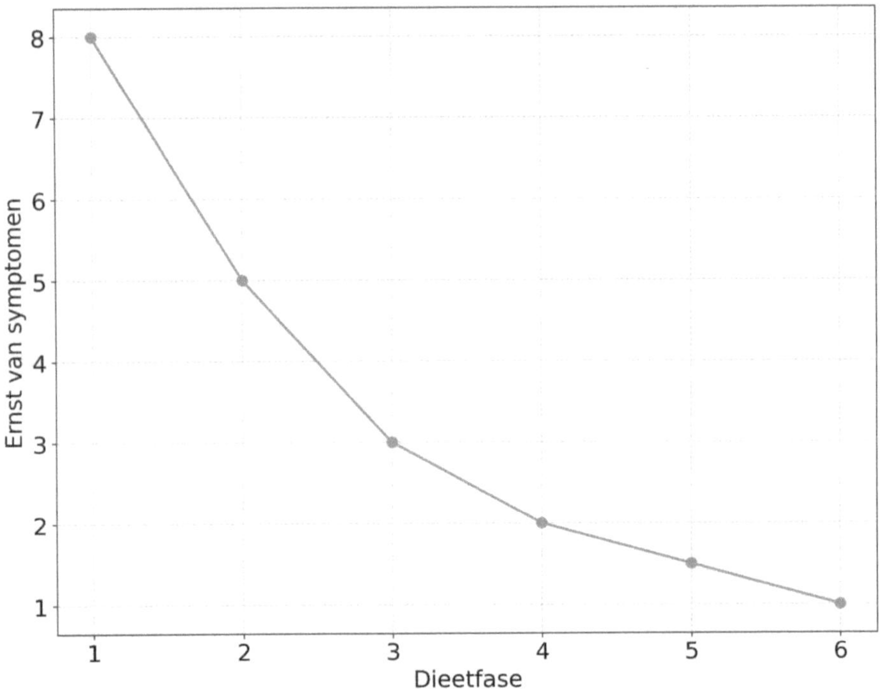

De grafiek laat een algemene neerwaartse trend zien in de ernst van de symptomen naarmate de patiënt vordert door de fasen van dieetverandering. Aanvankelijke verbeteringen kunnen snel zijn, gevolgd door een periode van langzamere vooruitgang of zelfs tijdelijke plateaus. Dit benadrukt het belang van aanhoudende dieettrouw voor langdurig voordeel.

Onderhoudsfase

Onderhoudsfase: In de onderhoudsfase van een auto-immuun voedingsbehandeling draait het om het stabiliseren en langdurig behouden van de bereikte gezondheidstoestand. Nadat in de voorgaande fasen problematische voedingsmiddelen zijn geïdentificeerd en geëlimineerd, en nieuwe, verdraagzame voedingsmiddelen zijn geïntroduceerd, richt deze fase zich op de blijvende integratie van de opgedane inzichten in het dagelijkse voedingspatroon. [s82] De bereikte klinische remission moet worden behouden en tegelijkertijd moet een optimale voedingsstoffenvoorziening worden gewaarborgd. [s82] Een centraal element van deze fase is de geleidelijke herintroductie van individuele voedingsmiddelen of voedselgroepen die eerder waren uitgesloten. Zo kan men individueel testen of en welke voedingsmiddelen opnieuw klachten veroorzaken. Een patiënt die bijvoorbeeld in de uitvoeringsfase heeft afgezien van nachtschade, kan nu eerst kleine hoeveelheden tomaten in zijn dieet integreren en observeren of er reacties optreden. Deze aanpak maakt een nauwkeurige identificatie van individuele triggern mogelijk en stelt een zo volledig en gevarieerd dieet mogelijk zonder de gezondheid in gevaar te brengen. De duur van de onderhoudsfase is variabel en hangt af van het individuele ziekteverloop en het subjectieve welzijn. [s82] Het kan voortduren totdat een merkbare en aanhoudende verbetering van de symptomen en de algemene gezondheidstoestand is bereikt. [s82] De continue begeleiding door een diëtist of arts kan ook in deze fase nuttig zijn om de voeding te optimaliseren en indien nodig aan te passen. Op de lange termijn is het doel van de onderhoudsfase om de geleerde voedingsstrategieën zelfstandig en blijvend in het dagelijks leven toe te passen en zo actief bij te dragen aan de gezondheid.

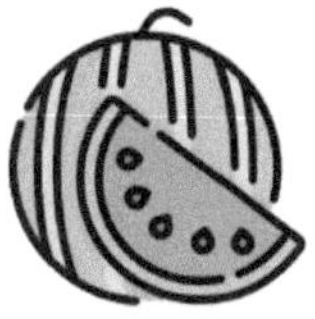

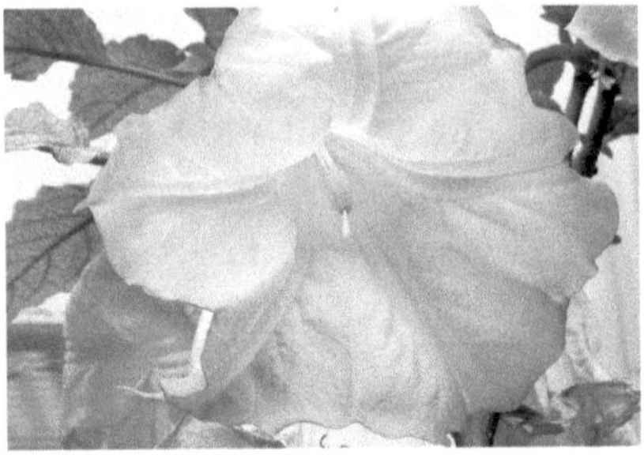

Nachtschadegewassen [i67]

Onderhoudsfase Strategieën

Verdeling van langetermijn dieetstrategieën voor auto-immuunziekten.

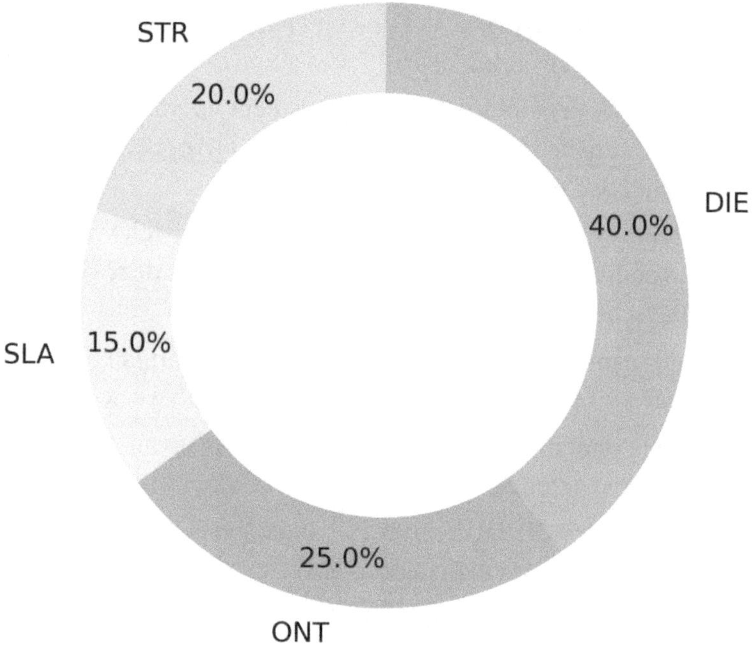

DIE: Voortdurende Dieetaanpassingen

ONT: Regelmatige Ontspanning

SLA: Voldoende Slaap en Rust

STR: Stressmanagement Technieken

De visualisatie benadrukt het belang van een evenwichtige aanpak voor het behouden van remissie bij auto-immuunziekten. Hoewel voortdurende dieetaanpassingen cruciaal zijn, is het integreren van stressmanagement, regelmatige lichaamsbeweging en voldoende slaap even belangrijk voor het welzijn op lange termijn. De nadruk op leefstijlfactoren onderstreept de holistische aard van het beheersen van auto-immuunziekten en de noodzaak van een uitgebreide, duurzame aanpak.

Concrete adviezen

- Koppel elke nieuwe voedingsfase aan een zintuiglijke ervaring, bijvoorbeeld geurige oliën in de voorbereidingsfase, nieuwe smaken in de uitvoeringsfase.
- Integreer kleine genietmomenten in uw nieuwe voedingsplan, zoals zelfgemaakt kruidenzout of een bijzondere thee.
- Verander uw eetomgeving: eet op een andere plek, met andere muziek of in nieuw gezelschap.
- Ontwikkel een persoonlijk beloningssysteem voor behaalde mijlpalen dat niets met eten te maken heeft, bijvoorbeeld een bioscoopbezoek of een nieuw boek.
- Visualiseer uw voedingssucces: stel u voor hoe u zich voelt met de nieuwe voedingswijze en welke positieve effecten deze op uw gezondheid heeft.
- Reflecteer aan het einde van elke week op uw voortgang en uitdagingen en pas uw strategie voor de volgende week aan.
- Focus in de onderhoudsfase op het herontwerpen van uw favoriete recepten zodat ze passen bij uw nieuwe voedingswijze.
- Bespreek met uw diëtist creatieve kooktechnieken en nieuwe voedingsmiddelen om uw voeding gevarieerd te houden.
- Creëer in de onderhoudsfase kleine 'experimentdagen' waarop u bewust nieuwe, verdraagzame voedingsmiddelen uitprobeert.
- Ontwikkel een noodplan voor situaties waarin u uw voeding niet zoals gepland kunt volgen, bijvoorbeeld bij restaurantbezoeken of reizen.
- Gebruik de natuur als inspiratiebron: maak een wandeling in het bos en laat u inspireren door de kleuren en geuren van de planten voor nieuwe receptideeën.
- Verbind uw voedingsverandering met andere gezondheidsbevorderende maatregelen zoals beweging of ontspanningstechnieken.

4. 2 Symptoomverlichting

Auto-immuunziekten gaan vaak gepaard met belastende symptomen die het dagelijks leven aanzienlijk kunnen beïnvloeden. Voedingstherapeutische strategieën bieden hier een veelbelovende benadering om deze klachten te verlichten en de levenskwaliteit te verbeteren. Ontstekingsremmende maatregelen, ondersteuning van de spijsvertering en versterking van het immuunsysteem spelen hierbij een centrale rol. De gerichte selectie en combinatie van voedingsmiddelen kan ontstekingsprocessen reguleren, de darmgezondheid bevorderen en de immuniteit versterken. Dit gedeelte belicht de complexe verbanden tussen voeding en auto-immuunziekten en biedt praktische informatie. Lees verder en ontdek hoe u door een aangepaste voeding uw symptomen effectief kunt beïnvloeden en uw welzijn kunt verbeteren.

Symptoomverlichting bij auto-immuunziekten vereist een holistische benadering die naast medicamenteuze therapie ook een gerichte voedingsstrategie omvat om ontstekingsprocessen te verminderen, de spijsvertering te ondersteunen en het immuunsysteem te versterken.

Ontstekingsremmende maatregelen

Ontstekingsremmende maatregelen zijn gericht op het verminderen van chronische ontstekingsprocessen in het lichaam, die een centrale rol spelen bij auto-immuunziekten. Een verandering in voeding kan deze processen positief beïnvloeden. Antioxidatieve voedingsstoffen zoals vitamine C en E kunnen oxidatieve stress verminderen en ontstekingen reguleren [s83]. Een dieet dat rijk is aan fruit, groenten en gezonde vetten, zoals te vinden is in de mediterrane voeding, verlaagt ontstekingsmarkers en kan het risico op auto-immuunziekten verminderen [s83] [s84]. Tegelijkertijd moet de inname van verzadigde vetzuren en suiker worden verminderd, omdat deze ontstekingen kunnen bevorderen [s83]. Ook de samenstelling van de darmbacteriën speelt een rol: Probiotica en prebiotica kunnen de darmflora positief beïnvloeden en ontstekingsreacties moduleren [s83]. Zoals een studie aantoont, kan een gerichte verandering in voeding de klinische symptoomlast aanzienlijk verminderen en ontstekingsmarkers zoals het C-reactieve eiwit verlagen [s85]. Bovendien kunnen dergelijke interventies positieve effecten op de kwaliteit van leven hebben, vooral op gebieden zoals fysieke en emotionele functionaliteit [s85]. Een vezelrijk dieet heeft ook een positief effect op de darmgezondheid door de diversiteit van de darmbacteriën te bevorderen en de productie van korteketenvetzuren te stimuleren, die op hun beurt ontstekingsremmende eigenschappen bezitten [s86]. Het integreren van meer vezels in de dagelijkse voeding, bijvoorbeeld door volle granen, peulvruchten en groenten, kan daarom een waardevolle bijdrage leveren aan de vermindering van ontstekingen [s86].

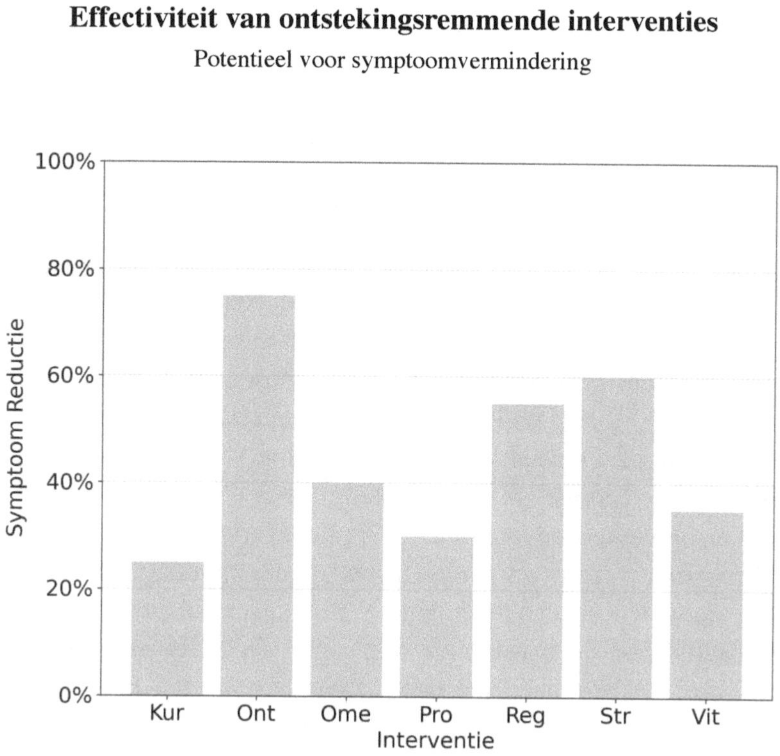

Kur: Curcumine

Ont: Ontstekingsremmende voeding elimineren

Reg: Regelmatig bewegen

Vit: Vitamine D supplementen

Ome: Omega-3 vetzuren

Pro: Probiotica

Str: Stress management

Deze grafiek benadrukt de potentiële effectiviteit van verschillende ontstekingsremmende interventies. Het elimineren van ontstekingsbevorderende voedingsmiddelen laat de sterkste impact zien, wat suggereert dat veranderingen in het dieet cruciaal zijn. Stressmanagement en regelmatige lichaamsbeweging dragen ook aanzienlijk bij aan symptoomvermindering. Hoewel supplementen nuttig kunnen zijn, is hun impact over het algemeen minder uitgesproken dan veranderingen in levensstijl. Het combineren van meerdere benaderingen kan de beste resultaten opleveren voor het beheersen van auto-immuniteit.

Spijsverteringsondersteuning

Een intacte spijsverteringsfunctie is bijzonder relevant voor mensen met auto-immuunziekten. Naast de eerder genoemde positieve effecten van een vezelrijke voeding en de modulatie van de darmflora door probiotica en prebiotica, zijn er nog andere aspecten om te overwegen. Voedingsadditieven in industrieel bewerkte voedingsmiddelen kunnen bijvoorbeeld de doorlaatbaarheid van de darmwand verhogen, wat de ontwikkeling en het verloop van auto-immuunziekten negatief kan beïnvloeden [s87]. Een andere factor is de verhouding van omega-6- tot omegafettsaeuren. De vaak overmatige inname van omega-6-vetzuren in de westerse voeding in vergelijking met omega-3-vetzuren kan ontstekingsprocessen bevorderen [s87]. Een gerichte aanpassing van de voeding met een vermindering van industrieel bewerkte voedingsmiddelen en een verhoging van het aandeel omega-3-vetzuren, bijvoorbeeld door de consumptie van vette vis zoals zalm of makreel, kan daarom aan te raden zijn [s88]. Daarnaast bieden polyfenolen, die in veel plantaardige voedingsmiddelen, met name in de mediterrane voeding, voorkomen, ontstekingsremmende eigenschappen en kunnen ze de activiteit van ontstekingsbevorderende genen moduleren [s87]. Het gerichte consumeren van polyfenolrijke voedingsmiddelen zoals bessen, olijfolie of donkere chocolade kan zo de spijsverteringsgezondheid ondersteunen en ontstekingen in het lichaam verminderen. Bij klachten in het bovenste spijsverteringskanaal, zoals die optreden bij auto-immuun gastritis, bieden medicijnen zoals protonpompremmers (PPI's) of H2-receptorantagonisten verlichting door de maagzuurproductie te verminderen [s89]. Ook een aanpassing van de eetgewoonten, zoals het consumeren van kleinere, frequentere maaltijden, kan symptomen zoals een vol gevoel en vroegtijdige verzadiging verlichten [s89].

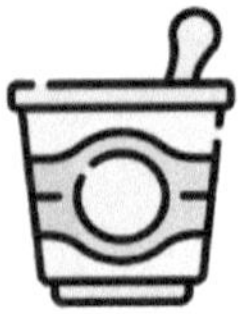

Goed om te weten

Auto-immuun gastritis

Een chronische ontsteking van het maagslijmvlies, veroorzaakt door het immuunsysteem, die kan leiden tot spijsverteringsklachten.

Probiotica

Probiotica zijn levende micro-organismen die, wanneer ze in voldoende hoeveelheden worden ingenomen, positieve effecten op de gezondheid kunnen hebben door het evenwicht van de darmflora te herstellen en zo bij te dragen aan de verlichting van spijsverteringsklachten.

Protonpompremmers

Protonpompremmers verminderen de maagzuurproductie en kunnen zo symptomen zoals brandend maagzuur en pijn verlichten, die bij sommige auto-immuunziekten kunnen optreden.

Ondersteuning spijsvertering en symptoomverlichting

Effectiviteit, duur en intensiteit van methoden ter ondersteuning van de spijsvertering.

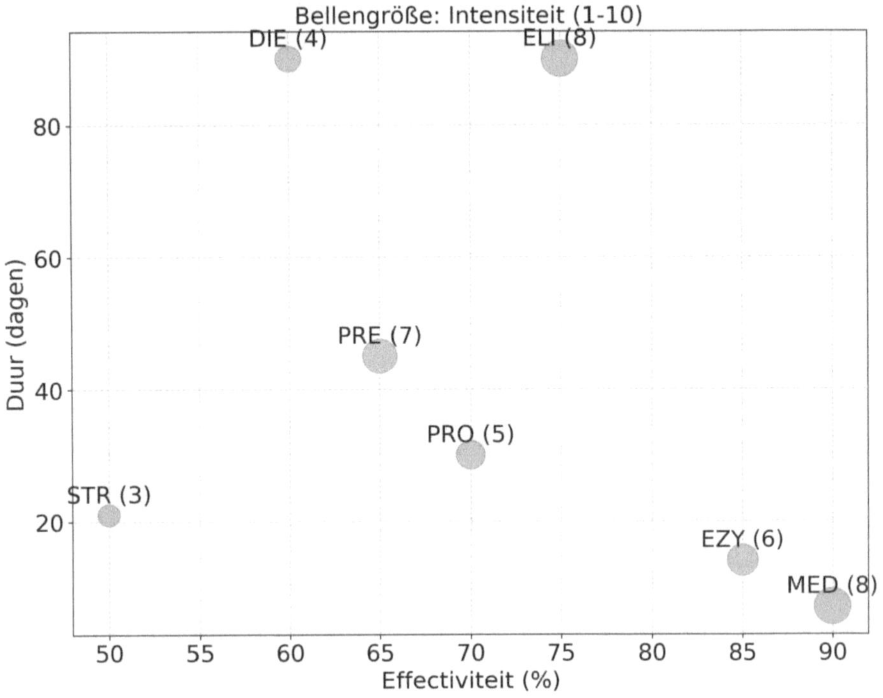

Blasengröße: Intensiteit ((1-10))

DIE: Dieetveranderingen

ELI: Eliminatiedieet

EZY: Enzymsupplementen

MED: Medicatie

PRE: Prebiotica

PRO: Probiotica

STR: Stressmanagement

Enzymsuppletie toont hoge effectiviteit en matige duur, terwijl probiotica iets lagere effectiviteit maar langere duur bieden. Dieetveranderingen hebben de langste duur, maar variërende effectiviteit en intensiteit. Prebiotica tonen matige effectiviteit, duur en intensiteit. Dit suggereert dat gepersonaliseerde strategieën cruciaal zijn, mogelijk door methoden te combineren voor optimale verlichting.

Versterking van het immuunsysteem

Een robuust immuunsysteem is essentieel voor de algemene gezondheid, vooral bij auto-immuunziekten. Naast de eerder genoemde voedingsstrategieën voor ontstekingsremming en spijsverteringsondersteuning zijn er verdere mogelijkheden om de immunfunctie positief te beïnvloeden. Lichamelijke activiteit, zoals regelmatige aerobe training of gematigde krachttraining, kan de afweer versterken en de kwetsbaarheid voor infecties verlagen [s90]. Beweging stimuleert de circulatie van immuuncellen en bevordert de productie van antilichamen. Bovendien kan een adequate inname van mikronaehrstoffen de immuuncompetentie verbeteren, vooral bij oudere mensen [s90]. Terwijl een evenwichtige voeding doorgaans voldoet aan de behoefte aan vitamines en mineralen, kan in bepaalde gevallen suppletie, bijvoorbeeld met een multivitaminepreparaat, zinvol zijn. Bovendien tonen studies aan dat bepaalde voedingsstoffen gericht de immuunrespons kunnen moduleren. Zink remt bijvoorbeeld de vorming van ontstekingsbevorderende boodschappers en ondersteunt de ontwikkeling van regulatorische T-cellen, die een overmatige immuunreactie controleren [s91]. Ook de aminozuur tryptofaan en zijn metabolieten, die zowel via voeding als door darmbacteriën worden gevormd, beïnvloeden het immuunsysteem. Ze kunnen regulatorische T-cellen activeren en zo ontstekingsprocessen, ook in de hersenen, verminderen [s92]. Een ander aspect is de rol van cholesterol voor de immuunrespons. Als onderdeel van het celmembraan beïnvloedt het de vloeibaarheid en daarmee de functionaliteit van immuuncellen [s91].

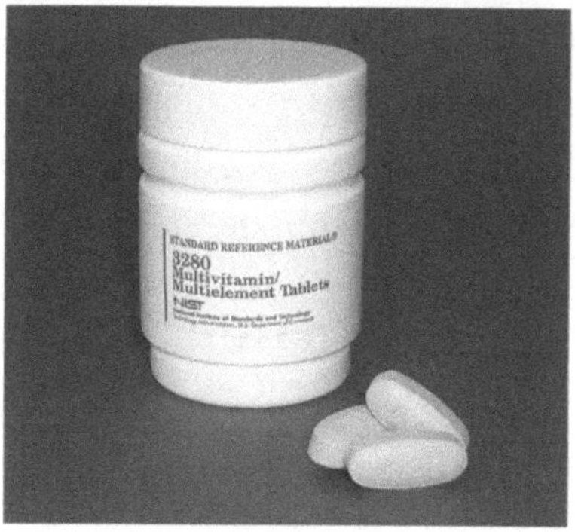

Multivitaminepreparaat [i69]

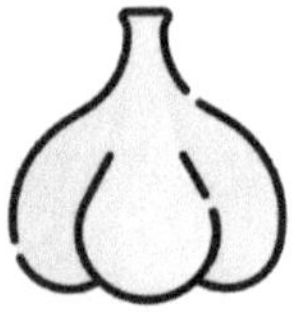

Een evenwichtige cholesterolinname via de voeding is daarom belangrijk voor een intact immuunsysteem. Bovine colostrum, de eerste melk van koeien, bevat een verscheidenheid aan bioactieve stoffen en kan ook de immunfunctie ondersteunen, vooral bij lichamelijke belasting [s90]. Naast deze voedingsgerelateerde maatregelen is het raadzaam om stress te verminderen en op een gezond gewicht te letten, aangezien beide de immunfunctie en het verloop van auto-immuunziekten kunnen beïnvloeden [s93].

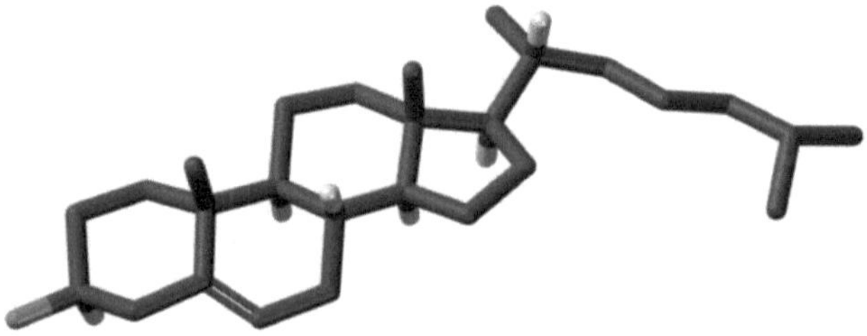

Cholesterol [i68]

Goed om te weten

Bovine colostrum

Bovine colostrum is de eerste melk van koeien en bevat een verscheidenheid aan bioactieve stoffen, waaronder antilichamen, groeifactoren en immunomodulatoren. Het kan de immunfunctie versterken, de darmgezondheid bevorderen en de regeneratie na lichamelijke belasting ondersteunen.

Immunfunctie

De immunfunctie verwijst naar het vermogen van het immuunsysteem om ziekteverwekkers te herkennen en te bestrijden. Een optimale immunfunctie is belangrijk om de balans tussen afweer en tolerantie in het lichaam te handhaven en overmatige immuunreacties te voorkomen.

Multivitaminepreparaat

Een multivitaminepreparaat bevat een combinatie van verschillende vitamines en mineralen en kan helpen om een adequate inname van deze belangrijke voedingsstoffen te waarborgen. Het kan vooral nuttig zijn bij een onevenwichtige voeding of verhoogde behoefte om de immunfunctie te ondersteunen.

Regulatorische T-cellen

Regulatorische T-cellen zijn een speciale soort immuuncellen die helpen de immuunrespons te reguleren en overmatige reacties te onderdrukken. Ze spelen een belangrijke rol bij het handhaven van de immuuntolerantie en het voorkomen van auto-immuunziekten.

Invloed op immuunsysteem vs. symptoomverlichting

Vergelijking van factoren die de immuunsterkte en symptoomverlichting beïnvloeden.

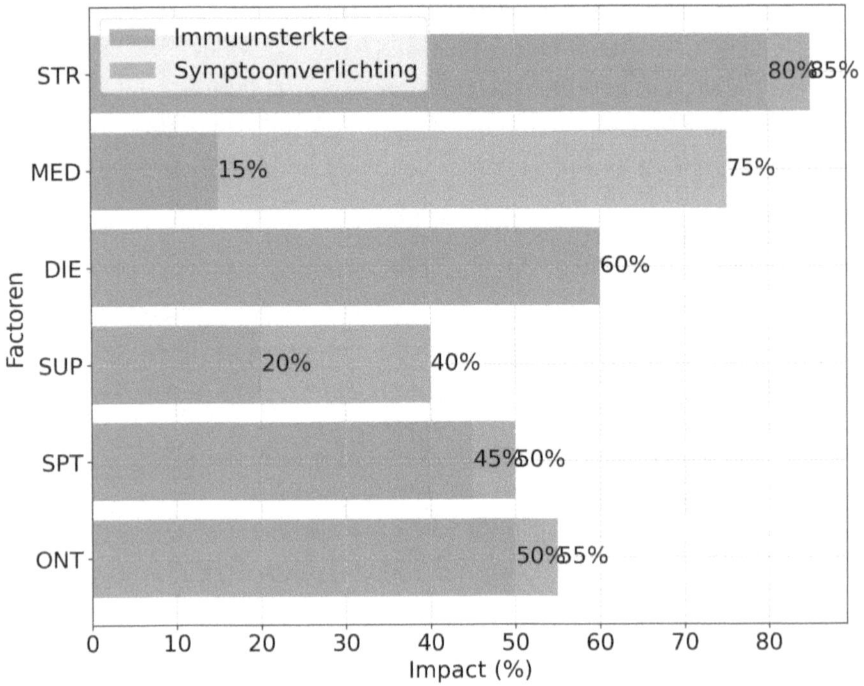

DIE: Voeding	MED: Medicatie
ONT: Ontspanning	SPT: Sport
STR: Stressmanagement	SUP: Supplementen

Deze grafiek laat de relatieve invloed zien van verschillende leefstijlfactoren op zowel de immuunsterkte als de symptoomvermindering bij auto-immuunziekten. Stressmanagement lijkt cruciaal te zijn voor beide, terwijl medicatie zich primair richt op symptoomverlichting. Voeding laat een matige impact zien op beide gebieden, wat het belang ervan als fundamenteel element suggereert. Supplementen laten een kleinere, maar toch merkbare bijdrage zien aan de immuunsterkte, terwijl hun effect op symptoomverlichting minimaal is. Sport en ontspanningstechnieken bieden een evenwichtige aanpak, die beide aspecten van auto-immuunmanagement ten goede komt.

Concrete adviezen

- Stel geruststellende kruidentheeën samen die uw spijsvertering kalmeren, zoals venkel, anijs en komijn.
- Creëer uw persoonlijke ontspanningsritueel voor de maaltijden, bijvoorbeeld met een korte ademhalingsoefening of zachte muziek.
- Masseer uw buik zachtjes met de klok mee om de spijsvertering te stimuleren en mogelijke krampen te verlichten.
- Verwarm uw buik met een warmwaterkruik of een kersenpitkussen om een aangenaam gevoel te creëren en de spijsvertering te ondersteunen.
- Drink gedurende de dag lauw water in slokjes om uw lichaam te hydrateren en de spijsvertering te bevorderen.
- Integreer regelmatig kleine bewegingseenheden in uw dagelijkse routine, zoals korte wandelingen of lichte rek- en strekoefeningen, om de darmactiviteit te ondersteunen.
- Bereid kleine, licht verteerbare snacks voor, zoals gestoomde groenten of een handvol noten, om hongerklop te voorkomen.
- Eet op een rustige en aangename plek, vrij van afleidingen, om uw maaltijden bewust te genieten en de spijsvertering te bevorderen.
- Luister naar uw lichaam en eet alleen als u echt honger heeft, om uw spijsvertering niet te overbelasten.
- Vermijd snel eten en kauw elke hap grondig om de spijsvertering te vergemakkelijken en een vol gevoel te voorkomen.
- Neem na de maaltijden voldoende tijd om te rusten en vermijd inspannende activiteiten om de spijsvertering optimaal te ondersteunen.
- Adem tijdens het eten diep en bewust in en uit om te ontspannen en de spijsvertering te bevorderen.

4. 3 Voedingsgeneeskundige begeleiding

Voedingsgeneeskundige begeleiding is essentieel voor het succes van voedingstherapeutische strategieën bij auto-immuunziekten. Het omvat de continue monitoring van het therapietraject, de vroege herkenning van problemen en de individuele aanpassing van de voedingstherapie. Zowel objectieve gegevens zoals laboratoriumwaarden en lichaamsgegevens als subjectieve klachten van de patiënt spelen een cruciale rol. Dit proces vereist een nauwe samenwerking tussen patiënt en therapeut. Lees verder om te ontdekken hoe u door optimale voedingsgeneeskundige begeleiding uw therapie succesvol kunt vormgeven en uw kwaliteit van leven duurzaam kunt verbeteren.

Een succesvolle voedingsgeneeskundige begeleiding bij auto-immuunziekten vereist een continue monitoring, waarbij objectieve gegevens (laborwaarden, lichaamsgegevens) en subjectieve ervaringen van de patiënt gelijkwaardig worden meegenomen en systematisch worden gedocumenteerd, om de therapie individueel aan te passen en de kwaliteit van leven duurzaam te verbeteren.

Therapeutische monitoring

Therapeutische monitoring bij auto-immuunziekten en dieetveranderingen omvat regelmatige controles en aanpassingen van de therapie. Het dient om het therapie succes te controleren, ongewenste bijwerkingen te herkennen en de behandeling individueel aan te passen. De frequentie en aard van de onderzoeken hangen af van de specifieke ziekte, de therapiebenadering en het individuele verloop. Een essentieel onderdeel van de therapeutische monitoring zijn laboratoriumonderzoeken. Ontstekingsmarkers zoals CRP (C-reactief proteïne), BSG (bloedbezinkingssnelheid) of specifieke auto-antilichamen geven inzicht in de activiteit van de auto-immuunziekte. Daarnaast kunnen bloedbeeld, lever- en nierwaarden, vitamine- en mineraalspiegels, evenals schildklierhormonen worden gecontroleerd om mogelijke effecten van de dieetverandering of medicamenteuze therapie vast te stellen. Een patiënt met hashimotothyreoiditis heeft bijvoorbeeld regelmatige controles van de schildklierhormonen (TSH, fT3, fT4) nodig om de medicatiedosering optimaal aan te passen. Veranderingen in eetgewoonten, zoals het vermijden van gluten bij zoeliakie, vereisen ook een nauwkeurige controle van specifieke antilichamen om het succes van de therapie te beoordelen. Naast laboratoriumparameters zijn ook subjectieve klachten van de patiënt relevant. Pijn, vermoeidheid, spijsverteringsproblemen of huidveranderingen kunnen aanwijzingen geven voor een inadequate therapie of intoleranties. Een voedingsdagboek kan helpen om verbanden tussen voedingsmiddelen en symptomen te herkennen en de voeding dienovereenkomstig aan te passen. Documenteer geconsumeerde voedingsmiddelen, tijden, hoeveelheden en opgetreden klachten. Zo verkrijgt u en uw therapeut waardevolle informatie voor de therapieaanpassing. De therapeutische monitoring omvat ook de regelmatige beoordeling van de voedingsstatus. Lichaamsgewicht, lichaamssamenstelling (bijv. spier- en vetmassa) en voedingsprotocollen helpen om tekorten vroegtijdig te herkennen en tegen te gaan. Vooral bij restrictieve diëten, zoals de eliminationsdiaet, is een nauwkeurige controle van de voedingsinname belangrijk om tekorten te voorkomen. Let op een voldoende inname van vitamines, mineralen, sporenelementen, essentiële vetzuren en aminozuren. De samenwerking tussen patiënt en therapeut is cruciaal voor een succesvolle therapeutische monitoring. Open communicatie over klachten, eetgewoonten en therapiesuccessen maakt een individuele aanpassing van de behandeling mogelijk. Regelmatige gesprekken dienen om het therapieplan te herzien, doelen opnieuw te definiëren en motivatie te versterken. Noteer uw vragen en waargenomen veranderingen om deze tijdens de afspraken te bespreken. Zo kunt u actief bijdragen aan uw gezondheid en het therapie succes positief beïnvloeden. De duur van de therapeutische monitoring is individueel en hangt af van het verloop van de ziekte en de therapiebenadering. Ook na het bereiken van een stabilisatie zijn regelmatige controleonderzoeken zinvol om mogelijke terugvallen vroegtijdig te herkennen en tegen te gaan. Een langdurige begeleiding door een gekwalificeerde therapeut biedt de best mogelijke ondersteuning bij het omgaan met een auto-immuunziekte en de implementatie van een individuele voedingstherapie. De therapeutische monitoring is dus een continu proces dat is gebaseerd op de individuele behoeften van de patiënt en flexibel wordt aangepast aan het ziekteverloop. Een consequente monitoring in combinatie met een individuele voedingstherapie kan bijdragen aan het verbeteren en langdurig behouden van de levenskwaliteit van patiënten met auto-immuunziekten.

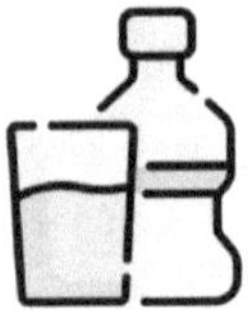

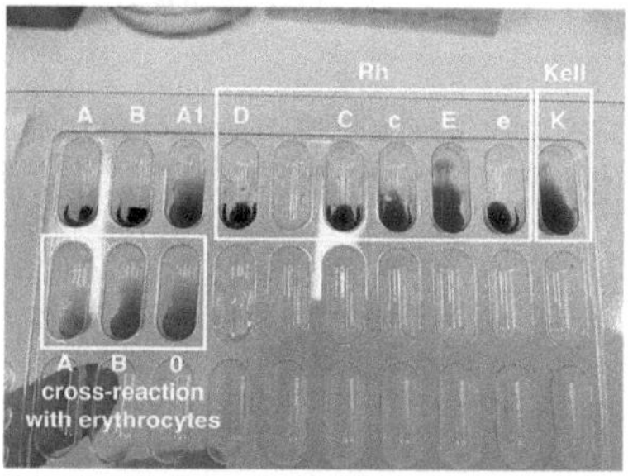

Bloedonderzoek [i70]

Afname ontstekingsmarkers

Afname van ontstekingsmarkers in de tijd met dieetinterventie.

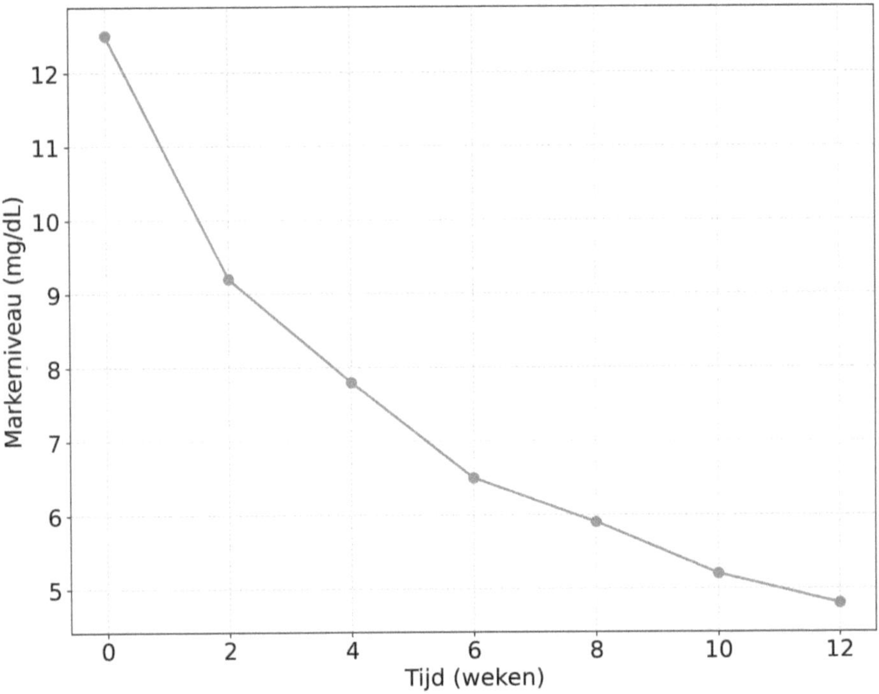

De grafiek laat een consistente neerwaartse trend zien in ontstekingsmarkers, wat suggereert dat de voorgeschreven dieetveranderingen effectief zijn in het beheersen van de auto-immuunziekte. De significante daling in de eerste paar weken duidt op een positieve initiële reactie op de interventie. Voortdurende monitoring wordt aanbevolen om langdurige beheersing te garanderen en het dieetplan indien nodig aan te passen.

Aanpassing van de voedingstherapie

Een aanpassing van de voedingstherapie bij auto-immuunziekten vereist een dynamische benadering die is gebaseerd op de individuele behoeften en het ziekteverloop van de patiënt. Naast de gebruikelijke laboratoriumparameters zoals ontstekingsmarkers (crp, BSG) en autoantikoerper, krijgen ook subjectieve gevoelens van de patiënt meer betekenis. Zo kunnen bijvoorbeeld spijsverteringsklachten die optreden na het consumeren van bepaalde voedingsmiddelen aanwijzingen geven voor intoleranties en een aanpassing van het voedingsplan vereisen [s94]. Een voedingsdagboek, waarin geconsumeerde voedingsmiddelen, hoeveelheden en daarmee samenhangende symptomen worden gedocumenteerd, biedt hier een waardevolle basis. De optimale voedingsstoffenvoorziening vormt een ander centraal aspect van de therapieaanpassing. Vooral bij restrictieve voedingsvormen moet de voldoende inname van vitamines, mineralen, sporenelementen, essentiële vetzuren en aminozuren worden gewaarborgd. Een regelmatige controle van de voedingsstatus, bijvoorbeeld door de analyse van lichaamsgewicht en lichaamssamenstelling, helpt om tekorten vroegtijdig te herkennen en gericht tegen te gaan. Bij neurologische aandoeningen, zoals multiple sclerose, kunnen voedingssupplementen in overleg met de behandelend arts aanvullend worden ingezet om een optimale voedingsstoffenvoorziening te waarborgen [s94] [s95]. Het onderzoek onderzoekt hier ook de invloed van pre- en probiotica op het microbioom en het immuunsysteem [s95]. De samenwerking tussen patiënt en therapeut is essentieel voor het therapiesucces. Een open uitwisseling over observaties, klachten en therapiesuccessen maakt een individuele aanpassing van het behandelplan mogelijk. Daarbij kunnen ook de ervaringen en de motivatie van de patiënt in overweging worden genomen. Studies tonen aan dat patiënten met schildklieraandoeningen vaak zelf hun voeding aanpassen en de begeleiding door diëtisten verkiezen [s96]. Dit voorbeeld onderstreept het belang van een patiëntgerichte communicatie en een professionele voedingsadviezen. De aanpassing van de voedingstherapie is een continu proces dat ook na het bereiken van een stabilisatie regelmatige controles vereist. Langdurige terugvallen kunnen zo vroegtijdig worden herkend en tegengegaan. De combinatie van een consequente monitoring en een individuele voedingstherapie draagt bij aan het verbeteren en langdurig behouden van de levenskwaliteit van patiënten met auto-immuunziekten. De continue evaluatie van de voedingsgewoonten met geschikte instrumenten, zoals de analyse van de adhesie aan bepaalde dieetvormen (bijv. mediterraan of westerse dieet), kan aanvullende informatie voor de therapieoptimalisatie opleveren [s97].

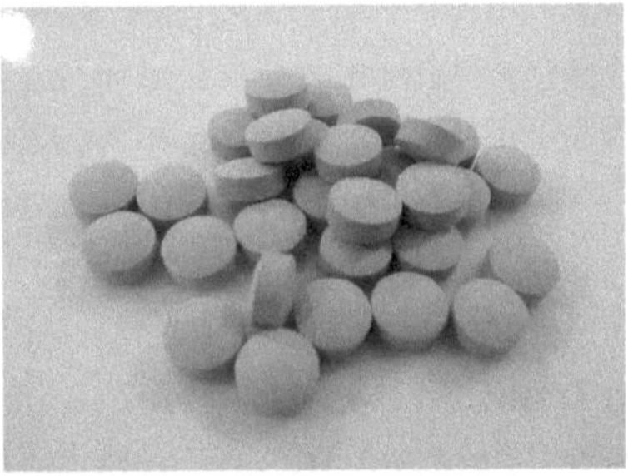

Voedingssupplementen [i71]

Goed om te weten

Adhesie

De naleving van de therapieaanbevelingen, bijvoorbeeld van een bepaald dieet, door de patiënt. Een hoge adhesie is belangrijk voor het therapiesucces bij auto-immuunziekten.

Immuunsysteem

Het lichaamseigen afweersysteem dat het lichaam beschermt tegen ziekteverwekkers en andere schadelijke invloeden. Bij auto-immuunziekten valt het immuunsysteem ten onrechte lichaamseigen structuren aan.

Multiple sclerose

Een chronisch-inflammatoire aandoening van het centrale zenuwstelsel die kan leiden tot diverse neurologische symptomen en waarbij een aangepaste voeding ondersteunend kan zijn.

Voedingssupplementen

Geconcentreerde voedingsbronnen die indien nodig naast de voeding kunnen worden ingenomen om een tekort aan te vullen of bepaalde functies te ondersteunen, vooral bij restrictieve diëten in het kader van auto-immuunziekten.

Westerse dieet

Een voedingswijze die vaak wordt gekenmerkt door een hoog aandeel bewerkte voedingsmiddelen, suiker, vet en dierlijke producten en die in verband wordt gebracht met verschillende gezondheidsproblemen, waaronder auto-immuunziekten.

Aanpassingen voedingstherapie bij auto-immuunziekten

Frequentie en omvang van dieetaanpassingen die nodig zijn voor verschillende auto-immuunziekten.

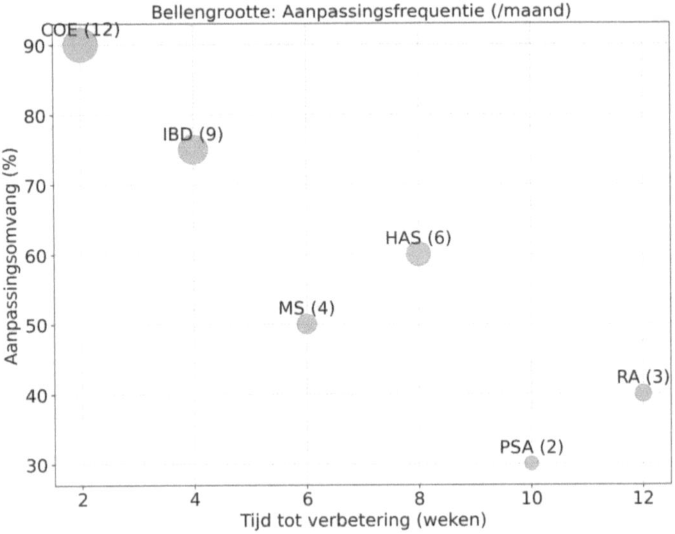

Blasengröße: Aanpassingsfrequentie (/maand)

COE: Coeliakie

HAS: Hashimoto

IBD: Inflammatoire darmziekte

MS: Multiple sclerose

PSA: Psoriasis artritis

RA: Reumatoïde artritis

De grafiek laat een spectrum van dieetaanpassingsbehoeften zien. Aandoeningen zoals coeliakie vereisen vaak uitgebreide en frequente aanpassingen, aangegeven door grote bubbels hoog op de y-as. Andere, zoals de ziekte van Hashimoto, vereisen mogelijk matige aanpassingen, weergegeven door kleinere bubbels op een gemiddelde y-waarde. Aandoeningen met kleinere bubbels en lagere y-waarden suggereren dat doorgaans minder frequente en minder uitgebreide dieetaanpassingen nodig zijn. De x-as geeft de gemiddelde tijd tot symptoomverbetering na dieetveranderingen aan.

Documentatie van de voortgang

De systematische registratie van voortgang is een belangrijk aspect van de voedingsgeneeskundige begeleiding bij auto-immuunziekten. Een nauwkeurige documentatie stelt zowel de patiënt als de therapeut in staat om het verloop van de therapie objectief te evalueren en indien nodig aanpassingen te maken. Het gaat hierbij niet alleen om de pure dataverzameling, maar vooral om de zinvolle interpretatie van de verzamelde informatie. Deze documentatie kan verschillende aspecten omvatten: laboratoriumwaarden (bijv. Ontstekingsmarkers, vitamine- en mineralenwaarden), subjectieve symptomen (bijv. pijnintensiteit, spijsverteringsklachten, energieniveau) en voedingsprotocollen (geconsumeerde voedingsmiddelen, hoeveelheden, tijden). Aanvullend kunnen lichaamsgegevens zoals gewicht, lichaamssamenstelling en bloeddruk worden geregistreerd. Een gestructureerde aanpak voor documentatie, bijvoorbeeld met behulp van gestandaardiseerde vragenlijsten of apps, kan de kwaliteit en efficiëntie van de dataverzameling verbeteren, een behoefte die ook in andere gebieden van de gezondheidszorg bestaat, zoals de chiropractie, waar volgens studies veel beoefenaars hun opleiding op het gebied van voeding als onvoldoende beschouwen [s98]. De regelmatige evaluatie van de

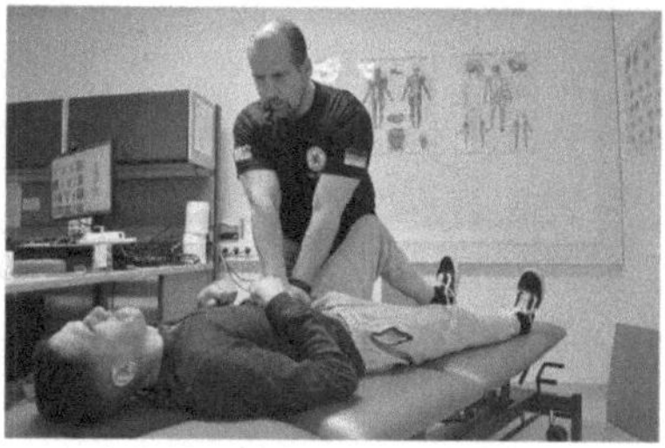

Chiropractie [i72]

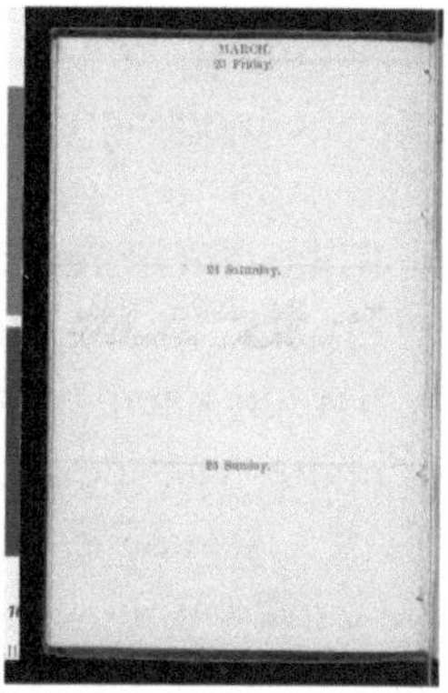

Voedingsdagboek [i73]

gedocumenteerde gegevens maakt een vroegtijdige herkenning van patronen en verbanden mogelijk. Zo kunnen bijvoorbeeld intoleranties voor bepaalde voedingsmiddelen worden geïdentificeerd of de invloed van voeding op de symptomatische intensiteit worden geanalyseerd. Een patiënt die na het consumeren van zuivelproducten regelmatig klaagt over winderigheid, kan deze informatie in zijn

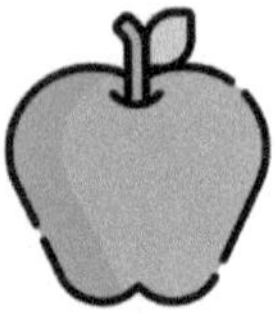

voedingsdagboek vastleggen. De gezamenlijke analyse van deze aantekeningen met de therapeut kan er vervolgens toe leiden dat zuivelproducten tijdelijk van het menu worden geschrapt om de vermoedens van een lactose-intolerantie te verifiëren. De daaropvolgende ontwikkeling van de symptomen wordt opnieuw gedocumenteerd en levert waardevolle aanwijzingen voor de verdere therapieplanning. Een dergelijke systematische aanpak verhoogt de kans dat de voedingstherapie optimaal is afgestemd op de individuele behoeften van de patiënt en tot het gewenste resultaat leidt. De gezamenlijke interpretatie van de gegevens versterkt bovendien de samenwerking tussen patiënt en therapeut en bevordert de eigen verantwoordelijkheid van de patiënt voor zijn gezondheid. De documentatie van de voortgang is dus geen doel op zich, maar een waardevol instrument om de voedingstherapie continu te optimaliseren en de levenskwaliteit van de patiënten op lange termijn te verbeteren.

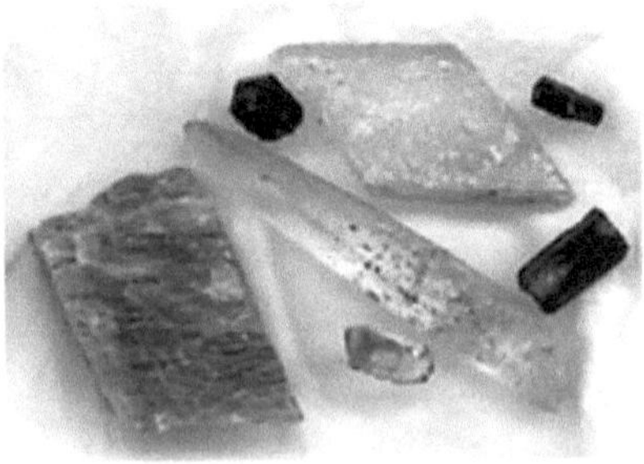

Mineraal [i74]

Goed om te weten

Chiropractie

Behandelingsmethode die zich richt op de diagnose, behandeling en preventie van functiestoornissen van het bewegingsapparaat, met name van de wervelkolom, en aandacht besteedt aan de voeding van de patiënt.

Lactose-intolerantie

Intolerantie voor de melksuiker lactose, die kan leiden tot spijsverteringsklachten en bij auto-immuunziekten bijzondere aandacht vereist.

Mineralenwaarden

De concentratie van mineralen in het bloed, die door de voeding wordt beïnvloed en relevant is voor de therapie van auto-immuunziekten.

Ontstekingsmarkers

Stoffen in het bloed die wijzen op ontstekingen in het lichaam en helpen bij de beoordeling van het verloop van een auto-immuunziekte.

Succesindicatoren in Auto-immuun Voedingscoaching

Verdeling van positieve resultaten in auto-immuun voedingscoaching.

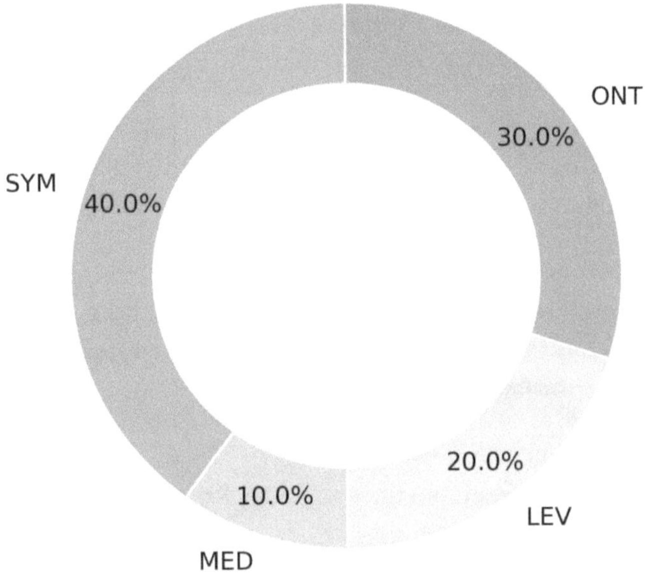

LEV: Verbeterde Kwaliteit van Leven
MED: Medicatie Reductie
ONT: Verminderde Ontstekingsmarkers
SYM: Verbeterd Symptoombeheer

De meerderheid van de cliënten ervaart een verbeterd symptoombeheer, wat de effectiviteit van dieetinterventies bij auto-immuunziekten aantoont. Verminderde ontstekingsmarkers suggereren een positieve invloed op de onderliggende ontstekingsprocessen. Hoewel een verbeterde kwaliteit van leven voor velen een belangrijk resultaat is, benadrukt het het belang van een holistische benadering die zowel fysiek als mentaal welzijn omvat. Het kleinere aandeel van medicatievermindering geeft aan dat veranderingen in het dieet bestaande behandelingen kunnen aanvullen, maar niet altijd vervangen.

Concrete adviezen

- Ontwikkel samen met uw diëtist een individueel verkeerslichtsysteem voor voedingsmiddelen dat rekening houdt met uw persoonlijke verdraagzaamheden.
- Stel een 'nooddoos' samen met goed verdraagbare voedingsmiddelen voor acute ziekteperiodes om ondervoeding te voorkomen.
- Integreer aandachtige eet-oefeningen in uw therapie om de waarneming van honger- en verzadigingssignalen te verfijnen.
- Gebruik visualisatietechnieken om de positieve effecten van de voedingstherapie op uw lichaam voor te stellen.
- Ontwikkel samen met uw therapeut een strategie voor stressmanagement, aangezien stress auto-immuunreacties kan verergeren.
- Reflecteer regelmatig op de invloed van uw emoties op uw eetgedrag en ontwikkel alternatieve copingstrategieën.
- Stel een persoonlijk kookboek samen met uw favoriete recepten die zijn aangepast aan uw voedingstherapie.
- Organiseer een kookavond met andere betrokkenen om ervaringen uit te wisselen en nieuwe recepten te leren kennen.
- Bezoek samen met uw therapeut een biologische boerderij om meer te leren over de herkomst van uw voedingsmiddelen.
- Ontwikkel individuele rituelen rond uw maaltijden die u helpen om uw voedingsverandering positief te benaderen.
- Houd een succesdagboek bij waarin u niet alleen uw vooruitgang, maar ook positieve veranderingen in uw welzijn documenteert.
- Gebruik de seizoenen als inspiratie voor uw voedingsplanning en integreer seizoensgebonden producten in uw maaltijden.
- Stel een lijst op met positieve affirmaties over voeding en gezondheid die u dagelijks leest.

Terugblik - 4. Voedingstherapeutische strategieën

Voedingstherapeutische strategieën bij auto-immuunziekten vereisen een diepgaand begrip van de complexe interacties tussen voeding, immuunsysteem en het individuele ziekteverloop. Een gefaseerde aanpak, beginnend met een grondige analyse van uw huidige eetgewoonten, vormt de basis voor een succesvolle therapie. Documenteer uw voedselinname over een representatieve periode, idealiter een week, om een duidelijk beeld van uw voedingsgewoonten te krijgen. Deze inventarisatie dient als uitgangspunt om potentiële trigger-voedingsmiddelen, voedingsstoftekorten en ongunstige eetpatronen te identificeren. Tegelijkertijd is het belangrijk om u uitgebreid te informeren over de doelen en het verloop van de voedingsverandering. Een goed begrip van de onderliggende mechanismen versterkt uw motivatie en betrokkenheid bij het vaak uitdagende proces van voedingsverandering.

De uitvoering van de ontwikkelde strategieën gebeurt geleidelijk. In plaats van uw voeding radicaal te veranderen, integreert u geleidelijk verdraagzame voedingsmiddelen in uw dieet en vermindert u tegelijkertijd de consumptie van potentieel problematische voedingsmiddelen. Deze geleidelijke aanpassing stelt uw lichaam in staat zich aan de nieuwe eetgewoonten te wennen en minimaliseert het risico op ongewenste reacties. De consequente eliminatie van geïdentificeerde trigger-voedingsmiddelen kan in de uitvoeringsfase bijdragen aan een aanzienlijke verlichting van uw symptomen. Let daarbij vooral op een voldoende inname van voedingsstoffen om tekorten te voorkomen. Professionele begeleiding door een gekwalificeerde diëtist of arts kan u helpen uw individuele voedingsplan te optimaliseren en aan te passen aan uw ziekteverloop. Houd er rekening mee dat de duur van de verschillende fasen – voorbereiding, uitvoering en behoud – variabel is en afhankelijk is van uw individuele voortgang.

De behoudsfase is gericht op het langdurig stabiliseren van de bereikte gezondheidstoestand. De geleidelijke herintroductie van eerder geëlimineerde voedingsmiddelen stelt u in staat uw individuele triggerfactoren nauwkeurig te identificeren en uw voeding zo gevarieerd mogelijk te maken, zonder uw gezondheid in gevaar te brengen. Ook in deze fase is continue begeleiding door een expert nuttig om uw voeding te optimaliseren en indien nodig aan te passen. Naast voeding spelen andere factoren een belangrijke rol voor uw welzijn: Regelmatige lichaamsbeweging, stressreductie en een gezond gewicht kunnen uw immuunsysteem versterken en het verloop van uw ziekte positief beïnvloeden. Zorg voor een voldoende inname van micronutriënten, eventueel door supplementatie in overleg met uw arts.

De documentatie van uw voortgang is essentieel voor het succes van uw voedingstherapie. Houd uw eetgewoonten, uw symptomen en relevante laboratoriumwaarden bij om het therapieverloop objectief te evalueren en aanpassingen te maken. De regelmatige evaluatie van de gedocumenteerde gegevens in samenwerking met uw therapeut stelt u in staat verbanden tussen voeding en symptomen te herkennen en uw voedingsstrategie continu te optimaliseren. Voedingstherapeutische strategieën bij auto-immuunziekten zijn een individueel en dynamisch proces. Met geduld, consistentie en de ondersteuning van gekwalificeerde professionals kunt u actief uw voeding vormgeven en uw levenskwaliteit duurzaam verbeteren. Wees u ervan bewust dat u zelf de belangrijkste rol in dit proces speelt. Uw actieve deelname en betrokkenheid zijn de sleutel tot langdurig succes.

5. Duurzame voedingsoptimalisatie

Hoe kunnen we onze voeding zo inrichten dat deze niet alleen op korte termijn symptomen verlicht, maar ook blijvend bijdraagt aan de gezondheid? De weg naar een duurzame voedingsverandering is vergelijkbaar met een expeditie, waarbij elke stap zorgvuldig moet worden gepland. Zowel de keuze van de voedingsmiddelen als hun effect op lichaam en geest spelen een centrale rol. De juiste strategieën helpen om tegenslagen te vermijden en de ingeslagen weg consequent voort te zetten. In dit hoofdstuk ontdekt u de hulpmiddelen voor uw persoonlijke voedingsoptimalisatie - van planning tot succesvolle uitvoering.

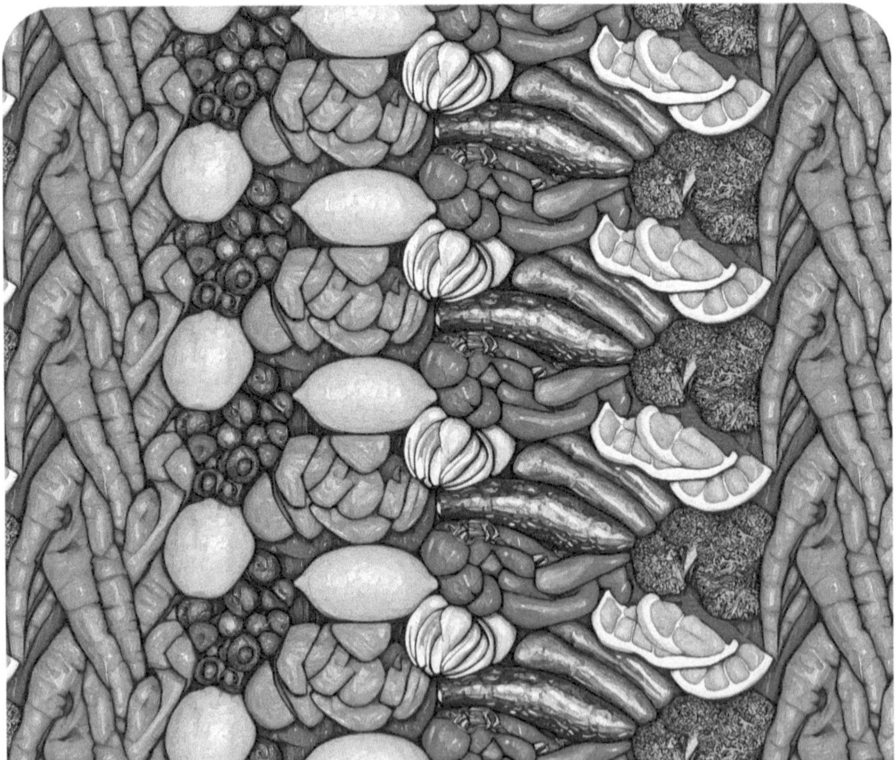

5. 1 Langetermijnvoedingsstrategieën

Langdurige voedingsstrategieën zijn essentieel voor duurzaam succes bij auto-immuunziekten. Individuele behoeften, voorkeuren en de levensstijl beïnvloeden de optimale voedingsstoffenvoorziening aanzienlijk. Een algemene aanpak is daarom zelden effectief. In plaats van kortetermijndiëten gaat het om een fundamentele verandering van eetgewoonten. Deze verandering vereist een geleidelijke aanpak en de overweging van alle relevante factoren – van allergieën en intoleranties tot culturele invloeden. Uitdagingen in het dagelijks leven, zoals veranderde levensomstandigheden, beïnvloeden de voeding en vereisen flexibele aanpassingen. Een succesvolle, langdurige voedingsstrategie integreert zowel genot als gezondheid. Lees verder om te ontdekken hoe u uw voeding kunt optimaliseren en uw gezondheid duurzaam kunt versterken.

Duurzame voedingsoptimalisatie bij auto-immuunziekten vereist geïndividualiseerde, langdurige strategieën die naast de voedingsstoffenvoorziening ook levensstijl, omgevingsfactoren en het algemene welzijn in overweging nemen.

Duurzame voedingsverandering

Een duurzame voedingsverandering is een proces dat veel verder gaat dan kortetermijndiëten en streeft naar een langdurige verandering van eetgewoonten. Succes is gebaseerd op de integratie van individuele behoeften, voorkeuren en de betreffende levensstijl. Een algemeen voedingsplan werkt zelden, omdat elke persoon verschillende voorwaarden meebrengt – van allergieën en intoleranties tot persoonlijke smaken en culturele invloeden [s99]. In plaats van radicale verboden, die vaak slechts kortdurend vol te houden zijn, is een geleidelijke aanpak raadzaam. Wie bijvoorbeeld zijn suikerconsumptie wil verminderen, kan in eerste instantie suikerhoudende dranken vervangen door ongezoete alternatieven en geleidelijk de suiker in andere gebieden verminderen.

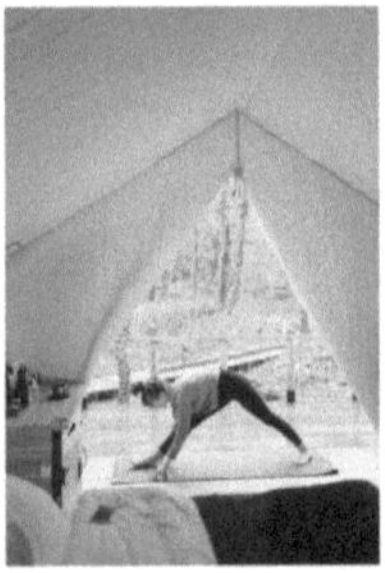

Levensstijl [i75]

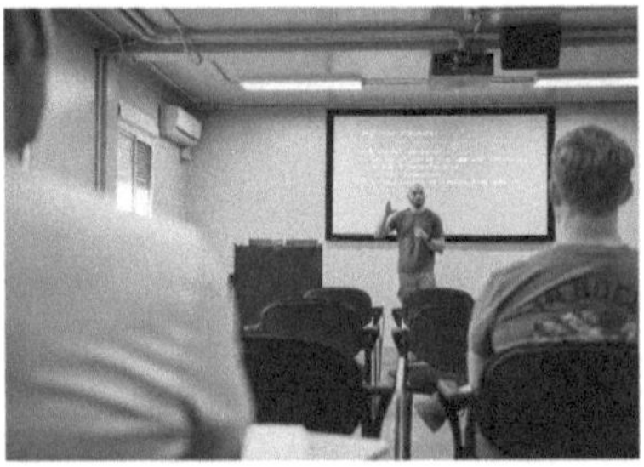

Stressmanagement [i76]

Continue begeleiding door een voedingsadvies kan het veranderingsproces ondersteunen. Regelmatige bijeenkomsten bieden de mogelijkheid om voortgang te analyseren, uitdagingen te bespreken en het voedingsplan indien nodig aan te passen [s99]. Levensstijlveranderingen, zoals een nieuwe baan of veranderde gezinsomstandigheden, kunnen de voeding beïnvloeden en vereisen mogelijk een aanpassing van de voedingsstrategie. De begeleiding dient ook als motivatiebron en helpt om op de lange termijn gemotiveerd te blijven. Een succesvolle voedingsverandering beschouwt de gezondheid holistisch. Het gaat niet alleen om gewichtscontrole of het beheer van een aandoening, maar om het algemene welzijn. Voldoende slaap, regelmatige beweging en stressmanagement zijn net zo belangrijk als de voeding zelf [s99]. Een uitgebalanceerd voedingsplan levert het lichaam alle noodzakelijke voedingsstoffen om optimaal te functioneren, het immuunsysteem te versterken en ziekten te voorkomen. Het in overweging nemen van de leefomgeving is ook cruciaal voor het succes van een voedingsverandering. Toegang tot verse voedingsmiddelen, culturele eetgewoonten en de alomtegenwoordige invloed van bewerkte voedingsmiddelen zijn factoren die in de planning moeten worden opgenomen [s99]. In gebieden met beperkte toegang tot verse producten kan het bijvoorbeeld zinvol zijn om gebruik te maken van regionale en seizoensgebonden aanbiedingen of om conserven en diepvriesgroenten in het maaltijdplan op te nemen. Uiteindelijk gaat het erom een voedingswijze te vinden die gezond, plezierig en op lange termijn in het dagelijks leven kan worden geïntegreerd.

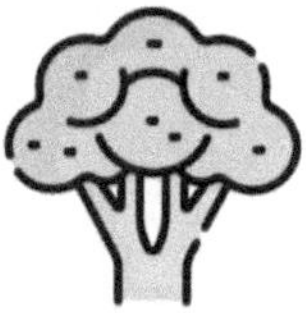

Goed om te weten

Stressmanagement

Chronische stress kan het immuunsysteem negatief beïnvloeden en auto-immuunreacties versterken. Daarom is stressmanagement, bijvoorbeeld door ontspanningstechnieken zoals yoga of meditatie, een belangrijk onderdeel van een langdurige voedingsstrategie bij auto-immuunziekten.

Voedingsadvies

Een voedingsadvies kan individueel worden afgestemd op de behoeften van mensen met auto-immuunziekten en ondersteunt bij de langdurige voedingsverandering, bijvoorbeeld door het opstellen van voedingsplannen en begeleiding bij de uitvoering in het dagelijks leven.

Ernst van symptomen in de tijd

Illustreert de typische progressie van auto-immuunsymptomen tijdens dieetveranderingen.

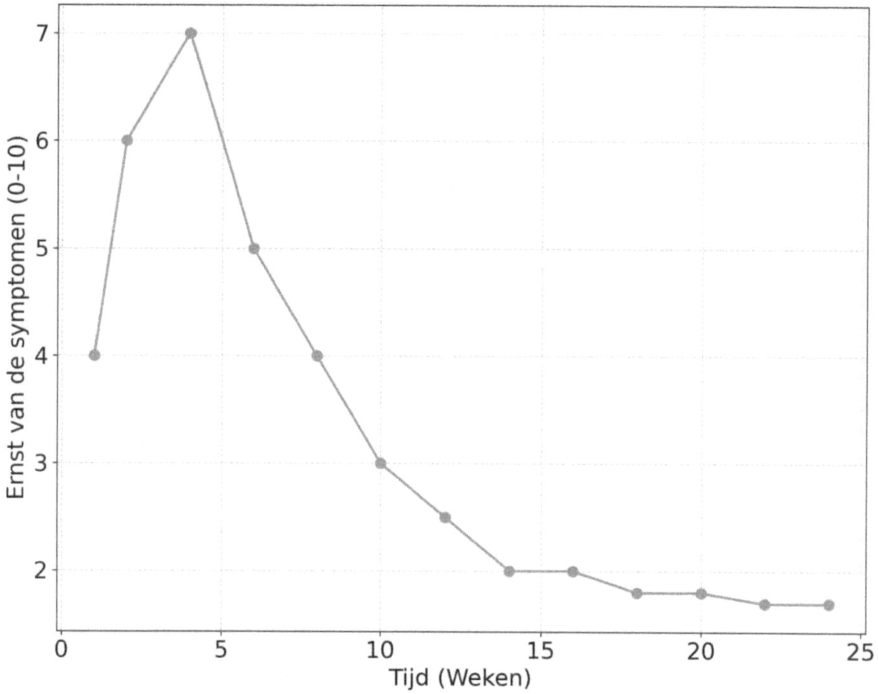

De grafiek toont een initiële opvlamming van symptomen, gevolgd door een geleidelijke afname van de ernst naarmate het lichaam zich aanpast aan het nieuwe dieet. Hoewel individuele ervaringen variëren, geeft de algehele trend een verbetering op lange termijn aan met consistente naleving van het dieetplan. Het plateau suggereert een niveau van symptoombeheer dat haalbaar is door middel van dieetinterventie. Merk op dat volledige remissie niet altijd mogelijk is, maar er wordt vaak een significante verbetering waargenomen.

Evenwichtige voedingsstoffenvoorziening

Een optimale voedingsstoffeninname is essentieel voor het algemene welzijn, vooral bij auto-immuunziekten. Het gaat verder dan alleen de calorie-inname en richt zich op de behoeftegerichte voorziening van macro- en mikronaehrstoffe. Macronutriënten – koolhydraten, eiwitten en vetten – leveren energie en vormen de bouwstenen van het lichaam. Micronutriënten, waaronder vitamines en mineralen, zijn weliswaar slechts in kleine hoeveelheden nodig, maar reguleren talrijke stofwisselingsprocessen en beïnvloeden het immuunsysteem. Een onevenwichtige voedingsstoffenvoorziening kan diverse gezondheidsproblemen veroorzaken, van vermoeidheid en concentratieproblemen tot een verhoogd infectierisico en verergering van auto-immuunreacties [s100]. Bij auto-immuunbullöse aandoeningen (AIBD's) kan bijvoorbeeld een gerichte aanpassing van de voeding – zoals een glutenvrij, eiwitrijk of calciumrijk dieet – de symptomen verlichten en de noodzaak van medicatie verminderen [s100]. Een zacht dieet kan bij slikproblemen de opname van voedingsstoffen waarborgen [s100]. Het is cruciaal om individuele intoleranties en potentiële triggers van ziekteverschijnselen te identificeren en de voeding dienovereenkomstig aan te passen [s100]. Zo kan iemand met een glutenintolerantie glutenbevattende granen vervangen door glutenvrije alternatieven zoals rijst, quinoa of gierst, terwijl hij of zij ook zorgt voor een adequate inname van eiwitten en vezels om tekorten te voorkomen. Een langetermijnvoedingsstrategie moet altijd rekening houden met de individuele behoeften, de levensstijl en de specifieke aandoening.

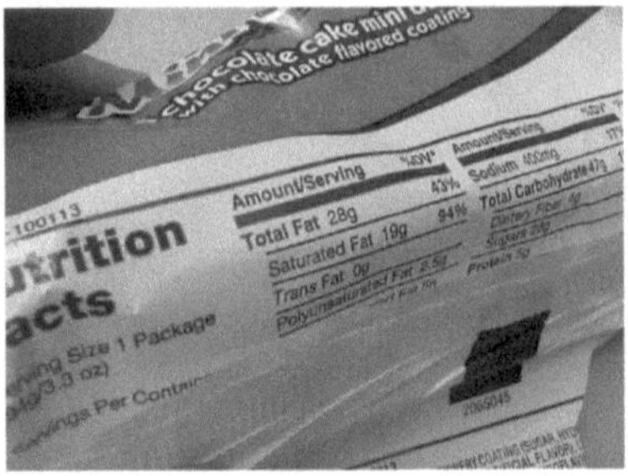

Vetten [i77]

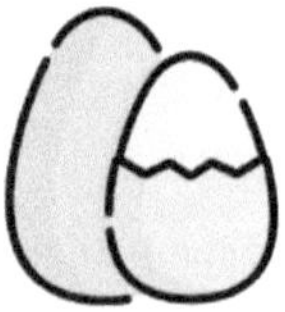

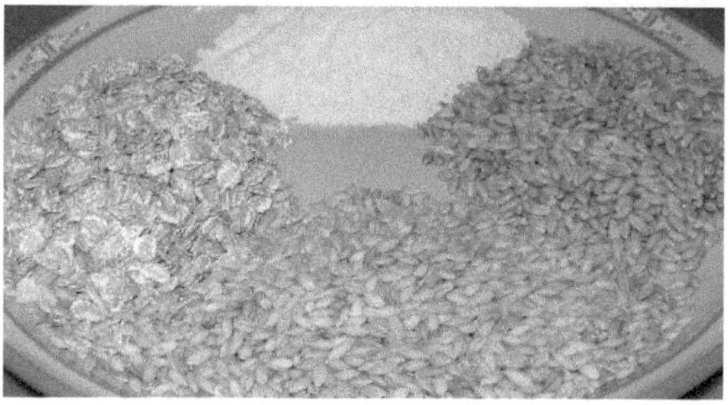

Gluten [i78]

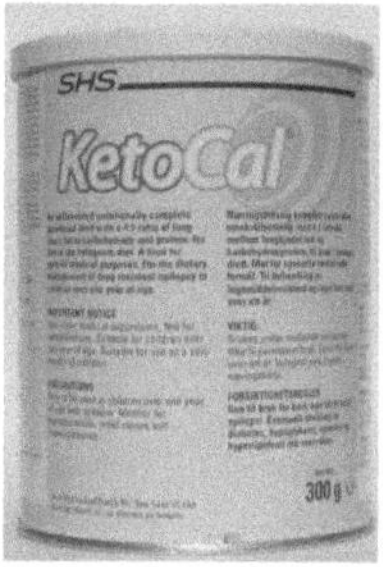

Koolhydraten [i79]

Macronutriëntenverdeling voor auto-immuungezondheid

Voorbeeld macronutriëntenverhoudingen ter ondersteuning van de auto-immuungezondheid.

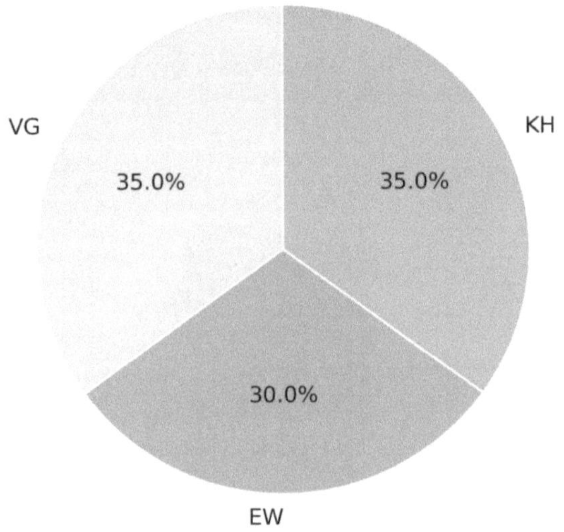

- EW: Eiwitten (bijv. mager vlees, vis, peulvruchten)
- KH: Complexe koolhydraten (bijv. groenten, fruit, volle granen)
- VG: Gezonde vetten (bijv. avocado, olijfolie, noten)

Deze grafiek vertegenwoordigt een voorbeeldverdeling van macronutriënten die gunstig kan zijn voor personen met auto-immuunziekten. De nadruk op hele, onbewerkte voedingsmiddelen binnen deze verhoudingen is cruciaal. Prioriteit geven aan eiwitten ondersteunt weefselherstel en immuunfunctie. Een matige inname van gezonde vetten biedt ontstekingsremmende voordelen en ondersteunt de hormoonproductie. Het complexe koolhydraatgedeelte richt zich op vezelrijke opties om de darmgezondheid te bevorderen, die vaak wordt aangetast bij auto-immuunziekten. Individuele behoeften variëren en het raadplegen van een geregistreerde diëtist of zorgverlener die gespecialiseerd is in auto-immuunziekten wordt aanbevolen voor persoonlijke begeleiding.

Voorkomen van tekorten

Een adequate voorziening van mikronaehrstoffen is essentieel voor de gezondheid en het welzijn, vooral in de context van een auto-immuunziekte. Om tekorten te voorkomen, is een individuele beoordeling van de voedingsbehoeften noodzakelijk. De aanbevolen dagelijkse hoeveelheid selenium varieert bijvoorbeeld afhankelijk van leeftijd en geslacht [s101]. Selenium is relevant voor diverse lichaamsfuncties, van de stofwisseling van schildklierhormonen tot bescherming tegen oxidatieve stress [s101]. Eiwitrijke voedingsmiddelen worden beschouwd als goede seleniumbronnen [s101]. Naast selenium zijn ook andere micronutriënten zoals jodium, ijzer, zink en de vitamines A, B, C en D belangrijk voor een optimale schildklierfunctie [s102]. Een onvoldoende inname van deze voedingsstoffen kan niet alleen de schildklier beïnvloeden, maar ook het immuunsysteem verzwakken en de vatbaarheid voor infecties verhogen [s103]. Vitamine A en C dragen bij aan het behoud van de epitheelbarrière, die als eerste verdedigingslinie tegen ziekteverwekkers fungeert [s103]. Vitamine D ondersteunt ook de immuniteit en een tekort kan het risico op luchtweginfecties verhogen [s103]. Selenium versterkt de immuunrespons en een tekort kan de vatbaarheid voor bepaalde virusinfecties verhogen [s103]. Bij een bestaande auto-immuunziekte kan een gerichte optimalisatie van voedingsstoffen, afgestemd op de individuele behoeften en de specifieke aandoening, bijdragen aan het bevorderen van de gezondheid en het voorkomen van tekorten. Net als bij de aanpassing van de voeding aan een glutenintolerantie, waarbij glutenbevattende producten door alternatieven worden vervangen, kan ook bij andere voedingsstoftekorten een gerichte selectie van voedingsmiddelen of eventueel de suppletie onder medisch toezicht noodzakelijk zijn om een optimale voorziening te waarborgen. De monitoring van de seleniumstatus kan plaatsvinden door het analyseren van bloedwaarden en haar- en nagelmonsters [s101]. Dit maakt een

nauwkeurige beoordeling van de seleniumvoorziening mogelijk en helpt om tekorten vroegtijdig te herkennen en aan te pakken [s101].

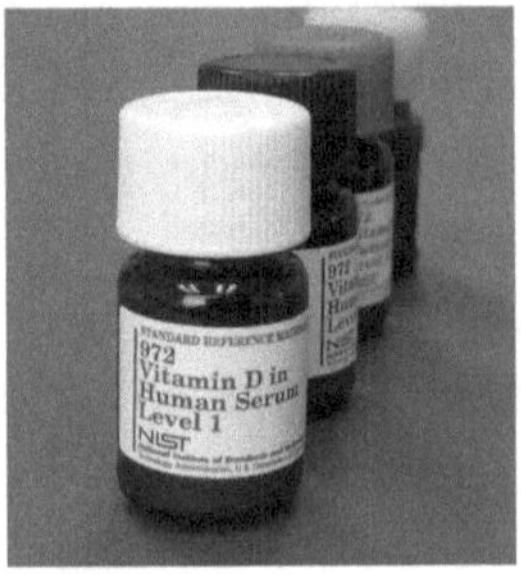

Vitamine D [i80]

Goed om te weten

Suppletie

Suppletie verwijst naar de inname van voedingsstoffen in de vorm van voedingssupplementen om een tekort aan te vullen of de inname van bepaalde voedingsstoffen te verhogen. In de context van auto-immuunziekten kan suppletie onder medisch toezicht helpen om voedingsstoftekorten aan te pakken en de immuniteit te ondersteunen.

Veelvoorkomende voedingstekorten bij patiënten met auto-immuunziekten

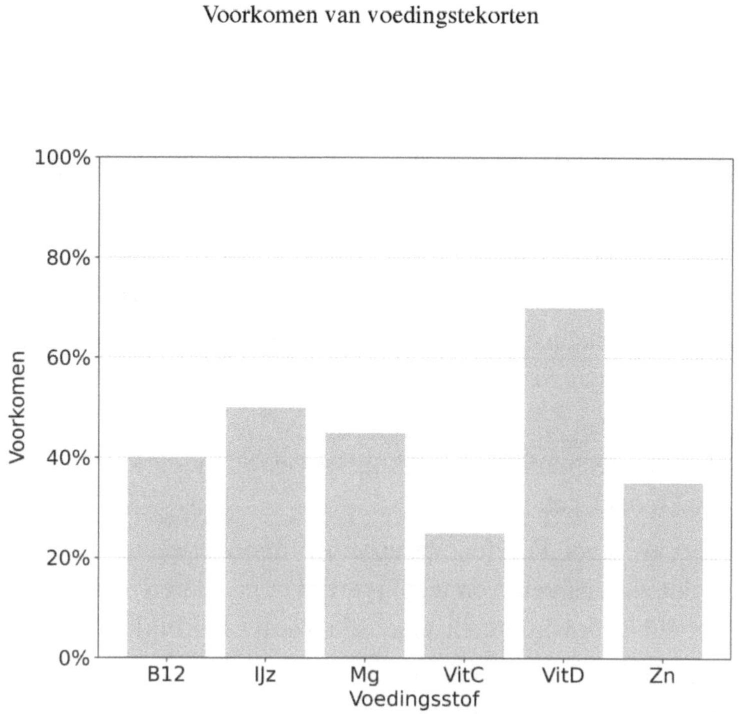

B12: Vitamine B12

IJz: IJzer

Mg: Magnesium

VitC: Vitamine C

VitD: Vitamine D

Zn: Zink

Deze grafiek toont het voorkomen van verschillende belangrijke voedingstekorten die vaak worden waargenomen bij personen met auto-immuunziekten. Vitamine D-tekort komt het meest voor, gevolgd door tekorten aan ijzer, magnesium en vitamine B12. Deze tekorten kunnen bijdragen aan vermoeidheid, een verzwakt immuunsysteem en andere symptomen. Het aanpakken van deze tekorten door middel van geschikte suppletie en veranderingen in het voedingspatroon kan het welzijn van de patiënt aanzienlijk verbeteren en de algehele gezondheid ondersteunen.

Concrete adviezen

- Verbind uw maaltijdbereiding met een vast ritueel, zoals het luisteren naar uw favoriete muziek, om een positieve associatie te creëren.
- Stel uw wekelijkse maaltijdplan samen volgens het regenboogprincipe en kies voedingsmiddelen in verschillende kleuren om de diversiteit aan voedingsstoffen te waarborgen.
- Bedenk voor elk voedingsmiddel dat u nieuw in uw maaltijdplan opneemt een eigen recept om de motivatie te verhogen.
- Hang inspirerende afbeeldingen van gezonde gerechten in uw keuken op om uzelf dagelijks aan uw voedingsdoelen te herinneren.
- Volg een kookcursus die gespecialiseerd is in duurzame en regionale keuken om nieuwe bereidingswijzen en voedingsmiddelen te leren kennen.
- Bespreek regelmatig uw voedingssuccessen met vrienden of familie en laat u door hen motiveren.
- Creëer uw eigen kruidenmix voor uw favoriete gerechten om de smaak te intensiveren en tegelijkertijd te profiteren van de gezondheidsbevorderende eigenschappen van kruiden.
- Ontwikkel een persoonlijk mantra over gezonde voeding dat u ondersteunt in uitdagende situaties.
- Stel een vaste dag in de week vast waarop u bewust tijd neemt voor de planning en voorbereiding van uw maaltijden.
- Beloon uzelf voor behaalde tussenresultaten met een ervaring die u goed doet, zoals een bezoek aan de sauna of een concert.
- Documenteer uw culinaire experimenten met foto's en notities om uw voortgang te visualiseren en nieuwe inspiratie op te doen.
- Creëer een plek van rust en ontspanning waar u uw maaltijden ten volle kunt genieten.

5. 2 Stressmanagement door voeding

Chronische stress belast het lichaam en beïnvloedt de darmgezondheid negatief, wat op zijn beurt auto-immuunziekten kan verergeren. Een gerichte voedingsstrategie kan hier cruciaal bijdragen aan stressreductie en verbetering van het welzijn. Zowel de darmflora als de bloedsuikerspiegel en de functie van de bijnieren spelen hierbij een belangrijke rol. Ontstekingsremmende, vezelrijke en antioxidantrijke voedingsmiddelen vormen de basis voor een duurzaam stressmanagement door middel van voeding. De juiste keuze en combinatie van voedingsstoffen kan stresssymptomen verlichten en de veerkracht van het lichaam versterken. Ontdek hieronder hoe u door een geoptimaliseerde voeding stress effectief kunt beheersen en uw gezondheid positief kunt beïnvloeden.

Stressmanagement door voeding betekent het ondersteunen van de darmgezondheid, de bloedsuikerspiegel en de bijnierfunctie door een ontstekingsremmende, vezelrijke en voedingsrijke voeding, terwijl tegelijkertijd stressfactoren zoals geraffineerde suiker, cafeïne en alcohol worden verminderd.

Kalmerende voedingsmiddelen

Kalmerende voedingsmiddelen kunnen binnen een auto-immuun dieet stresssymptomen verlichten en het algemene welzijn verbeteren. Chronische stress heeft een negatieve invloed op de darmflora, wat ongezonde eetgewoonten kan verergeren [s104]. Een vezelrijk, plantaardig dieet werkt hiertegen door een diverse en gezonde darmflora te bevorderen. Deze voedingswijze heeft een ontstekingsremmend effect en kan zo het risico op depressies verlagen [s104]. Vergelijkbare positieve effecten worden toegeschreven aan het mediterrane dieet, dat rijk is aan vezels en onverzadigde vetzuren [s104]. Een onevenwichtige darmflora (Dysbiose) kan leiden tot verstoord eetgedrag en de gezondheid verder belasten [s104]. probiotika, bijvoorbeeld in de vorm van voedingssupplementen, kunnen stressreacties en depressieve symptomen verminderen door de darmflora positief te beïnvloeden [s104]. Naast de darmgezondheid spelen ook antioxidantien een belangrijke rol. Ze controleren oxidatieve stress en hebben een ontstekingsremmend effect [s105]. omegafettsaeuren, die in vette vis voorkomen, ondersteunen ook de darmgezondheid en hebben een ontstekingsremmend effect [s105] [s106]. Specerijen zoals gember en kurkuma hebben zowel antioxidante als ontstekingsremmende eigenschappen en kunnen zo ontstekingen reguleren [s105]. Een voldoende inname van vitamines (A, C, D en E) en mineralen (magnesium en zink) versterkt deze effecten en bevordert de algemene gezondheid [s105]. Een dieet dat ontstekingsremmend werkt en prebiotische en probiotische voedingsmiddelen bevat, vermindert ontstekingsreacties in het lichaam en verbetert de levenskwaliteit [s105]. Gefermenteerde voedingsmiddelen, zoals aanbevolen in het auto-immuun dieet, leveren waardevolle probiotica [s107]. Naast de voedingsmiddelen zelf zijn stressmanagement, voldoende slaap en regelmatige lichaamsbeweging belangrijke factoren die in combinatie met de voeding de symptomen van ontstekingsziekten verbeteren [s107]. Het doelbewust weglaten van ontstekingsbevorderende voedingsmiddelen in een eliminatiefase kan symptomen en endoscopisch zichtbare ontstekingen bij ontstekingsziekten verminderen [s107]. Ontstekingsremmende voedingsmiddelen, zoals vette vis en olijfolie, dragen bij aan stressreductie [s106]. Een uitgebalanceerd dieet met veel fruit, groenten, volle granen en gezonde vetten heeft een kalmerend effect op het lichaam [s106]. De consumptie van suiker en verzadigde vetten moet daarentegen worden beperkt, omdat deze ontstekingen kunnen bevorderen en stress kunnen verergeren [s106]. Een dieet rijk aan fruit, groenten, noten, kruiden, specerijen en peulvruchten levert omega-3-vetzuren, polyphenole, vitamines en mineralen die een positieve hersenomgeving creëren [s108]. In tegenstelling tot dit leidt een ontstekingsbevorderend dieet met veel bewerkte voedingsmiddelen, verzadigde vetten en geraffineerde koolhydraten tot verhoogde ontstekingsmarkers en verhoogt het risico op neurologische aandoeningen [s108].

Goed om te weten

Dysbiose

Een onevenwicht in de darmflora dat kan ontstaan door een ongezond dieet of stress en kan bijdragen aan verschillende gezondheidsproblemen, waaronder spijsverteringsstoornissen, ontstekingen en een verzwakt immuunsysteem.

Eliminatiefase

Een fase in de dieettherapie waarin bepaalde voedingsmiddelen tijdelijk uit de voeding worden geschrapt om hun effecten op het lichaam te observeren. Dit kan helpen om triggerfactoren voor ontstekingen en stress te identificeren.

Invloed van Kalmerende Voeding

Effectiviteit van kalmerende voeding op stressniveaus.

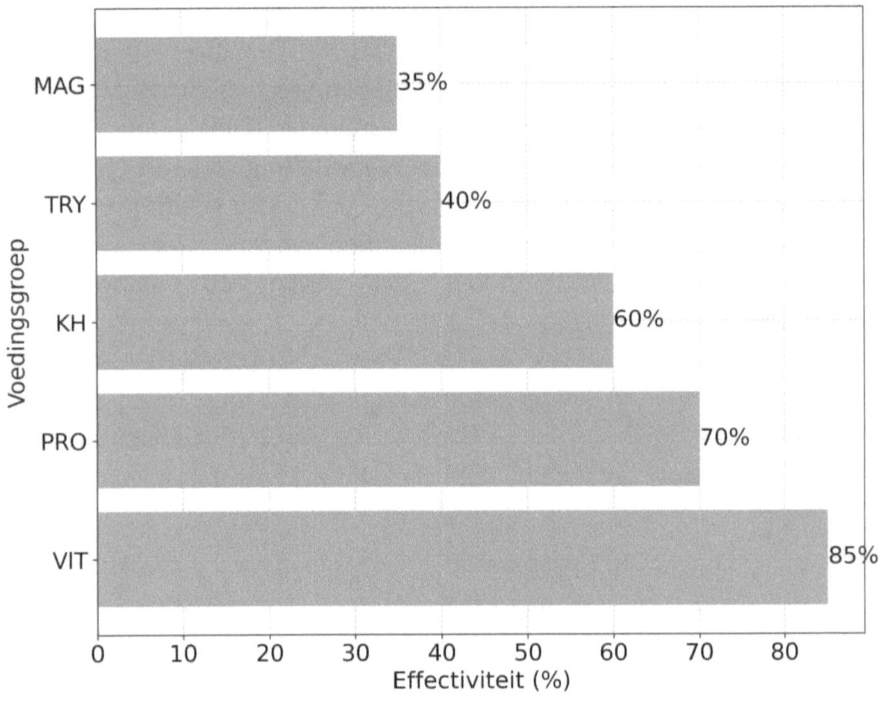

KH: Complexe Koolhydraten

PRO: Probiotica

VIT: Vitamine C

MAG: Magnesiumrijk

TRY: Tryptofaan

Magnesiumrijke voeding toont de hoogste potentie voor stressvermindering, gevolgd door voeding met tryptofaan en complexe koolhydraten. Probiotica en vitamine C-rijke voeding dragen ook bij, maar in mindere mate. Dit suggereert dat magnesium- en tryptofaanbronnen prioriteit moeten krijgen in een dieet voor stressmanagement.

Stabilisatie van de blutzuckerspiegel

Een stabiele bloedsuikerspiegel is essentieel voor het algemene welzijn en stressmanagement. Schommelingen, vooral sterke pieken na suiker- en koolhydraatrijk voedsel, leiden tot een snelle daling van de bloedsuikerspiegel, wat op zijn beurt honger, vermoeidheid en concentratieproblemen kan veroorzaken. [s109] Deze symptomen verergeren stress en kunnen leiden tot ongunstige voedingskeuzes. Op de lange termijn verhoogt een oncontroleerbare bloedsuikerspiegel het risico op type 2 diabetes. [s109] Om dit tegen te gaan, is een voedingsverandering met focus op vezelrijke voedingsmiddelen, complexe koolhydraten en gezonde vetten aan te raden. Volkorenproducten, peulvruchten, groenten en fruit leveren energie aan het lichaam over een langere periode en voorkomen zo sterke schommelingen in de bloedsuikerspiegel. Een ontbijt met havermout, noten en bessen levert bijvoorbeeld duurzame energie en voorkomt honger aanvallen in de ochtend. Tegelijkertijd ondersteunt een dergelijke voeding de darmgezondheid, die nauw verbonden is met het stressniveau en het immuunsysteem. Door de juiste voedingsmiddelen te kiezen en een bewuste combinatie van voedingsstoffen te maken, kan de bloedsuikerspiegel effectief worden gereguleerd en zo bijdragen aan meer balans en welzijn. [s109] Naast de voedingsverandering is regelmatige lichaamsbeweging belangrijk, omdat het de insulinegevoeligheid van de cellen verbetert en zo de bloedsuikercontrole optimaliseert.

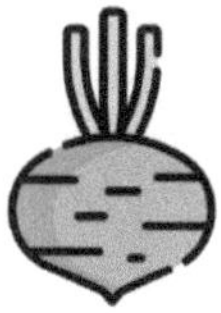

Goed om te weten

Complexe Koolhydraten

Complexe koolhydraten leveren langdurige energie aan het lichaam en dragen bij aan de stabilisatie van de bloedsuikerspiegel. In tegenstelling tot eenvoudige koolhydraten veroorzaken ze geen sterke schommelingen in de bloedsuikerspiegel, die ontstekingen kunnen bevorderen. Bij auto-immuunziekten zijn complexe koolhydraten uit volkorenproducten, peulvruchten en groenten een belangrijke energiebron.

Insuline

Insuline is een hormoon dat de bloedsuikerspiegel reguleert door de opname van glucose in de cellen te bevorderen. Bij auto-immuunziekten kan insulineresistentie optreden, wat leidt tot een verhoogde bloedsuikerspiegel en ontstekingen. Een voeding die de bloedsuikerspiegel stabiliseert, kan helpen de insulinegevoeligheid te verbeteren en ontstekingen te verminderen.

Vezels

Vezels zijn onverteerbare voedingsbestanddelen die de spijsvertering reguleren en de bloedsuikerspiegel stabiliseren. Ze bevorderen de groei van nuttige darmbacteriën, die een belangrijke rol spelen bij de immunoregulatie en ontstekingsremming. In de context van auto-immuunziekten kan een vezelrijke voeding bijdragen aan het verbeteren van de darmgezondheid en het verminderen van ontstekingen.

Bloedsuikerreactie op stress en dieet

Invloed van stress en dieetinterventies op de bloedsuikerspiegel.

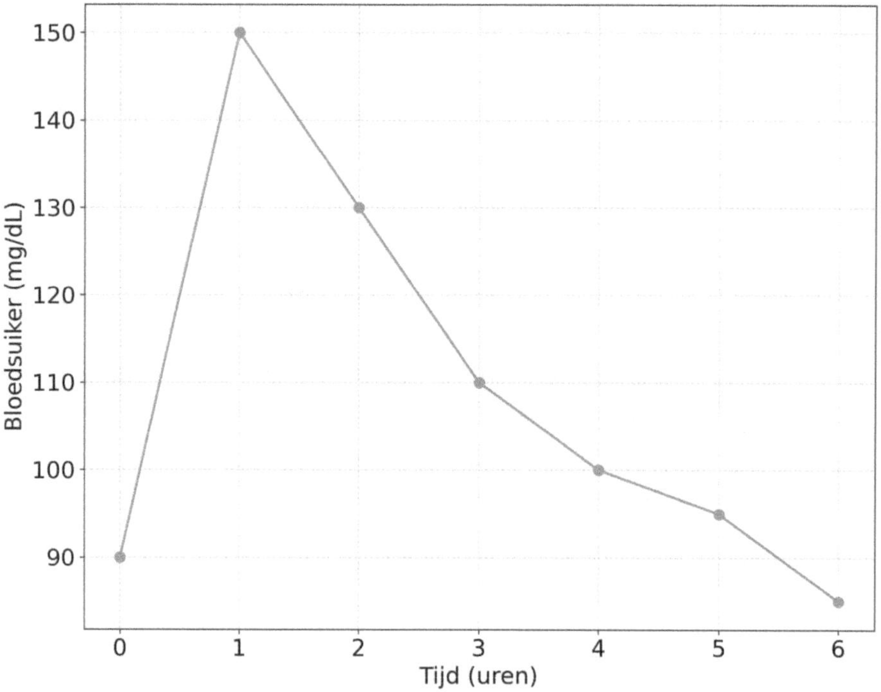

Deze grafiek laat zien hoe ongecontroleerde stress kan leiden tot een verhoogde bloedsuikerspiegel, weergegeven door de eerste piek. Dieetinterventies, gericht op uitgebalanceerde maaltijden en stressverminderende voedingsmiddelen, kunnen bijdragen aan het stabiliseren van de bloedsuiker en het voorkomen van drastische schommelingen. De geleidelijke daling na de piek suggereert een verbeterde bloedsuikercontrole door consistente gezonde eetgewoonten en stressmanagementtechnieken.

Ondersteuning van de bijnieren

De bijnieren spelen een cruciale rol in de omgang met stress door hormonen zoals cortisol en adrenaline vrij te geven. Een aanhoudende stressbelasting kan de bijnierfunctie beïnvloeden en leiden tot uitputting, slaapproblemen en stemmingswisselingen. [s110] Een gerichte voeding kan helpen de bijnierfunctie te ondersteunen en de veerkracht tegen stress te vergroten. antioxidantien, zoals vitamine C, E en polyphenole, beschermen de bijniercellen tegen oxidatieve stress die kan ontstaan door de hormoonproductie. [s110] Zink is niet alleen betrokken bij de synthese van bijnierhormonen, maar fungeert ook als antioxidant. Een volwaardig muesli met bessen en noten levert bijvoorbeeld zink, vitamine C en E en kan zo de bijnierfunctie ondersteunen. Naast de inname van micronutriënten is het raadzaam om de consumptie van geraffineerde suiker, cafeïne en alcohol te verminderen, aangezien deze stoffen de bijnieren extra kunnen belasten. Een evenwichtige voeding met veel vers fruit, groenten, volle granen en magere eiwitten biedt de basis voor gezonde bijnieren en een verbeterde stressbestendigheid.

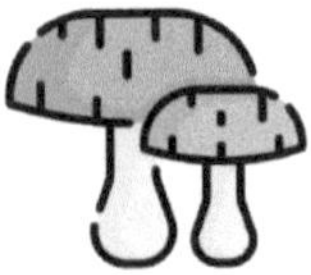

Goed om te weten

Adrenaline

Adrenaline, ook bekend als epinefrine, wordt in de bijnieren geproduceerd en is een belangrijk hormoon voor de stressreactie van het lichaam. Het verhoogt de hartslag, de bloeddruk en de bloedsuikerspiegel om het lichaam voor te bereiden op een 'vecht-of-vlucht'-reactie. Bij auto-immuunziekten kan een overmatige adrenalineafgifte de ontstekingsreacties versterken. Een voeding die rijk is aan voedingsstoffen die de bijnierfunctie ondersteunen, kan helpen de adrenalineproductie te reguleren en stress te verminderen.

Bijnieren

De bijnieren zijn kleine, maar belangrijke klieren die hormonen produceren die de stofwisseling, de bloeddruk en de stressreactie reguleren. Bij auto-immuunziekten kan een verstoorde bijnierfunctie leiden tot verergerde symptomen. Een voeding die rijk is aan voedingsstoffen die de bijnierfunctie ondersteunen, kan helpen stress te beheersen en het algemene welzijn te verbeteren.

Cortisol

Cortisol is een belangrijk hormoon dat door de bijnieren wordt geproduceerd. Het speelt een sleutelrol in de stressreactie van het lichaam, beïnvloedt de bloedsuikerspiegel en heeft een ontstekingsremmende werking. Een chronische stressbelasting kan leiden tot een verhoogd cortisolniveau, wat weer negatieve effecten kan hebben op het immuunsysteem en de stofwisseling. In het kader van een auto-immuunvoeding is het belangrijk het cortisolniveau te reguleren door middel van een evenwichtige voeding en stressmanagementtechnieken.

Bijnierondersteuning via voeding

Impact van verschillende voedingsmiddelen op de bijnierfunctie, gecategoriseerd op effectduur en intensiteit.

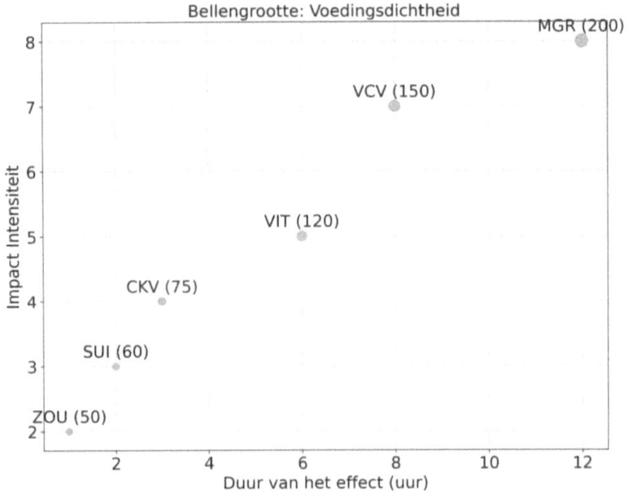

Blasengröße: Voedingsdichtheid

CKV: Complexe Koolhydraten (Matig)

MGR: Magnesiumrijk Voedsel (Lange termijn)

SUI: Suikerrijk Voedsel (Korte termijn)

VCV: Vitamine C Voedsel (Lange termijn)

VIT: B Vitaminen (Lange termijn)

ZOU: Zoute Snacks (Snelle oplossing)

Voedingsmiddelen rijk aan vitamine C en magnesium hebben een sterke positieve invloed op de bijnierfunctie, vooral op de lange termijn. Hoewel snelle oplossingen zoals zoute snacks onmiddellijke maar kortdurende verlichting bieden, hebben ze een lagere algehele impact. Het prioriteren van voedsel met een hoge voedingswaarde boven snelle oplossingen is cruciaal voor een duurzame gezondheid van de bijnieren. Het balanceren van snelwerkende stressverlichters met langetermijnondersteuningsstrategieën is optimaal voor het algehele welzijn.

Concrete adviezen

- Bouw regelmatig kleine pauzes in uw dagelijkse routine in, waarin u bewust een paar noten of amandelen geniet en u zich concentreert op hun smaak.
- Drink voor stressvolle situaties een kopje ongezoete kruiden thee, bijvoorbeeld met citroenmelisse of kamille, om uw zenuwstelsel te kalmeren.
- Versterk uw ochtendmuesli met een snufje kaneel en wat cacaopoeder om de stemmingsverhogende werking van deze specerijen te benutten.
- Integreer havermout in uw dieet, bijvoorbeeld als basis voor een warm ontbijt of als ingrediënt in hartige gerechten.
- Bereid een kalmerende avonddrank met warme melk en honing om beter in slaap te vallen en stress te verminderen.
- Experimenteer met verschillende soorten volkorenbrood en ontdek uw persoonlijke favorieten voor een duurzaam verzadigingsgevoel.
- Gebruik bij het koken verse kruiden zoals basilicum, peterselie of bieslook om uw gerechten niet alleen meer smaak, maar ook extra vitamines en mineralen te geven.
- Creëer uw eigen theemelange van kalmerende kruiden zoals lavendel, valeriaan en hop en geniet hiervan in de avond.
- Snack tussendoor op groentesticks met zelfgemaakte kruidenkwark om honger te voorkomen en tegelijkertijd waardevolle voedingsstoffen binnen te krijgen.
- Vervang traditionele snoepjes door zelfgemaakte energieballetjes van noten, gedroogd fruit en specerijen.

5. 3 Succescontrole

Succescontrole bij auto-immuun voedingsoptimalisatie vereist een continue observatie en documentatie van symptomen, laboratoriumwaarden en levenskwaliteit. De individuele reactietijd van het lichaam op voedingsveranderingen varieert sterk en beïnvloedt zowel de snelheid als de omvang van de verbetering van symptomen. Objectieve gegevens door laboratoriumparameters aanvullen de subjectieve waarneming en maken een onderbouwde beoordeling van het therapietraject mogelijk. Dit gedeelte biedt u de noodzakelijke kennis en praktische hulpmiddelen om uw voedingsstrategie effectief te sturen en uw gezondheid duurzaam te verbeteren.

Succesvolle duurzame voedingsoptimalisatie bij auto-immuunziekten vereist een holistische benadering die zowel de subjectieve symptoomwaarneming als objectieve gegevens uit laboratoriumwaarden en medische onderzoeken in overweging neemt en integreert in een continu proces van aanpassing van de voedingsstrategie.

Observatie van de symptoomverbetering

De observatie van de symptoomverbetering bij een dieetverandering in de context van auto-immuunziekten is een continu proces dat zorgvuldige documentatie en evaluatie van veranderingen vereist [s111]. Het gaat niet alleen om de vraag of klachten verminderen, maar ook om hoe snel en in welke mate dit gebeurt. Terwijl sommige symptomen, waaronder psychiatrische zoals emotionele labiliteit, mogelijk snel verbeteren [s112], kunnen andere, zoals neurologische klachten, een langzamere en van de eerdere symptoomduur afhankelijke hersteltijd vertonen [s112]. Documenteer uw symptomen in een dagboek, noteer onder andere de intensiteit en frequentie. Zo creëert u een basis om de effectiviteit van uw dieetverandering te beoordelen. Deze documentatie stelt u en eventueel uw arts of therapeut in staat om het therapietraject te analyseren en de dieetstrategie aan te passen [s111]. Ook de medicatie-inname moet worden gedocumenteerd en – in overleg met de behandelend arts – indien nodig worden aangepast [s113]. Naast de symptoomverlichting kunnen ook laboratoriumwaarden, zoals de normalisatie van de rode bloedcellen na enkele weken bij een vitaminetherapie [s112], waardevolle aanwijzingen over het behandelingssucces opleveren. Houd er rekening

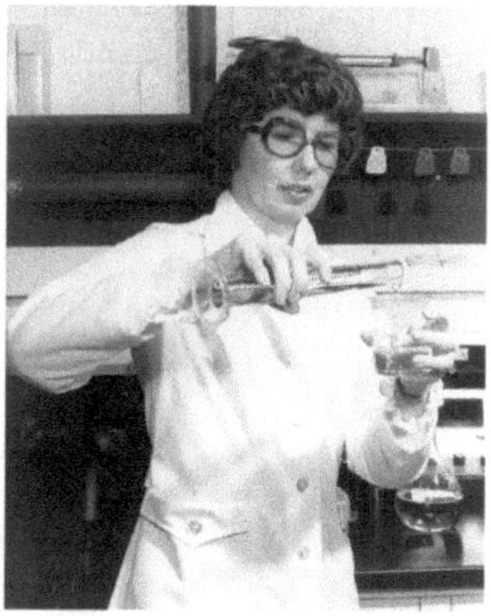

Laboratoriumparameters [i81]

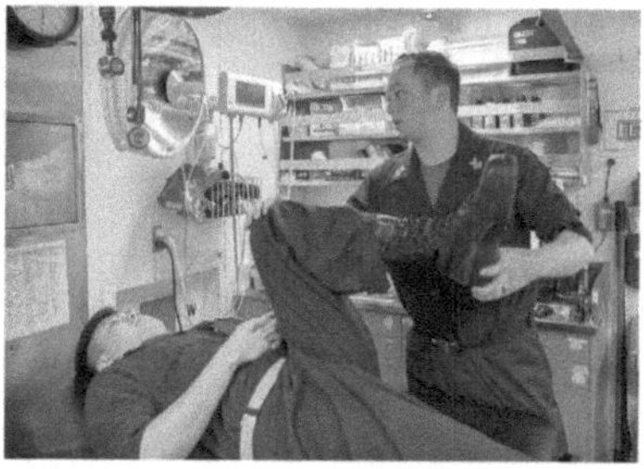

Medische onderzoeken [i82]

mee dat een dieetverandering die gericht is op het verminderen van auto-immuunreacties, op lange termijn is gericht en

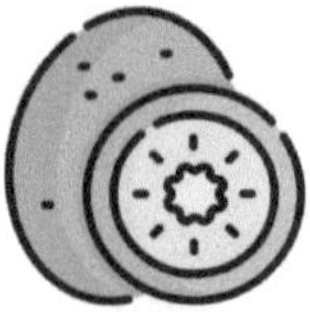

dat de continue observatie van de symptoomverbetering essentieel is voor het succes. Naast de subjectieve waarneming van de symptomen is de objectieve vastlegging door laboratoriumparameters en medische onderzoeken ook relevant. [s113] De verbetering van de levenskwaliteit door de dieetverandering is een belangrijk doel [s113], de observatie van de symptoomverbetering helpt om deze vooruitgang te meten.

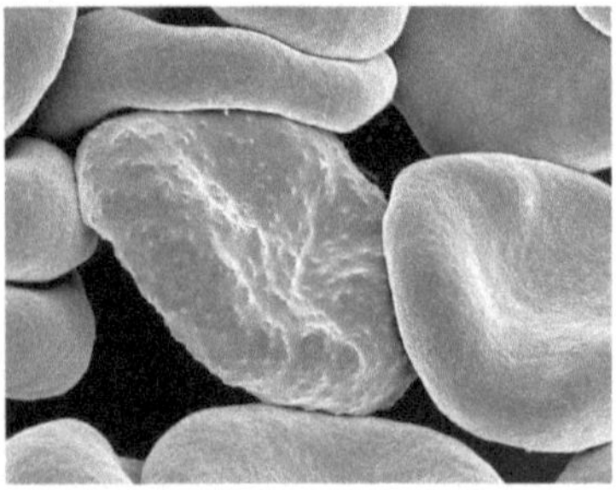

Rode bloedcellen [i83]

Goed om te weten

Auto-immuunreacties

Auto-immuunreacties zijn verkeerd geleide reacties van het immuunsysteem die lichaamsweefsel aanvallen. De dieetverandering is gericht op het verminderen van deze reacties. De succescontrole omvat de observatie van ontstekingsmarkers en andere relevante laboratoriumparameters.

Medische onderzoeken

Medische onderzoeken, bijvoorbeeld lichamelijke onderzoeken of beeldvormende technieken, kunnen worden ingezet in het kader van de succescontrole om de toestand van de patiënt te beoordelen en de voortgang van de therapie te documenteren.

Psychiatrische symptomen

Psychiatrische symptomen die door een auto-immuunziekte en de dieetverandering beïnvloed kunnen worden, zijn bijvoorbeeld angststoornissen, depressies of concentratieproblemen. Hun verloop moet in het kader van de succescontrole worden geobserveerd.

Vitaminetherapie

Een vitaminetherapie kan nodig zijn bij voedingsstoffen tekortkomingen die zijn ontstaan door een auto-immuunziekte of de behandeling daarvan. De succescontrole omvat de controle van de vitaminewaarden in het bloed en de observatie van de daarmee samenhangende symptoomverbetering.

Verbetering van symptomen in de tijd

Illustreert de typische vermindering van symptomen met dieetveranderingen.

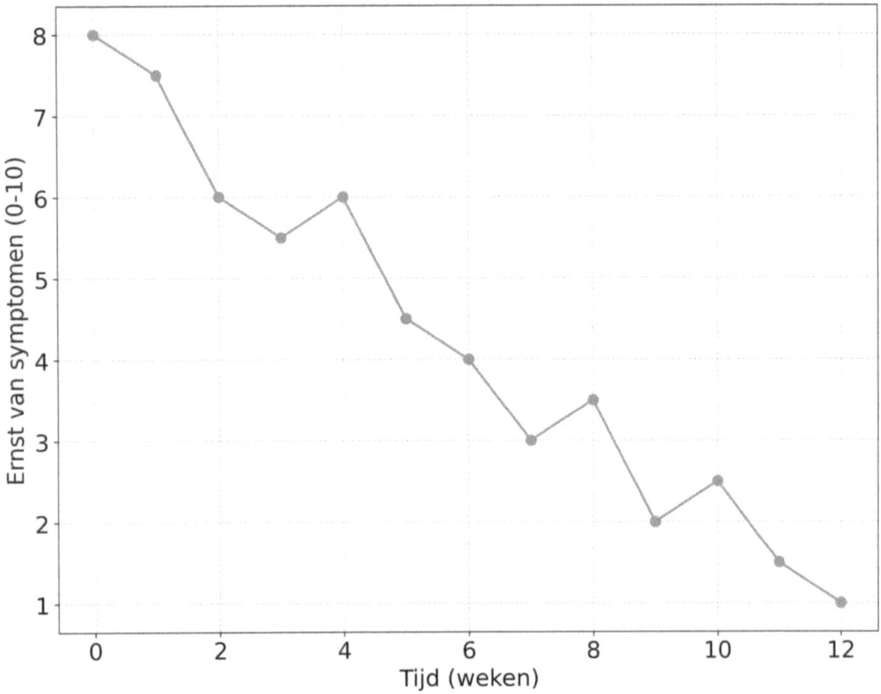

De grafiek laat een algemene neerwaartse trend zien in de ernst van de symptomen in de tijd, wat duidt op een positieve reactie op de geïmplementeerde dieetinterventies. Hoewel er kleine fluctuaties zijn, suggereert het algehele traject een aanhoudende verbetering en benadrukt het de potentiële voordelen van dieetaanpassing bij het beheersen van auto-immuunziekten. Verdere naleving van het voorgeschreven dieet zal naar verwachting de symptomen verder verminderen en het algehele welzijn verbeteren.

Optimalisatie van laboratoriumwaarden

Laborwaarden leveren objectieve gegevens die het succes van een dieettherapie bij auto-immuunziekten meetbaar maken. De selectie van de relevante parameters hangt af van de individuele ziekte en de symptomen. Ontstekingsmarkers zoals CRP (C-reactief proteïne) of de bezinkingssnelheid kunnen inzicht geven in de mate van ontsteking in het lichaam. Door regelmatige controles van de CRP-waarden kan de effectiviteit van ontstekingsremmende dieetstrategieën worden gecontroleerd. Ook specifieke antilichamen die gericht zijn tegen eigen lichaamsweefsel kunnen tijdens de therapie worden gecontroleerd om het ziekteverloop te observeren. Bij voedingsstoffen tekortkomingen, die vaak gepaard gaan met auto-immuunziekten, zijn metingen van vitamines en mineralen zoals vitamine D, B12, ijzer of zink zinvol. De interpretatie van de laboratoriumwaarden moet altijd plaatsvinden in de context van de individuele situatie en in overleg met een arts of therapeut. De exacte bepaling van de hemoglobinewaarde bijvoorbeeld, gebeurt idealiter door de analyse van veneus bloed met behulp van geautomatiseerde hematologie-analysatoren, rekening houdend met strenge kwaliteitscontroles in alle fasen van de analyse [s114]. De correcte interpretatie en de daaruit voortvloeiende aanpassingen van de dieetstrategie zijn cruciaal voor het therapiesucces. Naast de kwantitatieve laboratoriumwaarden is de subjectieve waarneming van de patiënt ook belangrijk. Een holistische benadering van laboratoriumwaarden en symptoomverbetering vormt de basis voor een succesvolle therapie.

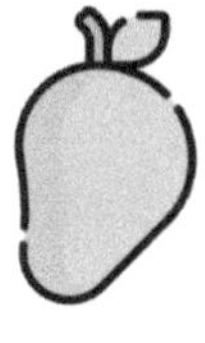

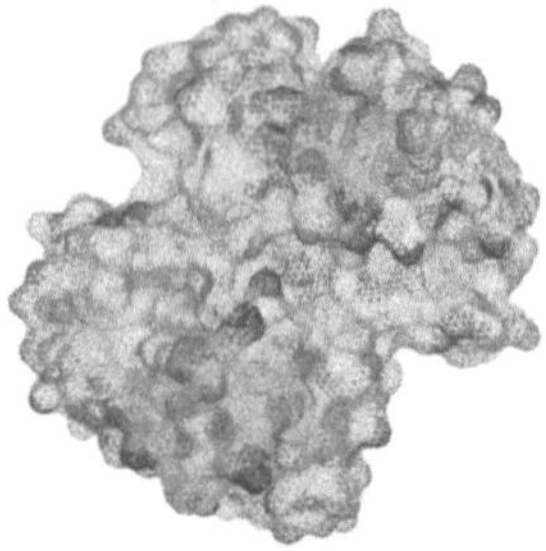

Hemoglobine [i84]

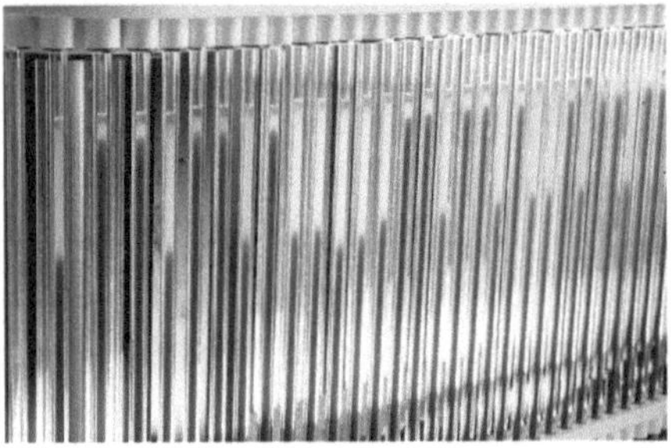

Bezinkingssnelheid van de erytrocyten (BSE) [i85]

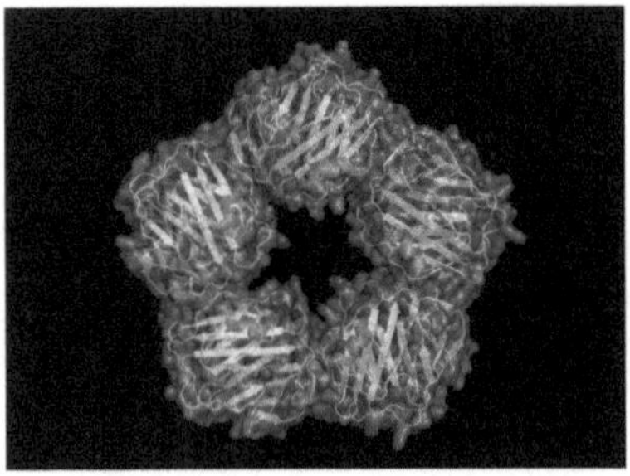

C-reactief proteïne (CRP) [i86]

Voorbeeld Labwaarde Optimalisatie in Autoimmuun Voeding

Impact van dieetveranderingen op belangrijke markers

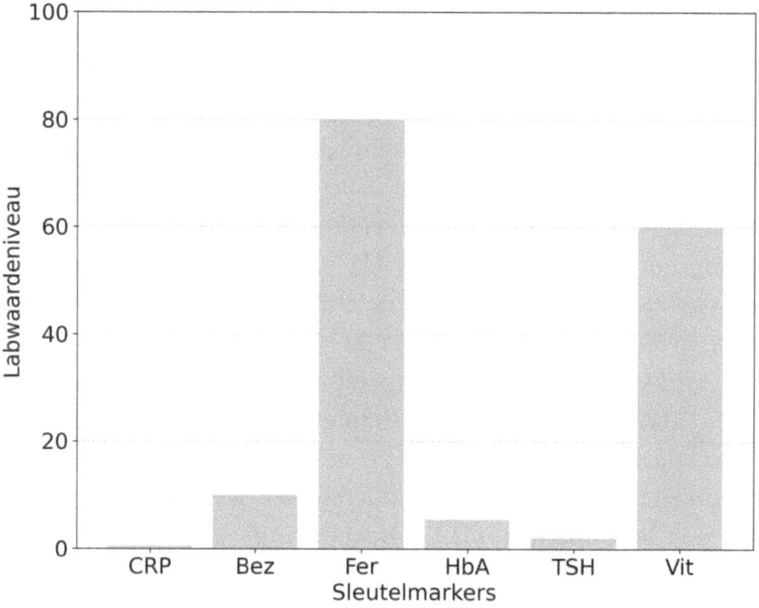

Bez: Bezinkingssnelheid Erytrocyten (mm/uur)

CRP: C-Reactief Proteïne (mg/L)

Fer: Ferritine (ng/mL)

HbA: Hemoglobine A1c (%)

TSH: Thyroïd Stimulerend Hormoon (μIU/mL)

Vit: Vitamine D (ng/mL)

Deze grafiek illustreert significante verbeteringen in verschillende belangrijke labmarkers na dieetinterventies. CRP en Bez tonen aanzienlijke verlagingen, wat wijst op een afname van ontstekingen. Vitamine D-niveaus zijn gestegen tot het optimale bereik, wat suggereert dat de absorptie en/of de effectiviteit van supplementen is verbeterd. Terwijl Ferritine binnen een gezond bereik blijft, kan de lichte toename die wordt waargenomen wijzen op een verbeterde ijzeropslagcapaciteit. Over het algemeen weerspiegelen deze veranderingen een positieve reactie op de geïmplementeerde dieetstrategieën voor het beheersen van auto-immuniteit.

Aanpassing van de voedingswijze

Aanpassing van de voedingswijze bij auto-immuunziekten vereist een individuele en flexibele aanpak. Het gaat niet om rigide dieetplannen, maar om de geleidelijke integratie van nieuwe voedingspatronen in het dagelijks leven. De basis vormt een evenwichtige voeding met een breed scala aan voedingsstoffen uit verschillende voedselgroepen [s115]. De focus kan bijvoorbeeld liggen op volwaardige voedingsmiddelen zoals groenten, fruit, peulvruchten en noten, die rijk zijn aan vitamines, mineralen en antioxidantien. Tegelijkertijd is het raadzaam om de inname van bewerkte voedingsmiddelen, suiker en ongezonde vetten te verminderen. De aanpassing moet zich richten op de individuele behoeften en doelen, zoals het verminderen van ontstekingen of het verbeteren van de darmgezondheid [s116]. Kennis over de verbanden tussen voeding en auto-immuunziekten is cruciaal voor het succes. Hoe beter patiënten geïnformeerd zijn over de gevolgen van hun voedingskeuzes, hoe eerder ze in staat zijn om hun eetgewoonten duurzaam te veranderen en aan te passen aan hun individuele behoeften [s116]. Begeleiding door een diëtist kan waardevolle ondersteuning bieden en helpt om culturele en sociale aspecten bij de aanpassing in overweging te nemen [s116]. Het documenteren van de voeding en de daarmee samenhangende lichamelijke reacties is ook nuttig om patronen te herkennen en de voeding verder te optimaliseren. Zo kan bijvoorbeeld worden vastgesteld of bepaalde voedingsmiddelen onverdraagzaamheden of ontstekingsreacties uitlokken. Deze informatie vormt de basis voor verdere aanpassingen en de ontwikkeling van een individuele voedingsstrategie. Regelmatige controle van de voortgang, zowel door eigen observatie als door laborwaarden en medische onderzoeken, waarborgt het langdurige succes van de voedingsverandering. Het is belangrijk om voeding niet als enige therapie te beschouwen, maar deze te integreren in een holistisch behandelconcept dat ook andere aspecten van gezondheid in overweging neemt, zoals stressmanagement, beweging en voldoende slaap. De

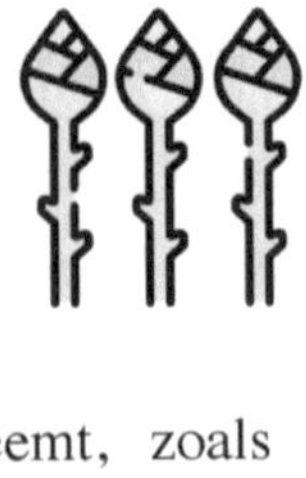

aanpassing van de voedingswijze is een dynamisch proces dat voortdurende observatie, reflectie en aanpassing vereist. Door de combinatie van kennis, zelfobservatie en professionele ondersteuning kunnen betrokkenen hun voeding optimaal afstemmen op hun individuele behoeften en zo bijdragen aan een verbetering van hun welzijn. Een gestructureerde aanpak, die de documentatie van voeding, symptomen en laborwaarden omvat, maakt het mogelijk om het succes van de voedingsverandering objectief te beoordelen en indien nodig aanpassingen te maken. Samenwerking met artsen, therapeuten en diëtisten is essentieel om een veilige en effectieve therapie te waarborgen.

Aanpassingsgebieden voeding

Verdeling van aandachtsgebieden voor voedingsaanpassing binnen auto-immuunvoeding.

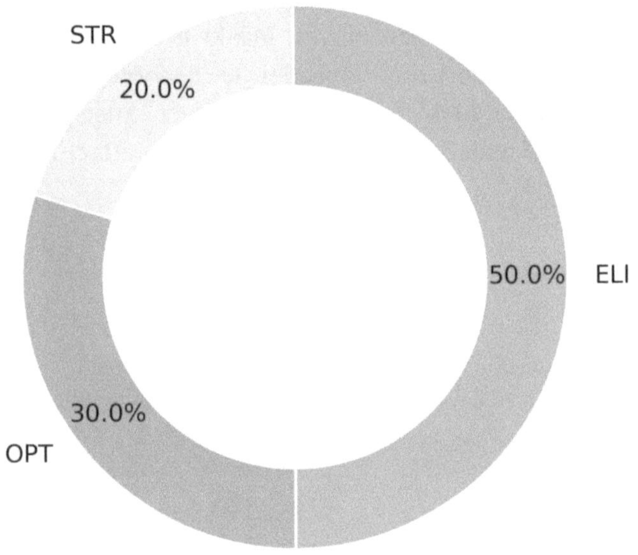

- ELI: Elimineren van ontstekingsbevorderende voedingsmiddelen
- OPT: Optimalisatie van nutriënten
- STR: Stressbeheersing (via voeding)

De visualisatie belicht de relatieve nadruk die wordt gelegd op verschillende voedingsaanpassingen voor het beheersen van auto-immuunziekten. Het elimineren van ontstekingsbevorderende voedingsmiddelen krijgt de meeste aandacht, wat aangeeft hoe belangrijk het is als fundamenteel element. Hoewel specifieke nutriëntenoptimalisatie en stressbeheersing via voeding cruciaal zijn, spelen ze een ondersteunende rol bij de kernstrategie van het verminderen van ontstekingen. Dit benadrukt een holistische benadering waarbij gerichte nutriëntenaanpassingen en bewuste eetgewoonten samenwerken met het verwijderen van triggerfoods om optimale resultaten te bereiken.

Concrete adviezen

- Koppel de succescontrole van uw voedingsoptimalisatie aan een visuele anker, bijvoorbeeld een foto van uzelf in uw favoriete kledingstuk dat u binnenkort weer wilt passen.
- Creëer een individueel puntensysteem voor uw voedingsverandering, waarbij u positieve gedragingen beloont en zo uw motivatie verhoogt.
- Maak gebruik van de kracht van muziek: stel een afspeellijst samen met motiverende nummers die u kunt beluisteren tijdens het bereiden van maaltijden of tijdens het sporten.
- Maak afspraken met een vriendin of familielid voor regelmatige ontmoetingen om uw voedingssuccessen te delen en elkaar te ondersteunen.
- Houd een dankbaarheidsdagboek bij waarin u dagelijks noteert waar u dankbaar voor bent met betrekking tot uw voeding en gezondheid.
- Ontwikkel een persoonlijk symbool voor uw voedingsverandering en plaats het op een zichtbare plek om uzelf dagelijks aan uw doelen te herinneren.
- Integreer meditatie of yoga in uw dagelijkse routine om stress te verminderen en uw aandacht voor uw voeding te bevorderen.
- Visualiseer uw voortgang aan de hand van een zelfgetekende grafiek waarin u bijvoorbeeld uw laboratoriumwaarden of veranderingen in symptomen vastlegt.
- Stel een lijst op met positieve eigenschappen die u wilt versterken door uw voedingsverandering, zoals energie, balans of concentratie.
- Vier uw successen met een zelfgecreëerd ritueel, bijvoorbeeld een ontspannend bad of een wandeling in de natuur.
- Reflecteer regelmatig op uw voedingsverandering aan de hand van foto's van uw maaltijden om veranderingen en vooruitgang zichtbaar te maken.

Terugblik - 5. Duurzame voedingsoptimalisatie

Duurzame voedingsoptimalisatie bij auto-immuunziekten is een individueel proces dat veel verder gaat dan kortetermijndiëten. Het gaat erom uw eetgewoonten op lange termijn zo te veranderen dat ze uw welzijn verbeteren en uw aandoening positief beïnvloeden. De sleutel tot succes ligt in het centraal stellen van uw persoonlijke behoeften, voorkeuren en levensstijl. Begin met kleine, realistische stappen in plaats van radicale veranderingen door te voeren die u mogelijk niet op lange termijn kunt volhouden. Als u bijvoorbeeld uw suikerconsumptie wilt verminderen, kunt u in eerste instantie suikerhoudende dranken vervangen door ongezoete alternatieven en geleidelijk ook op andere gebieden de suiker verminderen. Integreer geleidelijk meer volwaardige, voedzame voedingsmiddelen zoals groenten, fruit, peulvruchten en noten in uw dieet. Zorg ervoor dat u voldoende macro- en micronutriënten binnenkrijgt om tekorten te voorkomen. Het is bijzonder belangrijk om potentiële triggers van ziekteverschijnselen te identificeren en deze doelgericht te vermijden. Een voedingsdagboek kan u helpen om verbanden tussen uw voeding en uw welzijn te herkennen.

Begeleiding door een gekwalificeerde voedingsadviseur kan het omschakelingsproces aanzienlijk vergemakkelijken. Een voedingsadviseur kan u helpen een individueel voedingsplan op te stellen dat is afgestemd op uw specifieke behoeften en uw aandoening. Hij of zij kan u ook ondersteunen bij de uitvoering in het dagelijks leven en waardevolle tips geven over hoe u met uitdagingen kunt omgaan. Houd er rekening mee dat uw levensomstandigheden en daarmee ook uw voedingsbehoeften in de loop van de tijd kunnen veranderen. Een nieuwe baan, veranderde gezinsomstandigheden of seizoensgebonden schommelingen in het voedselaanbod kunnen een aanpassing van uw voedingsstrategie noodzakelijk maken. Wees flexibel en open voor veranderingen en schroom niet om indien nodig professionele ondersteuning in te schakelen.

Een succesvolle voedingsoptimalisatie beschouwt uw gezondheid holistisch. Naast voeding spelen ook andere factoren zoals voldoende slaap, regelmatige lichaamsbeweging en effectief stressmanagement een belangrijke rol voor uw welzijn. Chronische stress kan het immuunsysteem negatief beïnvloeden en auto-immuunreacties verergeren. Ontspanningstechnieken zoals yoga, meditatie of autogene training kunnen u helpen stress te verminderen en uw innerlijke balans te hervinden. Zorg voor een voldoende inname van rustgevende voedingsmiddelen die rijk zijn aan vezels, omega-3-vetzuren en antioxidanten. Gefermenteerde voedingsmiddelen kunnen uw darmgezondheid positief beïnvloeden en zo bijdragen aan stressreductie. Observeer uw verbetering van symptomen zorgvuldig en documenteer uw voortgang. Regelmatige laboratoriumonderzoeken kunnen u objectieve gegevens leveren en u helpen uw voedingsstrategie verder te optimaliseren.

Het aanpassen van uw voedingswijze is een langdurig proces dat geduld en doorzettingsvermogen vereist. Er zullen zeker ook tegenslagen zijn, maar laat u daar niet door ontmoedigen. Focus op uw successen en vier elke kleine stap in de juiste richting. Duurzame voedingsoptimalisatie kan uw levenskwaliteit aanzienlijk verbeteren en u helpen uw auto-immuunziekte beter onder controle te krijgen. U investeert in uw gezondheid en welzijn – een investering die zich op lange termijn zal uitbetalen.

Gratis extra aanbiedingen gepland

We zijn verheugd u in de toekomst gratis aanvullende materialen voor dit boek te kunnen aanbieden:

- Een exclusief bonushoofdstuk met extra inhoud
- Een compacte samenvatting van het hele boek in PDF-formaat
- Een hoorspelversie (In Planning)

De publicatie van deze materialen staat gepland voor 2025.
U bent van harte welkom om onze website vandaag al te bezoeken. Zodra onze nieuwsbriefservice start (verwacht in 2025), kunt u zich daar registreren voor updates en mist u geen nieuws over de gratis extra aanbiedingen.

www.SaageBooks.com/nl/
voeding_bij_autoimmuunziekten-bonus-S8PSL7

Beste lezers,

Wij voelen ons zeer vereerd dat u de tijd heeft genomen om ons boek van begin tot eind te lezen. Het is onze grootste wens om u waardevolle inzichten en praktische begeleiding te bieden. Uw vertrouwen in ons werk betekent veel voor ons. Wij hopen dat het lezen verrijkend voor u was. Als u vragen of suggesties heeft, neem dan gerust contact met ons op via onze website.

Als u dit boek heeft gewaardeerd, zouden wij een eerlijke recensie zeer op prijs stellen. U kunt uw eerlijke beoordeling eenvoudig achterlaten op het verkoopplatform waar u het boek heeft gekocht.
Bedankt voor uw steun!

Bendis Saage

Saage Media GmbH - Team

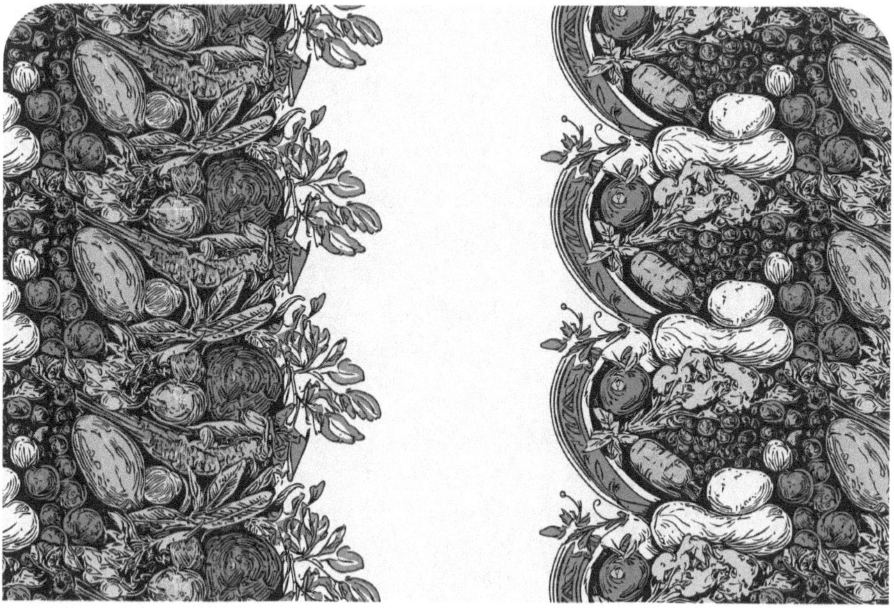

www.SaageBooks.com/nl

Ontdek meer! Onze uitgeverijwebsite biedt u een gevarieerde selectie van aanvullende boeken. Naast gratis content en exclusief bonusmateriaal vindt u er ook diepgaande informatie over onze werken. Blader door ons uitgebreide digitale aanbod en laat u inspireren door aanvullende leeservaringen.

www.SaageBooks.com/nl

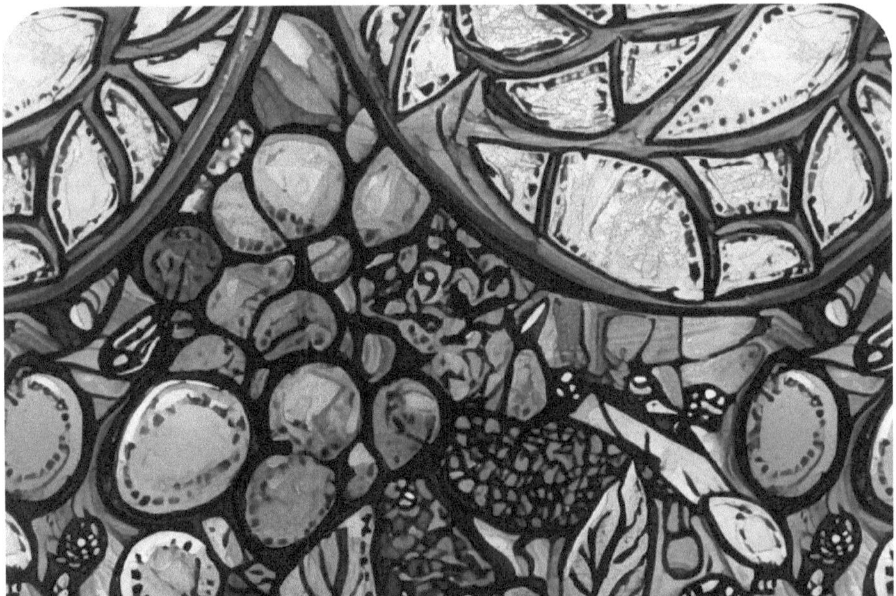

Bronnen

Onze oprechte dank gaat uit naar alle auteurs van de geciteerde wetenschappelijke en niet-wetenschappelijke bronnen, de beheerders van de gerefereerde websites en de makers van de gebruikte afbeeldingen, grafieken en studies, wier waardevolle werk heeft bijgedragen aan de totstandkoming van dit boek.
Voor meer informatie raden wij u aan de bronwebsites te bezoeken.
Als u mapping fouten of andere inconsistenties ontdekt, neem dan contact met ons op.

Alle bronnen zijn voor het laatst geraadpleegd op: 2025-02-19

[s1] - https://www.ncbi.nlm.nih.gov/pmc/articles/PMC5859494/

Auteur:	Laura Soldati, Laura Di Renzo, Emilio Jirillo, Paolo A Ascierto, Francesco M Marincola, Antonino De Lorenzo	**Titel:**	The influence of diet on anti-cancer immune responsiveness
DOI:	10.1186/s12967-018-1448-0	**Datum:**	2018 Mar 20
Website:	PubMed Central (PMC)	**Uitgever:**	Journal of Translational Medicine

[s2] - https://hivinfo.nih.gov/understanding-hiv/fact-sheets/hiv-and-nutrition-and-food-safety

Titel:	HIV and Nutrition and Food Safety | NIH	**door:**	NIH (National Institutes of Health)
Website:	hivinfo.nih.gov	**Uitgever:**	NIH

[s3] - https://www.healthline.com/nutrition/aip-diet-autoimmune-protocol-diet

Auteur:	Alina Petre, MS, RD (NL)	**Titel:**	AIP (Autoimmune Protocol) Diet: A Beginner's Guide
door:	Healthline	**Datum:**	2020-08-25T06:00:00Z
Website:	Healthline	**Uitgever:**	Healthline Media

[s4] - https://www.ncbi.nlm.nih.gov/books/NBK597377/

Auteur:	Alexander Scheiber, Victoria Mank	**Titel:**	Anti-Inflammatory Diets
door:	StatPearls Publishing	**Datum:**	2023/10/28
Website:	NCBI Bookshelf	**Uitgever:**	StatPearls

[s5] - https://health.clevelandclinic.org/aip-diet-autoimmune-protocol-diet

Titel:	What Is the AIP (Autoimmune Protocol) Diet?	**door:**	Cleveland Clinic
Website:	health.clevelandclinic.org	**Uitgever:**	Cleveland Clinic

[s6] - https://www.healthline.com/nutrition/aip-diet-autoimmune-protocol-diet

Auteur:	Alina Petre, MS, RD (NL)	**Titel:**	AIP (Autoimmune Protocol) Diet: A Beginner's Guide
door:	Healthline	**Datum:**	2020-08-25T06:00:00Z
Website:	Healthline.com	**Uitgever:**	Healthline Media

[s7] - https://pmc.ncbi.nlm.nih.gov/articles/PMC8201077/

Auteur: Evanthia Tourkochristou, Christos Triantos, Athanasia Mouzaki
Titel: The Influence of Nutritional Factors on Immunological Outcomes
door: University of Patras
DOI: 10.3389/fimmu.2021.665968
Datum: 2021 May 31
Website: PubMed Central (PMC)
Uitgever: Frontiers in Immunology

[s8] - https://pmc.ncbi.nlm.nih.gov/articles/PMC8435108/

Auteur: Toan Do, Sarah Diamond, Caitlin Green, Malissa Warren
Titel: Nutritional Implications of Patients with Dysautonomia and Hypermobility Syndromes
door: Oregon Health & Science University; Medical University of South Carolina
DOI: 10.1007/s13668-021-00373-1
Datum: 2021 Sep 12
Website: PubMed Central (PMC)
Uitgever: Current Nutrition Reports

[s9] - https://pmc.ncbi.nlm.nih.gov/articles/PMC5466942/

Auteur: Julieanna Hever, Raymond J Cronise
Titel: Plant-based nutrition for healthcare professionals: implementing diet as a primary modality in the prevention and treatment of chronic disease
door: To Your Health Fitness and Nutrition, Thermogenex
DOI: 10.11909/j.issn.1671-5411.2017.05.012
Datum: 2017 May
Website: PubMed Central (PMC)
Uitgever: Journal of Geriatric Cardiology : JGC

[s10] - https://pmc.ncbi.nlm.nih.gov/articles/PMC8620243/

Auteur: Camilla Barbero Mazzucca, Davide Raineri, Giuseppe Cappellano, Annalisa Chiocchetti
Titel: How to Tackle the Relationship between Autoimmune Diseases and Diet: Well Begun Is Half-Done
DOI: 10.3390/nu13113956
Datum: 2021 Nov 5
Website: PubMed Central (PMC)
Uitgever: Nutrients

[s11] - https://pmc.ncbi.nlm.nih.gov/articles/PMC8955724/

Auteur: Panagiotis Stoiloudis, Evangelia Kesidou, Christos Bakirtzis, Styliani-Aggeliki Sintila, Natalia Konstantinidou, Marina Boziki, Nikolaos Grigoriadis
Titel: The Role of Diet and Interventions on Multiple Sclerosis: A Review
door: Aristotle University of Thessaloniki
DOI: 10.3390/nu14061150
Datum: 2022 Mar 9
Website: PubMed Central (PMC)
Uitgever: MDPI

[s12] - https://www.ncbi.nlm.nih.gov/books/NBK597377/

Auteur: Alexander Scheiber, Victoria Mank
Titel: Anti-Inflammatory Diets
door: StatPearls Publishing
Datum: 2023/10/28
Website: NCBI Bookshelf
Uitgever: StatPearls Publishing

[s13] - https://pmc.ncbi.nlm.nih.gov/articles/PMC8955724/

Auteur:	Panagiotis Stoiloudis, Evangelia Kesidou, Christos Bakirtzis, Styliani-Aggeliki Sintila, Natalia Konstantinidou, Marina Boziki, Nikolaos Grigoriadis	**Titel:**	The Role of Diet and Interventions on Multiple Sclerosis: A Review
door:	2nd Department of Neurology, AHEPA Hospital, Faculty of Health Sciences, Aristotle University of Thessaloniki	**DOI:**	10.3390/nu14061150
Datum:	2022 Mar 9	**Website:**	PubMed Central (PMC)
Uitgever:	Nutrients		

[s14] - https://pmc.ncbi.nlm.nih.gov/articles/PMC8389628/

Auteur:	Kristine Stromsnes, Angela G Correas, Jenny Lehmann, Juan Gambini, Gloria Olaso-Gonzalez	**Titel:**	Anti-Inflammatory Properties of Diet: Role in Healthy Aging
door:	National Center for Biotechnology Information (NCBI)	**DOI:**	10.3390/biomedicines9080922
Datum:	2021 Jul 30	**Website:**	PubMed Central (PMC)
Uitgever:	Biomedicines		

[s15] -
https://www.nia.nih.gov/health/alzheimers-and-dementia/what-do-we-know-about-diet-and-prevention-alzheimers-disease

Titel:	What Do We Know About Diet and Prevention of Alzheimer's Disease?	**door:**	National Institute on Aging (NIA)
Website:	National Institute on Aging		

[s16] - https://pmc.ncbi.nlm.nih.gov/articles/PMC7284442/

Auteur:	Chiara Gioia, Bruno Lucchino, Maria Grazia Tarsitano, Cristina Iannuccelli, Manuela Di Franco	**Titel:**	Dietary Habits and Nutrition in Rheumatoid Arthritis: Can Diet Influence Disease Development and Clinical Manifestations?
DOI:	10.3390/nu12051456	**Datum:**	2020 May 18
Website:	PubMed Central (PMC)	**Uitgever:**	Nutrients

[s17] - https://pmc.ncbi.nlm.nih.gov/articles/PMC8620243/

Auteur:	Camilla Barbero Mazzucca, Davide Raineri, Giuseppe Cappellano, Annalisa Chiocchetti	**Titel:**	How to Tackle the Relationship between Autoimmune Diseases and Diet: Well Begun Is Half-Done
door:	Università del Piemonte Orientale	**DOI:**	10.3390/nu13113956
Datum:	2021 Nov 5	**Website:**	PubMed Central (PMC)

[s18] - https://www.ncbi.nlm.nih.gov/pmc/articles/PMC8464906/

Auteur:	Carlijn A Wagenaar, Marieke van de Put, Michelle Bisschops, Wendy Walrabenstein, Catharina S de Jonge, Hilde Herrema, Dirkjan van Schaardenburg	**Titel:**	The Effect of Dietary Interventions on Chronic Inflammatory Diseases in Relation to the Microbiome: A Systematic Review
DOI:	10.3390/nu13093208	**Datum:**	2021 Sep 15
Website:	PubMed Central (PMC)	**Uitgever:**	Nutrients

[s19] - https://pmc.ncbi.nlm.nih.gov/articles/PMC7284442/

Auteur:	Chiara Gioia, Bruno Lucchino, Maria Grazia Tarsitano, Cristina Iannuccelli, Manuela Di Franco	**Titel:**	Dietary Habits and Nutrition in Rheumatoid Arthritis: Can Diet Influence Disease Development and Clinical Manifestations?
door:	Sapienza University of Rome	**DOI:**	10.3390/nu12051456
Datum:	2020 May 18	**Website:**	PubMed Central (PMC)
Uitgever:	Nutrients		

[s20] - https://pmc.ncbi.nlm.nih.gov/articles/PMC9101513/

Auteur:	Yana Danailova, Tsvetelina Velikova, Georgi Nikolaev, Zorka Mitova, Alexander Shinkov, Hristo Gagov, Rossitza Konakchieva	**Titel:**	Nutritional Management of Thyroiditis of Hashimoto
DOI:	10.3390/ijms23095144	**Datum:**	2022 May 5
Website:	PubMed Central (PMC)	**Uitgever:**	International Journal of Molecular Sciences

[s21] - https://pmc.ncbi.nlm.nih.gov/articles/PMC7400883/

Auteur:	Daniela Cannas, Eleonora Loi, Matteo Serra, Davide Firinu, Paolo Valera, Patrizia Zavattari	**Titel:**	Relevance of Essential Trace Elements in Nutrition and Drinking Water for Human Health and Autoimmune Disease Risk
door:	University of Cagliari	**DOI:**	10.3390/nu12072074
Datum:	2020 Jul 13	**Website:**	PubMed Central (PMC)
Uitgever:	MDPI		

[s22] - https://pmc.ncbi.nlm.nih.gov/articles/PMC8531728/

Auteur:	Tianyi Shao, Henu Kumar Verma, Babita Pande, Vincenzo Costanzo, Weibing Ye, Yuyan Cai, L V K S Bhaskar	**Titel:**	Physical Activity and Nutritional Influence on Immune Function: An Important Strategy to Improve Immunity and Health Status
DOI:	10.3389/fphys.2021.751374	**Datum:**	2021 Oct 8
Website:	PubMed Central (PMC)	**Uitgever:**	Frontiers in Physiology

[s23] - https://pmc.ncbi.nlm.nih.gov/articles/PMC9772031/

Auteur:	Camelia Munteanu, Betty Schwartz	**Titel:**	The relationship between nutrition and the immune system
DOI:	10.3389/fnut.2022.1082500	**Datum:**	2022 Dec 8
Website:	PubMed Central (PMC)	**Uitgever:**	Frontiers in Nutrition

[s24] - https://pmc.ncbi.nlm.nih.gov/articles/PMC9101513/

Auteur:	Yana Danailova, Tsvetelina Velikova, Georgi Nikolaev, Zorka Mitova, Alexander Shinkov, Hristo Gagov, Rossitza Konakchieva	**Titel:**	Nutritional Management of Thyroiditis of Hashimoto
door:	Sofia University "St. Kliment Ohridski", University Hospital Lozenetz, Bulgarian Academy of Sciences, Medical University of Sofia	**DOI:**	10.3390/ijms23095144
Datum:	2022 May 5	**Website:**	PubMed Central (PMC)
Uitgever:	International Journal of Molecular Sciences		

[s25] - https://pmc.ncbi.nlm.nih.gov/articles/PMC11314468/

Auteur:	Anna-Mariia Shulhai, Roberta Rotondo, Maddalena Petraroli, Viviana Patianna, Barbara Predieri, Lorenzo Iughetti, Susanna Esposito, Maria Elisabeth Street	**Titel:**	The Role of Nutrition on Thyroid Function
door:	University of Parma; University Hospital of Parma; University of Modena and Reggio Emilia	**DOI:**	10.3390/nu16152496
Datum:	2024 Jul 31	**Website:**	PubMed Central (PMC)
Uitgever:	MDPI		

[s26] - https://pmc.ncbi.nlm.nih.gov/articles/PMC9962371/

Auteur:	Karolina Osowiecka, Joanna Myszkowska-Ryciak	**Titel:**	The Influence of Nutritional Intervention in the Treatment of Hashimoto's Thyroiditis—A Systematic Review
DOI:	10.3390/nu15041041	**Datum:**	2023 Feb 20
Website:	PubMed Central (PMC)	**Uitgever:**	Nutrients

[s27] - https://pmc.ncbi.nlm.nih.gov/articles/PMC10777438/

Auteur:	Siddhant P Murkey, Akash Agarwal, Pranam Pandit, Sunil Kumar, Arpita Jaiswal	**Titel:**	Unveiling the Spectrum of Ophthalmic Manifestations in Nutritional Deficiencies: A Comprehensive Review
door:	Jawaharlal Nehru Medical College, Datta Meghe Institute of Higher Education and Research, Wardha, IND	**DOI:**	10.7759/cureus.50311
Datum:	2023 Dec 11	**Website:**	PubMed Central (PMC)
Uitgever:	Cureus		

[s28] - https://pmc.ncbi.nlm.nih.gov/articles/PMC11314468/

Auteur:	Anna-Mariia Shulhai, Roberta Rotondo, Maddalena Petraroli, Viviana Patianna, Barbara Predieri, Lorenzo Iughetti, Susanna Esposito, Maria Elisabeth Street	**Titel:**	The Role of Nutrition on Thyroid Function
door:	University of Parma; University Hospital of Parma; University of Modena and Reggio Emilia	**DOI:**	10.3390/nu16152496
Datum:	2024 Jul 31	**Website:**	PubMed Central (PMC)

[s29] - https://ods.od.nih.gov/factsheets/VitaminB6-HealthProfessional/

Titel:	Vitamin B6 - Health Professional Fact Sheet	**door:**	NIH Office of Dietary Supplements
Datum:	Sat, 15 Feb 2025	**Website:**	ods.od.nih.gov

[s30] - https://pmc.ncbi.nlm.nih.gov/articles/PMC9772031/

Auteur:	Camelia Munteanu, Betty Schwartz	**Titel:**	The relationship between nutrition and the immune system
DOI:	10.3389/fnut.2022.1082500	**Datum:**	2022 Dec 8
Website:	PubMed Central (PMC)	**Uitgever:**	Frontiers in Nutrition

[s31] - https://pmc.ncbi.nlm.nih.gov/articles/PMC9101513/

Auteur:	Yana Danailova, Tsvetelina Velikova, Georgi Nikolaev, Zorka Mitova, Alexander Shinkov, Hristo Gagov, Rossitza Konakchieva	**Titel:**	Nutritional Management of Thyroiditis of Hashimoto
door:	Sofia University "St. Kliment Ohridski", University Hospital Lozenetz, Institute of Experimental Morphology, Pathology and Anthropology with Museum, Bulgarian Academy of Sciences, Medical University of Sofia	**DOI:**	10.3390/ijms23095144
Datum:	2022 May 5	**Website:**	PubMed Central (PMC)
Uitgever:	MDPI		

[s32] - https://pmc.ncbi.nlm.nih.gov/articles/PMC9962371/

Auteur:	Karolina Osowiecka, Joanna Myszkowska-Ryciak	**Titel:**	The Influence of Nutritional Intervention in the Treatment of Hashimoto's Thyroiditis—A Systematic Review
door:	Warsaw University of Life Sciences (WULS)	**DOI:**	10.3390/nu15041041
Datum:	2023 Feb 20	**Website:**	PubMed Central (PMC)
Uitgever:	Nutrients		

[s33] - https://pubmed.ncbi.nlm.nih.gov/35308285/

Auteur:	Méndez-López LF, Sosa de León D, López-Cabanillas Lomelí M, González-Martínez BE, Vázquez-Rodríguez JA	**Titel:**	Phytochemicals From Vicia faba Beans as Ligands of the Aryl Hydrocarbon Receptor to Regulate Autoimmune Diseases
DOI:	10.3389/fnut.2022.790440	**Datum:**	03/04/2022
Website:	PubMed	**Uitgever:**	Front Nutr

[s34] - https://pmc.ncbi.nlm.nih.gov/articles/PMC8931403/

Auteur:	Luis Fernando Méndez-López, Deisy Sosa de León, Manuel López-Cabanillas Lomelí, Blanca Edelia González-Martínez, Jesús Alberto Vázquez-Rodríguez	**Titel:**	Phytochemicals From Vicia faba Beans as Ligands of the Aryl Hydrocarbon Receptor to Regulate Autoimmune Diseases
door:	Universidad Autónoma de Nuevo León	**DOI:**	10.3389/fnut.2022.790440
Datum:	2022 Mar 4	**Website:**	PubMed Central (PMC)
Uitgever:	Frontiers in Nutrition		

[s35] - https://pmc.ncbi.nlm.nih.gov/articles/PMC5909253/

Auteur:	Anna Winkvist, Linnea Bärebring, Inger Gjertsson, Lars Ellegård, Helen M Lindqvist	**Titel:**	A randomized controlled cross-over trial investigating the effect of anti-inflammatory diet on disease activity and quality of life in rheumatoid arthritis: the Anti-inflammatory Diet In Rheumatoid Arthritis (ADIRA) study protocol
door:	Sahlgrenska Academy, University of Gothenburg	**DOI:**	10.1186/s12937-018-0354-x
Datum:	2018 Apr 20	**Website:**	PubMed Central (PMC)
Uitgever:	Nutrition Journal		

[s36] - https://pmc.ncbi.nlm.nih.gov/articles/PMC11722875/

Auteur:	Sylvia Goedeke, Tamzyn Murphy, Amy Rush, Caryn Zinn	**Titel:**	Assessing the Nutrient Composition of a Carnivore Diet: A Case Study Model
door:	Auckland University of Technology	**DOI:**	10.3390/nu17010140
Datum:	2024 Dec 31	**Website:**	PubMed Central (PMC)
Uitgever:	Nutrients		

[s37] - https://pmc.ncbi.nlm.nih.gov/articles/PMC10304460/

Auteur:	Madeleine Myers, Carrie Helen Stevenson Ruxton	**Titel:**	Eggs: Healthy or Risky? A Review of Evidence from High Quality Studies on Hen's Eggs
DOI:	10.3390/nu15122657	**Datum:**	2023 Jun 7
Website:	PubMed Central (PMC)	**Uitgever:**	Nutrients

[s38] - https://pmc.ncbi.nlm.nih.gov/articles/PMC7284442/

Auteur:	Chiara Gioia, Bruno Lucchino, Maria Grazia Tarsitano, Cristina Iannuccelli, Manuela Di Franco	**Titel:**	Dietary Habits and Nutrition in Rheumatoid Arthritis: Can Diet Influence Disease Development and Clinical Manifestations?
door:	Sapienza University of Rome	**DOI:**	10.3390/nu12051456
Datum:	2020 May 18	**Website:**	PubMed Central (PMC)
Uitgever:	Nutrients		

[s39] - https://pmc.ncbi.nlm.nih.gov/articles/PMC5288891/

Auteur:	Pauline Ducrot, Caroline Méjean, Vani Aroumougame, Gladys Ibanez, Benjamin Allès, Emmanuelle Kesse-Guyot, Serge Hercberg, Sandrine Pé neau	**Titel:**	Meal planning is associated with food variety, diet quality and body weight status in a large sample of French adults
door:	Equipe de Recherche en Epidé miologie Nutritionnelle, Centre de Recherche en Epidémiologie et Statistiques, Université Paris 13, Inserm (U1153), Inra (U1125), Cnam, COMUE Sorbonne Paris Cité, Bobigny, France	**DOI:**	10.1186/s12966-017-0461-7
Datum:	2017 Feb 2	**Website:**	PMC (PubMed Central)

[s40] - https://pmc.ncbi.nlm.nih.gov/articles/PMC5962965/
Auteur: Monika Potter, Antonis Vlassopoulos, Undine Lehmann
Titel: Snacking Recommendations Worldwide: A Scoping Review
door: Nestlé Research Center
DOI: 10.1093/advances/nmx003
Datum: 2018 Apr 7
Website: PubMed Central (PMC)
Uitgever: Advances in Nutrition

[s41] - https://pmc.ncbi.nlm.nih.gov/articles/PMC7071230/
Auteur: Stephanie Cowan, Surbhi Sood, Helen Truby, Aimee Dordevic, Melissa Adamski, Simone Gibson
Titel: Inflaming Public Interest: A Qualitative Study of Adult Learners' Perceptions on Nutrition and Inflammation
door: Department of Nutrition, Dietetics and Food, Monash University
DOI: 10.3390/nu12020345
Datum: 2020 Jan 28
Website: PubMed Central (PMC)
Uitgever: Nutrients

[s42] - https://pmc.ncbi.nlm.nih.gov/articles/PMC8064481/
Auteur: Marjo J E Campmans-Kuijpers, Gerard Dijkstra
Titel: Food and Food Groups in Inflammatory Bowel Disease (IBD): The Design of the Groningen Anti-Inflammatory Diet (GrAID)
door: University Medical Center Groningen, University of Groningen
DOI: 10.3390/nu13041067
Datum: 2021 Mar 25
Website: PubMed Central (PMC)
Uitgever: Nutrients

[s43] - https://pmc.ncbi.nlm.nih.gov/articles/PMC4070292/
Auteur: Gregory Hostetler, Ken Riedl, Horacio Cardenas, Mayra Diosa-Toro, Daniel Arango, Steven Schwartz, Andrea I Doseff
Titel: Flavone deglycosylation increases their anti-inflammatory activity and absorption
door: The Ohio State University
DOI: 10.1002/mnfr.201100596
Datum: 2012 Feb 20
Website: PubMed Central (PMC)
Uitgever: Molecular nutrition & food research

[s44] - https://pmc.ncbi.nlm.nih.gov/articles/PMC6049644/
Auteur: Seongeung Lee, Youngmin Choi, Heon Sang Jeong, Junsoo Lee, Jeehye Sung
Titel: Effect of different cooking methods on the content of vitamins and true retention in selected vegetables
DOI: 10.1007/s10068-017-0281-1
Datum: 2017 Dec 12
Website: PubMed Central (PMC)

[s45] - https://pmc.ncbi.nlm.nih.gov/articles/PMC7693970/
Auteur: Sandra Zavadlav, Marijana Blažić, Franco Van de Velde, Charito Vignatti, Cecilia Fenoglio, Andrea M Piagentini, María Elida Pirovani, Cristina M Perotti, Danijela Bursać Kovačević, Predrag Putnik
Titel: Sous-Vide as a Technique for Preparing Healthy and High-Quality Vegetable and Seafood Products
DOI: 10.3390/foods9111537
Datum: 2020 Oct 25
Website: PubMed Central (PMC)

[s46] - https://www.mdpi.com/2304-8158/13/14/2217

Auteur:	Georgiana Ancuta Misu, Cristina Maria Canja, Mirabela Lupu, Florentina Matei	**Titel:**	Advances and Drawbacks of Sous-Vide Technique—A Critical Review
door:	Multidisciplinary Digital Publishing Institute	**DOI:**	10.3390/foods13142217
Datum:	2024-07-15	**Website:**	MDPI
Uitgever:	Multidisciplinary Digital Publishing Institute		

[s47] - https://pmc.ncbi.nlm.nih.gov/articles/PMC7601710/

Auteur:	Inmaculada Gómez, Rasmi Janardhanan, Francisco C Ibañez, María José Beriain	**Titel:**	The Effects of Processing and Preservation Technologies on Meat Quality: Sensory and Nutritional Aspects
DOI:	10.3390/foods9101416	**Datum:**	2020 Oct 7
Website:	PubMed Central (PMC)	**Uitgever:**	MDPI

[s48] - https://pubmed.ncbi.nlm.nih.gov/34441559/

Auteur:	de Castro NT;de Alencar ER; Zandonadi RP;Han H;Raposo A; Ariza-Montes A;Araya-Castillo L; Botelho RBA	**Titel:**	Influence of Cooking Method on the Nutritional Quality of Organic and Conventional Brazilian Vegetables: A Study on Sodium, Potassium, and Carotenoids
DOI:	10.3390/foods10081782	**Datum:**	07/31/2021
Website:	PubMed	**Uitgever:**	Foods

[s49] - https://pmc.ncbi.nlm.nih.gov/articles/PMC7693970/

Auteur:	Sandra Zavadlav, Marijana Blažić, Franco Van de Velde, Charito Vignatti, Cecilia Fenoglio, Andrea M Piagentini, María Elida Pirovani, Cristina M Perotti, Danijela Bursać Kovačević, Predrag Putnik	**Titel:**	Sous-Vide as a Technique for Preparing Healthy and High-Quality Vegetable and Seafood Products
door:	Karlovac University of Applied Sciences; Universidad Nacional del Litoral; Consejo Nacional de Investigaciones Científicas y Té cnicas; University of Zagreb; Greenbird Medical Inc.; University North	**DOI:**	10.3390/foods9111537
Datum:	2020 Oct 25	**Website:**	PMC
Uitgever:	MDPI		

[s50] - https://pubmed.ncbi.nlm.nih.gov/36299246/

Auteur:	Coe S; Spiro A	**Titel:**	Cooking at home to retain nutritional quality and minimise nutrient losses: A focus on vegetables, potatoes and pulses
DOI:	10.1111/nbu.12584	**Datum:**	2022 Dec
Website:	PubMed	**Uitgever:**	Nutr Bull

[s51] - https://pmc.ncbi.nlm.nih.gov/articles/PMC5466942/

Auteur:	Julieanna Hever, Raymond J Cronise	**Titel:**	Plant-based nutrition for healthcare professionals: implementing diet as a primary modality in the prevention and treatment of chronic disease
door:	To Your Health Fitness and Nutrition, Thermogenex	**DOI:**	10.11909/j.issn.1671-5411.2017.05.012
Datum:	2017 May	**Website:**	PubMed Central (PMC)
Uitgever:	Journal of Geriatric Cardiology : JGC		

[s52] - https://pmc.ncbi.nlm.nih.gov/articles/PMC9080102/

Auteur:	Gabriel P Esteves, Bruna Caruso Mazzolani, Fabiana Infante Smaira, Elizabeth Silva Mendes, Gabriela Guimarães de Oliveira, Hamilton Roschel, Bruno Gualano, Rosa Maria R Pereira, Eimear Dolan	**Titel:**	Nutritional recommendations for patients undergoing prolonged glucocorticoid therapy
door:	Faculdade de Medicina FMUSP, Universidade de Sao Paulo	**DOI:**	10.1093/rap/rkac029
Datum:	2022 Apr 21	**Website:**	PubMed Central (PMC)
Uitgever:	Oxford University Press		

[s53] - https://pmc.ncbi.nlm.nih.gov/articles/PMC7284442/

Auteur:	Chiara Gioia, Bruno Lucchino, Maria Grazia Tarsitano, Cristina Iannuccelli, Manuela Di Franco	**Titel:**	Dietary Habits and Nutrition in Rheumatoid Arthritis: Can Diet Influence Disease Development and Clinical Manifestations?
door:	Sapienza University of Rome	**DOI:**	10.3390/nu12051456
Datum:	2020 May 18	**Website:**	PubMed Central (PMC)
Uitgever:	MDPI		

[s54] - https://pmc.ncbi.nlm.nih.gov/articles/PMC5466942/

Auteur:	Julieanna Hever, Raymond J Cronise	**Titel:**	Plant-based nutrition for healthcare professionals: implementing diet as a primary modality in the prevention and treatment of chronic disease
door:	National Center for Biotechnology Information (NCBI)	**DOI:**	10.11909/j.issn.1671-5411.2017.05.012
Datum:	2017 May	**Website:**	PubMed Central (PMC)
Uitgever:	Journal of Geriatric Cardiology : JGC		

[s55] - https://pmc.ncbi.nlm.nih.gov/articles/PMC8804093/

Auteur:	Sapna Langyan, Pranjal Yadava, Fatima Nazish Khan, Zahoor A Dar, Renu Singh, Ashok Kumar	**Titel:**	Sustaining Protein Nutrition Through Plant-Based Foods
DOI:	10.3389/fnut.2021.772573	**Datum:**	2022 Jan 18
Website:	PubMed Central (PMC)	**Uitgever:**	Frontiers in Nutrition

[s56] - https://pmc.ncbi.nlm.nih.gov/articles/PMC10746081/

Auteur:	Tatiana Palotta Minari, Lúcia Helena Bonalume Tácito, Louise Buonalumi Tácito Yugar, Sílvia Elaine Ferreira-Melo, Carolina Freitas Manzano, Antô nio Carlos Pires, Heitor Moreno, José Fernando Vilela-Martin, Luciana Neves Cosenso-Martin, Juan Carlos Yugar-Toledo	**Titel:**	Nutritional Strategies for the Management of Type 2 Diabetes Mellitus: A Narrative Review
door:	National Center for Biotechnology Information (NCBI)	**DOI:**	10.3390/nu15245096
Datum:	2023 Dec 13	**Website:**	PMC (PubMed Central)
Uitgever:	MDPI		

[s57] - https://pmc.ncbi.nlm.nih.gov/articles/PMC5466942/

Auteur:	Julieanna Hever, Raymond J Cronise	**Titel:**	Plant-based nutrition for healthcare professionals: implementing diet as a primary modality in the prevention and treatment of chronic disease
door:	To Your Health Fitness and Nutrition, Beverly Hills, CA, USA, Thermogenex, Huntsville, AL, USA	**DOI:**	10.11909/j.issn.1671-5411.2017.05.012
Datum:	2017 May	**Website:**	PubMed Central (PMC)
Uitgever:	Journal of Geriatric Cardiology : JGC		

[s58] - https://pmc.ncbi.nlm.nih.gov/articles/PMC8620243/

Auteur:	Camilla Barbero Mazzucca, Davide Raineri, Giuseppe Cappellano, Annalisa Chiocchetti	**Titel:**	How to Tackle the Relationship between Autoimmune Diseases and Diet: Well Begun Is Half-Done
door:	Università del Piemonte Orientale	**DOI:**	10.3390/nu13113956
Datum:	2021 Nov 5	**Website:**	PubMed Central (PMC)

[s59] - https://pmc.ncbi.nlm.nih.gov/articles/PMC8747310/

Auteur:	Jagoda Garbicz, Beata Całyniuk, Michał Górski, Marta Buczkowska, Małgorzata Piecuch, Aleksandra Kulik, Piotr Rozentryt	**Titel:**	Nutritional Therapy in Persons Suffering from Psoriasis
door:	Medical University of Silesia in Katowice	**DOI:**	10.3390/nu14010119
Datum:	2021 Dec 28	**Website:**	PubMed Central (PMC)
Uitgever:	Nutrients		

[s60] - https://pmc.ncbi.nlm.nih.gov/articles/PMC8955724/

Auteur:	Panagiotis Stoiloudis, Evangelia Kesidou, Christos Bakirtzis, Styliani-Aggeliki Sintila, Natalia Konstantinidou, Marina Boziki, Nikolaos Grigoriadis	**Titel:**	The Role of Diet and Interventions on Multiple Sclerosis: A Review
door:	2nd Department of Neurology, AHEPA Hospital, Faculty of Health Sciences, Aristotle University of Thessaloniki, Thessaloniki, Greece	**DOI:**	10.3390/nu14061150
Datum:	2022 Mar 9	**Website:**	PubMed Central (PMC)
Uitgever:	Nutrients		

[s61] - https://pmc.ncbi.nlm.nih.gov/articles/PMC7284442/

Auteur:	Chiara Gioia, Bruno Lucchino, Maria Grazia Tarsitano, Cristina Iannuccelli, Manuela Di Franco	**Titel:**	Dietary Habits and Nutrition in Rheumatoid Arthritis: Can Diet Influence Disease Development and Clinical Manifestations?
door:	Sapienza University of Rome	**DOI:**	10.3390/nu12051456
Datum:	2020 May 18	**Website:**	PubMed Central (PMC)

[s62] - https://pmc.ncbi.nlm.nih.gov/articles/PMC4034518/

Auteur:	Arndt Manzel, Dominik N Muller, David A Hafler, Susan E Erdman, Ralf A Linker, Markus Kleinewietfeld	**Titel:**	Role of "Western Diet" in Inflammatory Autoimmune Diseases
DOI:	10.1007/s11882-013-0404-6	**Datum:**	2014 Jan
Website:	PubMed Central (PMC)	**Uitgever:**	Current allergy and asthma reports

[s63] - https://pmc.ncbi.nlm.nih.gov/articles/PMC5097114/

Auteur:	Stefanie Jörg, Diana A Grohme, Melanie Erzler, Marilene Binsfeld, Aiden Haghikia, Dominik N Müller, Ralf A Linker, Markus Kleinewietfeld	**Titel:**	Environmental factors in autoimmune diseases and their role in multiple sclerosis
DOI:	10.1007/s00018-016-2311-1	**Datum:**	2016 Aug 4
Website:	PubMed Central (PMC)	**Uitgever:**	Cellular and Molecular Life Sciences: CMLS

[s64] - https://pmc.ncbi.nlm.nih.gov/articles/PMC10710847/

Auteur:	Kartikey V Shekhar, Mrunmayee M Pathak, Gajanan Pisulkar	**Titel:**	Diet and Lifestyle Impact on Rheumatoid Arthritis: A Comprehensive Review
door:	Jawaharlal Nehru Medical College, Datta Meghe Institute of Higher Education and Research	**DOI:**	10.7759/cureus.48625
Datum:	2023 Nov 10	**Website:**	PubMed Central (PMC)
Uitgever:	Cureus		

[s65] - https://pmc.ncbi.nlm.nih.gov/articles/PMC9101513/

Auteur:	Yana Danailova, Tsvetelina Velikova, Georgi Nikolaev, Zorka Mitova, Alexander Shinkov, Hristo Gagov, Rossitza Konakchieva	**Titel:**	Nutritional Management of Thyroiditis of Hashimoto
DOI:	10.3390/ijms23095144	**Datum:**	2022 May 5
Website:	PubMed Central (PMC)		

[s66] - https://pmc.ncbi.nlm.nih.gov/articles/PMC10056161/

Auteur:	Mihaela Simona Popoviciu, Nirja Kaka, Yashendra Sethi, Neil Patel, Hitesh Chopra, Simona Cavalu	**Titel:**	Type 1 Diabetes Mellitus and Autoimmune Diseases: A Critical Review of the Association and the Application of Personalized Medicine
door:	University of Oradea, PearResearch, GMERS Medical College, Government Doon Medical College, HNB Uttarakhand Medical Education University, Chitkara College of Pharmacy	**DOI:**	10.3390/jpm13030422
Datum:	2023 Feb 26	**Website:**	PubMed Central (PMC)
Uitgever:	MDPI		

[s67] - https://pmc.ncbi.nlm.nih.gov/articles/PMC11597059/

Auteur:	Aleksandra Anna Kajdas, Agnieszka Żebrowska, Anna Zalewska-Janowska, Aneta Czerwonogrodzka-Senczyna	**Titel:**	The Role of Nutrition in the Pathogenesis and Treatment of Autoimmune Bullous Diseases—A Narrative Review
door:	PubMed Central (PMC)	**DOI:**	10.3390/nu16223961
Datum:	2024 Nov 20	**Website:**	PMC
Uitgever:	Nutrients		

[s68] - https://pmc.ncbi.nlm.nih.gov/articles/PMC9772031/

Auteur:	Camelia Munteanu, Betty Schwartz	**Titel:**	The relationship between nutrition and the immune system
door:	University of Agricultural Sciences and Veterinary Medicine Cluj-Napoca, The Hebrew University of Jerusalem	**DOI:**	10.3389/fnut.2022.1082500
Datum:	2022 Dec 8	**Website:**	PubMed Central (PMC)
Uitgever:	Frontiers in Nutrition		

[s69] - https://pmc.ncbi.nlm.nih.gov/articles/PMC9710406/

Auteur:	NURIYE GOKCE, NESLIHAN BASGOZ, SERCAN KENANOGLU, HILAL AKALIN, YUSUF OZKUL, MAHMUT CERKEZ ERGOREN, TOMMASO BECCARI, MATTEO BERTELLI, MUNIS DUNDAR	**Titel:**	An overview of the genetic aspects of hair loss and its connection with nutrition
DOI:	10.15167/2421-4248/jpmh2022.63.2S3.2765	**Datum:**	2022 Oct 17
Website:	PubMed Central (PMC)	**Uitgever:**	Journal of Preventive Medicine and Hygiene

[s70] - https://pmc.ncbi.nlm.nih.gov/articles/PMC11205075/

Auteur:	Luca Pecoraro, Carla Mastrorilli, Stefania Arasi, Simona Barni, Davide Caimmi, Fernanda Chiera, Giulio Dinardo, Serena Gracci, Michele Miraglia Del Giudice, Roberto Bernardini, Arianna Giannetti	**Titel:**	Nutritional and Psychosocial Impact of Food Allergy in Pediatric Age
DOI:	10.3390/life14060695	**Datum:**	2024 May 28
Website:	PubMed Central (PMC)	**Uitgever:**	Life

[s71] - https://pmc.ncbi.nlm.nih.gov/articles/PMC8152468/

Auteur:	Domenico Gargano, Ramapraba Appanna, Antonella Santonicola, Fabio De Bartolomeis, Cristiana Stellato, Antonella Cianferoni, Vincenzo Casolaro, Paola Iovino	**Titel:**	Food Allergy and Intolerance: A Narrative Review on Nutritional Concerns
door:	Allergy and Clinical Immunology Unit, San Giuseppe Moscati Hospital; Department of Medicine, Surgery and Dentistry “Scuola Medica Salernitana”, University of Salerno; Division of Allergy and Immunology, The Children’s Hospital of Philadelphia, Perelman School of Medicine at University of Pennsylvania	**DOI:**	10.3390/nu13051638
Datum:	2021 May 13	**Website:**	PubMed Central (PMC)
Uitgever:	Nutrients		

[s72] - https://pmc.ncbi.nlm.nih.gov/articles/PMC10084985/

Auteur:	Linda Liang, Clarissa Saunders, Nerses Sanossian	**Titel:**	Food, gut barrier dysfunction, and related diseases: A new target for future individualized disease prevention and management
door:	University of Southern California, Los Angeles, California, USA; Department of Neurology, Medical School of Southern California, Los Angeles, California, USA	**DOI:**	10.1002/fsn3.3229
Datum:	2023 Mar 7	**Website:**	PubMed Central (PMC)
Uitgever:	Food Science & Nutrition		

[s73] - https://pmc.ncbi.nlm.nih.gov/articles/PMC5466942/

Auteur:	Julieanna Hever, Raymond J Cronise	**Titel:**	Plant-based nutrition for healthcare professionals: implementing diet as a primary modality in the prevention and treatment of chronic disease
door:	To Your Health Fitness and Nutrition, Thermogenex	**DOI:**	10.11909/j.issn.1671-5411.2017.05.012
Datum:	2017 May	**Website:**	PubMed Central (PMC)
Uitgever:	Journal of Geriatric Cardiology : JGC		

[s74] - https://pmc.ncbi.nlm.nih.gov/articles/PMC6899614/

Auteur:	D Partridge, K A Lloyd, J M Rhodes, A W Walker, A M Johnstone, B J Campbell	**Titel:**	Food additives: Assessing the impact of exposure to permitted emulsifiers on bowel and metabolic health – introducing the FADiets study
door:	The Rowett Institute, University of Aberdeen; Institute of Translational Medicine, University of Liverpool	**DOI:**	10.1111/nbu.12408
Datum:	2019 Nov 25	**Website:**	PubMed Central (PMC)
Uitgever:	Nutrition Bulletin		

[s75] - https://pmc.ncbi.nlm.nih.gov/articles/PMC8600158/

Auteur:	Victoria Peteliuk, Lesia Rybchuk, Maria Bayliak, Kenneth B Storey, Oleh Lushchak	**Titel:**	Natural sweetener Stevia rebaudiana: Functionalities, health benefits and potential risks
door:	Vasyl Stefanyk Precarpathian National University; Carleton University	**DOI:**	10.17179/excli2021-4211
Datum:	2021 Sep 22	**Website:**	PubMed Central (PMC)
Uitgever:	EXCLI Journal		

[s76] - https://pmc.ncbi.nlm.nih.gov/articles/PMC6363527/

Auteur:	Francisco Javier Ruiz-Ojeda, Julio Plaza-Díaz, Maria Jose Sáez-Lara, Angel Gil	**Titel:**	Effects of Sweeteners on the Gut Microbiota: A Review of Experimental Studies and Clinical Trials
door:	University of Granada, Instituto de Investigación Biosanitaria IBS. GRANADA, CIBEROBN	**DOI:**	10.1093/advances/nmy037
Datum:	2019 Feb 5	**Website:**	PubMed Central (PMC)
Uitgever:	Oxford University Press		

[s77] - https://pmc.ncbi.nlm.nih.gov/articles/PMC10563692/

Auteur:	Qausar Hamed ALKaisy, Jasim S Al-Saadi, Ali Khudhair Jaber AL-Rikabi, Ammar B Altemimi, Mohammad Ali Hesarinejad, Tarek Gamal Abedelmaksoud	**Titel:**	Exploring the health benefits and functional properties of goat milk proteins
DOI:	10.1002/fsn3.3531	**Datum:**	2023 Jun 27
Website:	PubMed Central (PMC)	**Uitgever:**	Food Science & Nutrition

[s78] - https://pmc.ncbi.nlm.nih.gov/articles/PMC7120678/

Auteur:	Christian de Virgilio	**Titel:**	Question Sets and Answers
DOI:	10.1007/978-1-4939-1726-6_59	**Datum:**	2014 Jul 19
Website:	PubMed Central (PMC)		

[s79] - https://pmc.ncbi.nlm.nih.gov/articles/PMC5384531/

Auteur:	Guillaume Pouessel, Claire Claverie, Julien Labreuche, Jean-Marie Renaudin, Aimée Dorkenoo, Mireille Eb, Anne Moneret-Vautrin, Antoine Deschildre, Stephane Leteurtre, Linus Grabenhenrich, Margitta Worm, Sabine Dölle, Kathrin Scherer, Isidor Hutteger, Morten Christensen, Carsten Bindslev-Jensen, Charlotte Mortz, Esben Eller, Henrik Fomsgaard Kjaer, Leonor Carneiro-Leão, Jenny Badas, Alice Coimbra, Dikla Pivko Levy, Moshe Ben-Shoshan, Ayelet Rimon, Shira Benor, Nicolette J T Arends, Nikki Edelbroek, Hans de Groot, Joyce A M Emons, H Kim A Brand, Dirk Verhoeven, Leonieke N van Veen, Nicolette W de Jong, Geunwoong Noh, Eun Ha Jang, Mariona Pascal, Olga Dominguez, Mò nica Piquer, Montserrat Alvaro, Rosa Jimenez-Feijoo, Jaime Lozano, Adriana Machinena	**Titel:**	Abstracts from the Food Allergy and Anaphylaxis Meeting 2016
Website:	PMC		

[s80] - https://pmc.ncbi.nlm.nih.gov/articles/PMC5647120/

Auteur:	Gauree G Konijeti, NaMee Kim, James D Lewis, Shauna Groven, Anita Chandrasekaran, Sirisha Grandhe, Caroline Diamant, Emily Singh, Glenn Oliveira, Xiaoyun Wang, Bhuvan Molparia, Ali Torkamani	**Titel:**	Efficacy of the Autoimmune Protocol Diet for Inflammatory Bowel Disease
DOI:	10.1097/MIB.0000000000001221	**Datum:**	2017 Aug 29
Website:	PubMed Central (PMC)	**Uitgever:**	Inflammatory Bowel Diseases

[s81] - https://pmc.ncbi.nlm.nih.gov/articles/PMC9817715/

Auteur:	Aditi Saha, Isabella Dreyfuss, Humaira Sarfraz, Mark Friedman, Joseph Markowitz	**Titel:**	Dietary Considerations for Inflammatory Bowel Disease Are Useful for Treatment of Checkpoint Inhibitor-Induced Colitis
door:	H. Lee Moffitt Cancer Center and Research Institute	**DOI:**	10.3390/cancers15010084
Datum:	2022 Dec 23	**Website:**	PubMed Central (PMC)
Uitgever:	MDPI		

[s82] - https://pmc.ncbi.nlm.nih.gov/articles/PMC5647120/

Auteur: Gauree G Konijeti, NaMee Kim, James D Lewis, Shauna Groven, Anita Chandrasekaran, Sirisha Grandhe, Caroline Diamant, Emily Singh, Glenn Oliveira, Xiaoyun Wang, Bhuvan Molparia, Ali Torkamani
Titel: Efficacy of the Autoimmune Protocol Diet for Inflammatory Bowel Disease
DOI: 10.1097/MIB.0000000000001221
Datum: 2017 Aug 29
Website: PubMed Central (PMC)
Uitgever: Inflammatory Bowel Diseases

[s83] - https://pmc.ncbi.nlm.nih.gov/articles/PMC8955724/

Auteur: Panagiotis Stoiloudis, Evangelia Kesidou, Christos Bakirtzis, Styliani-Aggeliki Sintila, Natalia Konstantinidou, Marina Boziki, Nikolaos Grigoriadis
Titel: The Role of Diet and Interventions on Multiple Sclerosis: A Review
door: 2nd Department of Neurology, AHEPA Hospital, Faculty of Health Sciences, Aristotle University of Thessaloniki, 54636 Thessaloniki, Greece
DOI: 10.3390/nu14061150
Datum: 2022 Mar 9
Website: PubMed Central (PMC)
Uitgever: Nutrients

[s84] - https://pmc.ncbi.nlm.nih.gov/articles/PMC8620243/

Auteur: Camilla Barbero Mazzucca, Davide Raineri, Giuseppe Cappellano, Annalisa Chiocchetti
Titel: How to Tackle the Relationship between Autoimmune Diseases and Diet: Well Begun Is Half-Done
door: Università del Piemonte Orientale
DOI: 10.3390/nu13113956
Datum: 2021 Nov 5
Website: PubMed Central (PMC)

[s85] - https://pmc.ncbi.nlm.nih.gov/articles/PMC6592837/

Auteur: Robert D Abbott, Adam Sadowski, Angela G Alt
Titel: Efficacy of the Autoimmune Protocol Diet as Part of a Multi-disciplinary, Supported Lifestyle Intervention for Hashimoto's Thyroiditis
DOI: 10.7759/cureus.4556
Datum: 2019 Apr 27
Website: PubMed Central (PMC)
Uitgever: Cureus

[s86] - https://www.ncbi.nlm.nih.gov/pmc/articles/PMC8464906/

Auteur: Carlijn A Wagenaar, Marieke van de Put, Michelle Bisschops, Wendy Walrabenstein, Catharina S de Jonge, Hilde Herrema, Dirkjan van Schaardenburg
Titel: The Effect of Dietary Interventions on Chronic Inflammatory Diseases in Relation to the Microbiome: A Systematic Review
DOI: 10.3390/nu13093208
Datum: 2021 Sep 15
Website: PubMed Central (PMC)
Uitgever: Nutrients

[s87] - https://pmc.ncbi.nlm.nih.gov/articles/PMC8620243/

Auteur: Camilla Barbero Mazzucca, Davide Raineri, Giuseppe Cappellano, Annalisa Chiocchetti
Titel: How to Tackle the Relationship between Autoimmune Diseases and Diet: Well Begun Is Half-Done
door: Università del Piemonte Orientale
DOI: 10.3390/nu13113956
Datum: 2021 Nov 5
Website: PubMed Central (PMC)
Uitgever: MDPI

[s88] - https://pmc.ncbi.nlm.nih.gov/articles/PMC7284442/
Auteur: Chiara Gioia, Bruno Lucchino, Maria Grazia Tarsitano, Cristina Iannuccelli, Manuela Di Franco
Titel: Dietary Habits and Nutrition in Rheumatoid Arthritis: Can Diet Influence Disease Development and Clinical Manifestations?
door: Sapienza University of Rome
DOI: 10.3390/nu12051456
Datum: 2020 May 18
Website: PubMed Central (PMC)
Uitgever: Nutrients

[s89] - https://pmc.ncbi.nlm.nih.gov/articles/PMC10496934/
Auteur: Shubhangi Singh, Swarupa Chakole, Suyash Agrawal, Nidhi Shetty, Roshan Prasad, Tejaswee Lohakare, Mayur Wanjari, Seema Yelne
Titel: A Comprehensive Review of Upper Gastrointestinal Symptom Management in Autoimmune Gastritis: Current Insights and Future Directions
door: Jawaharlal Nehru Medical College, Datta Meghe Institute of Higher Education and Research, Wardha, IND
DOI: 10.7759/cureus.43418
Datum: 2023 Aug 13
Website: PubMed Central (PMC)
Uitgever: Cureus

[s90] - https://pmc.ncbi.nlm.nih.gov/articles/PMC8531728/
Auteur: Tianyi Shao, Henu Kumar Verma, Babita Pande, Vincenzo Costanzo, Weibing Ye, Yuyan Cai, L V K S Bhaskar
Titel: Physical Activity and Nutritional Influence on Immune Function: An Important Strategy to Improve Immunity and Health Status
DOI: 10.3389/fphys.2021.751374
Datum: 2021 Oct 8
Website: PubMed Central (PMC)
Uitgever: Frontiers in Physiology

[s91] - https://pmc.ncbi.nlm.nih.gov/articles/PMC9772031/
Auteur: Camelia Munteanu, Betty Schwartz
Titel: The relationship between nutrition and the immune system
DOI: 10.3389/fnut.2022.1082500
Datum: 2022 Dec 8
Website: PubMed Central (PMC)
Uitgever: Frontiers in Nutrition

[s92] - https://pmc.ncbi.nlm.nih.gov/articles/PMC8620243/
Auteur: Camilla Barbero Mazzucca, Davide Raineri, Giuseppe Cappellano, Annalisa Chiocchetti
Titel: How to Tackle the Relationship between Autoimmune Diseases and Diet: Well Begun Is Half-Done
door: Università del Piemonte Orientale
DOI: 10.3390/nu13113956
Datum: 2021 Nov 5
Website: PubMed Central (PMC)
Uitgever: MDPI

[s93] - https://pmc.ncbi.nlm.nih.gov/articles/PMC10496934/

Auteur:	Shubhangi Singh, Swarupa Chakole, Suyash Agrawal, Nidhi Shetty, Roshan Prasad, Tejaswee Lohakare, Mayur Wanjari, Seema Yelne	**Titel:**	A Comprehensive Review of Upper Gastrointestinal Symptom Management in Autoimmune Gastritis: Current Insights and Future Directions
door:	Jawaharlal Nehru Medical College, Datta Meghe Institute of Higher Education and Research; Smt. Radhikabai Meghe Memorial College of Nursing, Datta Meghe Institute of Higher Education and Research; Shalinitai Meghe College of Nursing, Datta Meghe Institute of Higher Education and Research	**DOI:**	10.7759/cureus.43418
Datum:	2023 Aug 13	**Website:**	PubMed Central (PMC)
Uitgever:	Cureus		

[s94] - https://pmc.ncbi.nlm.nih.gov/articles/PMC9921002/

Auteur:	Sareen S Gropper	**Titel:**	The Role of Nutrition in Chronic Disease
door:	Christine E. Lynn College of Nursing, Florida Atlantic University	**DOI:**	10.3390/nu15030664
Datum:	2023 Jan 28	**Website:**	PubMed Central (PMC)
Uitgever:	Nutrients		

[s95] - https://pmc.ncbi.nlm.nih.gov/articles/PMC8955724/

Auteur:	Panagiotis Stoiloudis, Evangelia Kesidou, Christos Bakirtzis, Styliani-Aggeliki Sintila, Natalia Konstantinidou, Marina Boziki, Nikolaos Grigoriadis	**Titel:**	The Role of Diet and Interventions on Multiple Sclerosis: A Review
door:	2nd Department of Neurology, AHEPA Hospital, Faculty of Health Sciences, Aristotle University of Thessaloniki	**DOI:**	10.3390/nu14061150
Datum:	2022 Mar 9	**Website:**	PubMed Central (PMC)
Uitgever:	MDPI		

[s96] - https://pmc.ncbi.nlm.nih.gov/articles/PMC9721046/

Auteur:	Ewa Czubek, Klaudia Alcer, Mirjana Varjacic, Piotr Romaniuk	**Titel:**	The importance and effectiveness of nutritional counselling in patients with autoimmune thyroid diseases in Poland
door:	Medical University of Silesia, University of Kragujevac, National Library of Medicine (NLM), National Institutes of Health (NIH), Department of Health and Human Services (HHS)	**DOI:**	10.1186/s12962-022-00397-6
Datum:	2022 Dec 5	**Website:**	PubMed Central (PMC)
Uitgever:	Cost Effectiveness and Resource Allocation : C/E		

[s97] - https://pmc.ncbi.nlm.nih.gov/articles/PMC8620243/

Auteur:	Camilla Barbero Mazzucca, Davide Raineri, Giuseppe Cappellano, Annalisa Chiocchetti	**Titel:**	How to Tackle the Relationship between Autoimmune Diseases and Diet: Well Begun Is Half-Done
door:	Università del Piemonte Orientale	**DOI:**	10.3390/nu13113956
Datum:	2021 Nov 5	**Website:**	PubMed Central (PMC)
Uitgever:	Nutrients		

[s98] - https://pmc.ncbi.nlm.nih.gov/articles/PMC2647073/

Auteur:	Denise Holtzman, Jeanmarie Burke	**Titel:**	Nutritional counseling in the chiropractic practice: a survey of New York practitioners
door:	New York Chiropractic College	**DOI:**	10.1016/j.jcme.2007.02.008
Datum:	2007	**Website:**	PubMed Central (PMC)
Uitgever:	Journal of Chiropractic Medicine		

[s99] - https://www.myrescuemd.com/nutritionist-salt-lake-city-ut/

Titel:	Registered Dietitian Nutritionist Salt Lake City,UT	**door:**	RescueMD
Datum:	2024-11-21	**Website:**	myrescuemd.com
Uitgever:	RescueMD		

[s100] - https://www.mdpi.com/2072-6643/16/22/3961

Auteur:	Aleksandra Anna Kajdas, Agnieszka Żebrowska, Anna Zalewska-Janowska, Aneta Czerwonogrodzka-Senczyna	**Titel:**	The Role of Nutrition in the Pathogenesis and Treatment of Autoimmune Bullous Diseases—A Narrative Review
door:	Multidisciplinary Digital Publishing Institute	**DOI:**	10.3390/nu16223961
Datum:	2024-11-20	**Website:**	mdpi.com
Uitgever:	Multidisciplinary Digital Publishing Institute		

[s101] - https://ods.od.nih.gov/factsheets/Selenium-HealthProfessional/

Titel:	Selenium - Health Professional Fact Sheet	**door:**	Office of Dietary Supplements, National Institutes of Health (NIH)
Datum:	Fri, 14 Feb 2025	**Website:**	ods.od.nih.gov

[s102] - https://pmc.ncbi.nlm.nih.gov/articles/PMC9101513/

Auteur:	Yana Danailova, Tsvetelina Velikova, Georgi Nikolaev, Zorka Mitova, Alexander Shinkov, Hristo Gagov, Rossitza Konakchieva	**Titel:**	Nutritional Management of Thyroiditis of Hashimoto
DOI:	10.3390/ijms23095144	**Datum:**	2022 May 5
Website:	PubMed Central (PMC)	**Uitgever:**	International Journal of Molecular Sciences

[s103] - https://ods.od.nih.gov/factsheets/ImmuneFunction-HealthProfessional/

Titel:	Dietary Supplements for Immune Function and Infectious Diseases - Health Professional Fact Sheet	**door:**	National Institutes of Health (NIH)
Datum:	Sat, 15 Feb 2025	**Website:**	Office of Dietary Supplements (ODS)
Uitgever:	ods.od.nih.gov		

[s104] - https://pmc.ncbi.nlm.nih.gov/articles/PMC7213601/

Auteur:	Annelise Madison, Janice K Kiecolt-Glaser	**Titel:**	Stress, depression, diet, and the gut microbiota: human–bacteria interactions at the core of psychoneuroimmunology and nutrition
door:	National Library of Medicine (NLM); National Institutes of Health (NIH)	**DOI:**	10.1016/j.cobeha.2019.01.011
Datum:	2019 Mar 25	**Website:**	PubMed Central (PMC)

[s105] - https://pmc.ncbi.nlm.nih.gov/articles/PMC9101513/

Auteur:	Yana Danailova, Tsvetelina Velikova, Georgi Nikolaev, Zorka Mitova, Alexander Shinkov, Hristo Gagov, Rossitza Konakchieva	**Titel:**	Nutritional Management of Thyroiditis of Hashimoto
DOI:	10.3390/ijms23095144	**Datum:**	2022 May 5
Website:	PubMed Central (PMC)	**Uitgever:**	International Journal of Molecular Sciences

[s106] - https://pmc.ncbi.nlm.nih.gov/articles/PMC7284442/

Auteur:	Chiara Gioia, Bruno Lucchino, Maria Grazia Tarsitano, Cristina Iannuccelli, Manuela Di Franco	**Titel:**	Dietary Habits and Nutrition in Rheumatoid Arthritis: Can Diet Influence Disease Development and Clinical Manifestations?
door:	Dipartimento di Scienze Cliniche, Internistiche, Anestesiologiche e Cardiovascolari-Reumatologia, Sapienza University of Rome; Dipartimento di Medicina Sperimentale, Sapienza University of Rome	**DOI:**	10.3390/nu12051456
Datum:	2020 May 18	**Website:**	PubMed Central (PMC)
Uitgever:	Nutrients		

[s107] - https://pmc.ncbi.nlm.nih.gov/articles/PMC5647120/

Auteur:	Gauree G Konijeti, NaMee Kim, James D Lewis, Shauna Groven, Anita Chandrasekaran, Sirisha Grandhe, Caroline Diamant, Emily Singh, Glenn Oliveira, Xiaoyun Wang, Bhuvan Molparia, Ali Torkamani	**Titel:**	Efficacy of the Autoimmune Protocol Diet for Inflammatory Bowel Disease
DOI:	10.1097/MIB.0000000000001221	**Datum:**	2017 Aug 29
Website:	PubMed Central (PMC)		

[s108] - https://pmc.ncbi.nlm.nih.gov/articles/PMC10057655/

Auteur:	Antonina Kurowska, Wojciech Ziemichód, Mariola Herbet, Iwona Pią tkowska-Chmiel	**Titel:**	The Role of Diet as a Modulator of the Inflammatory Process in the Neurological Diseases
door:	Medical University of Lublin	**DOI:**	10.3390/nu15061436
Datum:	2023 Mar 16	**Website:**	PMC (PubMed Central)
Uitgever:	MDPI		

[s109] - https://pmc.ncbi.nlm.nih.gov/articles/PMC5426415/

Auteur:	Waqas Sami, Tahir Ansari, Nadeem Shafique Butt, Mohd Rashid Ab Hamid	**Titel:**	Effect of diet on type 2 diabetes mellitus: A review
Datum:	2017 Apr-Jun	**Website:**	PubMed Central (PMC)
Uitgever:	International Journal of Health Sciences		

[s110] - https://pmc.ncbi.nlm.nih.gov/articles/PMC10720671/

Auteur:	Anil Patani, Deepak Balram, Virendra Kumar Yadav, Kuang-Yow Lian, Ashish Patel, Dipak Kumar Sahoo	**Titel:**	Harnessing the power of nutritional antioxidants against adrenal hormone imbalance-associated oxidative stress
DOI:	10.3389/fendo.2023.1271521	**Datum:**	2023 Nov 30
Website:	PubMed Central (PMC)	**Uitgever:**	Frontiers in Endocrinology

[s111] - https://pmc.ncbi.nlm.nih.gov/articles/PMC10176046/

Auteur:	Idris Zubairu Sadiq	**Titel:**	Lifestyle medicine as a modality for prevention and management of chronic diseases
DOI:	10.1016/j.jtumed.2023.04.001	**Datum:**	2023 Apr 15
Website:	PubMed Central (PMC)	**Uitgever:**	Journal of Taibah University Medical Sciences

[s112] - https://www.ncbi.nlm.nih.gov/books/NBK540989/

Auteur:	Sarosh Vaqar, Karen B. Shackelford	**Titel:**	Pernicious Anemia
door:	StatPearls Publishing	**Datum:**	2023/05/08
Website:	NCBI Bookshelf	**Uitgever:**	StatPearls Publishing

[s113] - https://pmc.ncbi.nlm.nih.gov/articles/PMC9101513/

Auteur:	Yana Danailova, Tsvetelina Velikova, Georgi Nikolaev, Zorka Mitova, Alexander Shinkov, Hristo Gagov, Rossitza Konakchieva	**Titel:**	Nutritional Management of Thyroiditis of Hashimoto
DOI:	10.3390/ijms23095144	**Datum:**	2022 May 5
Website:	PubMed Central (PMC)	**Uitgever:**	International Journal of Molecular Sciences

[s114] - https://pmc.ncbi.nlm.nih.gov/articles/PMC10880862/

Auteur:	Maria Nieves Garcia-Casal, Omar Dary, Maria Elena Jefferds, Sant-Rayn Pasricha	**Titel:**	Diagnosing anemia: Challenges selecting methods, addressing underlying causes, and implementing actions at the public health level
DOI:	10.1111/nyas.14996	**Datum:**	2023 Apr 15
Website:	PubMed Central (PMC)	**Uitgever:**	Annals of the New York Academy of Sciences

[s115] - https://www.nia.nih.gov/health/healthy-eating-nutrition-and-diet/healthy-meal-planning-tips-older-adults

Titel:	Healthy Meal Planning: Tips for Older Adults	**door:**	National Institute on Aging
Website:	National Institute on Aging		

[s116] - https://pmc.ncbi.nlm.nih.gov/articles/PMC5426415/

Auteur:	Waqas Sami, Tahir Ansari, Nadeem Shafique Butt, Mohd Rashid Ab Hamid	**Titel:**	Effect of diet on type 2 diabetes mellitus: A review
door:	Universiti Malaysia Pahang; Majmaah University; King Abdulaziz University	**Datum:**	2017 Apr-Jun
Website:	PubMed Central (PMC)	**Uitgever:**	International Journal of Health Sciences

Afbeeldingsbronnen

Niet-vermelde afbeeldingen zijn ofwel zelf gemaakt of werden verkregen met de juiste licentie. Alle rechten zijn voorbehouden voor deze afbeeldingen.

Voor alle andere hier vermelde afbeeldingen:
Geen van de afbeeldingen werd gewijzigd, alleen de resolutie werd aangepast. In de eBook-versie werden de afbeeldingen samengevoegd tot genummerde collages. Alle afbeeldingen blijven onderworpen aan hun oorspronkelijke licentie en worden gebruikt volgens hun respectieve licentievoorwaarden. Als u attributiefouten of andere discrepanties ontdekt, neem dan contact met ons op.

Datum van laatste beeldcontrole: 2025-02-19.

Gebruikte licentie

CC0	http://creativecommons.org/publicdomain/zero/1.0/deed.en

Afbeeldingscredits

[i1] - 001_001_001_image_mikrobiota.jpeg
https://upload.wikimedia.org/wikipedia/commons/6/6c/Bacteroides_biacutis_01.jpg

Date:	2007-03-29	**door:**	Angusmclellan
Kunstenaar:	US gov	**License:**	Public domain

[i2] - 001_001_001_image_omega3fettsaeuren.jpeg
https://upload.wikimedia.org/wikipedia/commons/f/fb/Sunsplash_omega3_leinsameno.jpg

Date:	2005-08-07	**door:**	VisualBeo
Kunstenaar:	Christian H.	**License:**	Public domain

[i3] - 001_001_001_image_immunzelle.jpeg
https://upload.wikimedia.org/wikipedia/commons/8/82/SEM_blood_cells.jpg

Date:	Date	**door:**	Tm
Kunstenaar:	Bruce Wetzel (photographer). Harry Schaefer (photographer)	**License:**	Public domain

[i4] - 001_001_002_image_antioxidantien.jpeg
https://upload.wikimedia.org/wikipedia/commons/3/3c/Glutathione-3D-vdW.png

Date:	2007-06-24	**door:**	dodekairaamen
Kunstenaar:	Ben Mills	**License:**	Public domain

[i5] - 001_001_002_image_kurzkettige_fettsaeuren.jpeg
https://upload.wikimedia.org/wikipedia/commons/3/32/Valeric-acid-3D-balls-B.png
Date: 2010-08-01 **door:** Jynto
License: Public domain

[i6] - 001_001_003_image_phytonaehrstoffe.jpeg
https://upload.wikimedia.org/wikipedia/commons/4/46/Bureau_of_Chemistry_Phytochemical_Laboratory_-_DPLA_-_4c67f498d16765ead99c84938171cff4.jpg
Date: 1916 **door:** DPLA bot
Kunstenaar: United States. Food and Drug Administration **License:** Public domain

[i7] - 001_002_001_image_huelsenfruechte.jpeg
https://upload.wikimedia.org/wikipedia/commons/e/e7/Various_legumes.jpg
Date: 2013-12-13 **door:** FarnhamJ
Kunstenaar: Keith Weller, Agricultural Research Service, USDA **License:** Public domain

[i8] - 001_002_001_image_transfette.jpeg
https://upload.wikimedia.org/wikipedia/commons/d/d4/Avoiding_Trans_Fat.png
Date: 2015-06-11 **door:** Reginarolague
Kunstenaar: The U.S. Food and Drug Administration **License:** Public domain

[i9] - 001_002_001_image_naehrstoffdefizit.jpeg
https://upload.wikimedia.org/wikipedia/commons/2/26/Pink_dandelion.jpg
Date: 2013-10-31 **door:** Natr
License: CC0

[i10] - 001_002_002_image_meeresfruechte.jpeg
https://upload.wikimedia.org/wikipedia/commons/4/45/Seafood_Linguine_%40_the_Caledonian_Hotel%2C_North_Adelaide_20240903-130351.jpg
Date: 2024-09-03 **door:** RegionVisitor90
License: CC0

[i11] - 001_002_002_image_olivenoel.jpeg
https://upload.wikimedia.org/wikipedia/commons/9/9e/Olive_Oil_%28Unsplash%29.jpg
Date: 2016-09-27 **door:** Fae
Kunstenaar: robertina **License:** CC0

[i12] - 001_002_002_image_tumornekrosefaktoralpha.jpeg
https://upload.wikimedia.org/wikipedia/commons/d/d0/TNF-alpha.png
Date: 2009-05-15 **door:** Doxepine
License: Public domain

[i13] - 001_002_002_image_vollkornprodukte.jpeg
https://upload.wikimedia.org/wikipedia/commons/f/f5/QuinoaGrains.jpg
Date: 2008-04-09 **door:** Ben pcc
Kunstenaar: User:Ben_pcc **License:** Public domain

[i14] - 001_002_003_image_ingwer.jpeg
https://upload.wikimedia.org/wikipedia/commons/a/a2/Ginger-cross-section.jpg
Date: 31 March 2007 **door:** Snarkmaster
License: Public domain

[i15] - 001_002_003_image_zimt.jpeg
https://upload.wikimedia.org/wikipedia/commons/d/db/Cinnamon_sticks_%282%29.jpg
Date: 2024-04-09 **door:** Fumikas Sagisavas
License: CC0

[i16] - 001_003_002_image_interleukin2.jpeg
https://upload.wikimedia.org/wikipedia/commons/8/87/IL2_Crystal_Structure.png

Date:	2006-10-12	**door:**	Sedmic
Kunstenaar:	Ramin Herati	**License:**	Public domain

[i17] - 001_003_002_image_lymphozyt.jpeg
https://upload.wikimedia.org/wikipedia/commons/8/89/SEM_Lymphocyte.jpg

Date:	1976-09-20	**door:**	DO11.10
License:	Public domain		

[i18] - 001_003_002_image_hashimotothyreoiditis.jpeg
https://upload.wikimedia.org/wikipedia/commons/f/f9/Hashimoto_Thyroiditis.jpg

Date:	2010-08-30	**door:**	Schomynv
License:	Public domain		

[i19] - 001_003_003_image_carotinoide.jpeg
https://upload.wikimedia.org/wikipedia/commons/1/14/Pumpkin_Pie.jpg

Date:	2012-03-11	**door:**	Jean-Frédéric
Kunstenaar:	Peggy Greb	**License:**	Public domain

[i20] - 002_001_001_image_eier.jpeg
https://upload.wikimedia.org/wikipedia/commons/8/8f/Eggs_and_French_fries.jpg

Date:	2023-09-11	**door:**	Doglover41
License:	CC0		

[i21] - 002_001_001_image_kokosoel.jpeg
https://upload.wikimedia.org/wikipedia/commons/2/2a/JUKEG_COCONUT_OIL.jpg

Date:	2024-09-12	**door:**	Jukegventures
License:	CC0		

[i22] - 002_001_001_image_leber.jpeg
https://upload.wikimedia.org/wikipedia/commons/6/67/Beef%2BLiver.jpg

Date:	2024-07-19	**door:**	Lucia Skhosana
Kunstenaar:	Unknown authorUnknown author	**License:**	CC0

[i23] - 002_001_001_image_spinat.jpeg
https://upload.wikimedia.org/wikipedia/commons/2/25/Classic_spinach_salad.jpg

Date:	2024-04-16	**door:**	Valereee
License:	CC0		

[i24] - 002_001_003_image_blutzuckerspiegel.jpeg
https://upload.wikimedia.org/wikipedia/commons/f/f7/Testing_Blood_Sugar_Levels.jpg

Date:	2015-05-20	**door:**	Laurajohnson09
Kunstenaar:	Reversing Your Diabetes Today	**License:**	CC0

[i25] - 002_001_003_image_proteinpulver.jpeg
https://upload.wikimedia.org/wikipedia/commons/1/1b/Osaka_protein_shaker.jpg

Date:	2011-03-08	**door:**	Karnaz
License:	CC0		

[i26] - 002_001_003_image_gemuesesmoothie.jpeg
https://upload.wikimedia.org/wikipedia/commons/0/0c/Kiwi_Smoothie.jpg

Date:	2018-05-15	**door:**	LukeTriton
Kunstenaar:	rawpixel.com	**License:**	CC0

[i27] - 002_001_003_image_heisshungerattacken.jpeg
https://upload.wikimedia.org/wikipedia/commons/d/d2/Cravings_%28Unsplash%29.jpg

Date:	Taken	**door:**	Fae
Kunstenaar:	brookelark	**License:**	CC0

[i28] - 002_001_003_image_naehrstoffzufuhr.jpeg
https://upload.wikimedia.org/wikipedia/commons/1/19/Diet-ge013ccb43_1920.jpg
Date: 2015-01-31 **door:** Billy593pts
Kunstenaar: Stevepb **License:** CC0

[i29] - 002_002_001_image_betacarotin.jpeg
https://upload.wikimedia.org/wikipedia/commons/6/65/Beta-Carotene-3D-spacefill.png
Date: 2011-01-27 **door:** Jynto
License: CC0

[i30] - 002_002_001_image_vitamin_a.jpeg
https://upload.wikimedia.org/wikipedia/commons/9/9e/Retinol_3D_balls.png
Date: 2011-06-15 **door:** Jynto
License: CC0

[i31] - 002_002_001_image_einwecken.jpeg
https://upload.wikimedia.org/wikipedia/commons/4/43/Strawberry_jam_%28home_preservation%29.jpg
Date: 2016-04-27 **door:** Ser Amantio di Nicolao
Kunstenaar: Nutrition, Food Safety & Health **License:** CC0

[i32] - 002_002_001_image_kohlendioxid.jpeg
https://upload.wikimedia.org/wikipedia/commons/3/35/Carbon_dioxide_structure.png
Date: 2/21/10 **door:** Benji9072
License: Public domain

[i33] - 002_002_002_image_brokkoli.jpeg
https://upload.wikimedia.org/wikipedia/commons/4/4f/Basket_of_broccoli_in_Singapore_market.jpg
Date: 2009-09-05 **door:** File Upload Bot (Magnus Manske)
Kunstenaar: David **License:** Public domain

[i34] - 002_002_002_image_leinoel.jpeg
https://upload.wikimedia.org/wikipedia/commons/9/9e/Flaxseed_is_fed_into_a_battery_of_five-roller_grinders%2C_the_first_step_in_extracting_linseed_oil_-_NARA_-_283916.jpg
Date: circa **door:** US National Archives bot
Kunstenaar: class="fn value"> Unknown authorUnknown author or not provided **License:** Public domain

---

[i35] - 002_002_002_image_walnuss.jpeg
https://upload.wikimedia.org/wikipedia/commons/1/1b/Juglans_regia_2009_G2.jpg
Date: 2009-06-25 **door:** George Chernilevsky
License: Public domain

[i36] - 002_002_003_image_chutney.jpeg
https://upload.wikimedia.org/wikipedia/commons/b/bb/Jars_of_Welsh_chutney_and_preserves.jpg
Date: 2010-09 **door:** Vouliagmeni
License: Public domain

[i37] - 002_002_003_image_kefir.jpeg
https://upload.wikimedia.org/wikipedia/commons/2/25/Kefir-insieme.jpg
Date: 2007-09-09 **door:** Bermas66~commonswiki
Kunstenaar: Bermas66 **License:** Public domain

[i38] - 002_002_003_image_kimchi.jpeg
https://upload.wikimedia.org/wikipedia/commons/b/b2/Kimchi_pancake_-_Korpan_2023-07-03.jpg
Date: 2023-07-03 **door:** Onthewings
Kunstenaar: Andy Li **License:** CC0

[i39] - 002_002_003_image_sauerkraut.jpeg
https://upload.wikimedia.org/wikipedia/commons/6/61/German_sausages_in_Tokyo%2C_plus_sauerkraut_and_mustard.jpg

Date:	3 October 2020	**door:**	Syced
License:	CC0		

[i40] - 002_003_001_image_daempfen.jpeg
https://upload.wikimedia.org/wikipedia/commons/6/6a/Steaming_frozen_food_1.jpg

Date:	4 April 2009, 11:52:49	**door:**	Sameboat
License:	Public domain		

[i41] - 002_003_001_image_mikrowellenkochen.jpeg
https://upload.wikimedia.org/wikipedia/commons/6/6d/Stove_oven_combination_and_microwave_oven.jpg

Date:	2010-01-16	**door:**	Northamerica1000
Kunstenaar:	Tomwsulcer	**License:**	CC0

[i42] - 002_003_001_image_vitamin_c.jpeg
https://upload.wikimedia.org/wikipedia/commons/d/dd/Vitamin_C_%281989_calendar_march%29.jpg

Date:	1989-01	**door:**	Fae
Kunstenaar:	Bill Branson (Photographer)	**License:**	Public domain

[i43] - 002_003_002_image_blanchieren.jpeg
https://upload.wikimedia.org/wikipedia/commons/e/e9/Blanched_almonds.jpg

Date:	2009-10-26	**door:**	Nadiatalent
License:	Public domain		

[i44] - 002_003_003_image_eintoepfe.jpeg
https://upload.wikimedia.org/wikipedia/commons/4/41/Cream_Stew_001.jpg

Date:	2021-07-20	**door:**	Ocdp
License:	CC0		

[i45] - 002_003_003_image_einfrieren.jpeg
https://upload.wikimedia.org/wikipedia/commons/4/47/Refrigerator_with_frozen_foods_in_Sailor_House_%281%29.jpg

Date:	2022-02-19	**door:**	Onthewings
Kunstenaar:	Andy Li	**License:**	CC0

[i46] - 002_003_003_image_vorkochen.jpeg
https://upload.wikimedia.org/wikipedia/commons/7/70/Cooking_pot_MET_me34_107_27.jpg

Date:	circa III–VII century A.D.	**door:**	Pharos
License:	CC0		

[i47] - 003_001_001_image_ballaststoffe.jpeg
https://upload.wikimedia.org/wikipedia/commons/3/3d/Fruit%2C_Vegetables_and_Grain_NCI_Visuals_Online.jpg

Date:	1989	**door:**	Lobo
Kunstenaar:	Unknown authorUnknown author	**License:**	Public domain

[i48] - 003_001_002_image_proteinprofil.jpeg
https://upload.wikimedia.org/wikipedia/commons/7/77/FDA_Center_for_Food_Safety_%26_Applied_Nutrition_%28CFSAN%29_6540_%288754867859%29.jpg

Date:	2013-04-10	**door:**	Vanished Account Byeznhpyxeuztibuo
Kunstenaar:	The U.S. Food and Drug Administration	**License:**	Public domain

[i49] - 003_002_001_image_autoimmunthyreoiditis.jpeg
https://upload.wikimedia.org/wikipedia/commons/d/df/Histopathology_of_non-specific_chronic_thyroiditis.jpg

Date:	2023-01-08	**door:**	Mikael Häggström
License:	CC0		

[i50] - 003_002_001_image_pemphigus.jpeg
https://upload.wikimedia.org/wikipedia/commons/8/87/Pemphigus_vulgaris.jpg

Date:	2024-11-24	**door:**	Sajid Sharif
License:	CC0		

[i51] - 003_002_002_image_nahrungsmittelallergen.jpeg
https://upload.wikimedia.org/wikipedia/commons/b/bb/Hives_on_back.jpg

Date:	2008-07-22	**door:**	Brigban
Kunstenaar:	DLdoubleE	**License:**	Public domain

[i52] - 003_003_001_image_stevia_rebaudiana.jpeg
https://upload.wikimedia.org/wikipedia/commons/0/0f/Stevia_rebaudiana_%28potted_plant%29.jpg

Date:	2010-10-17	**door:**	Gabriela Ruellan
Kunstenaar:	Gabriela F. Ruellan	**License:**	CC0

[i53] - 003_003_002_image_buchweizen.jpeg
https://upload.wikimedia.org/wikipedia/commons/e/e1/Fagopyrum_sagittatum.jpg

Date:	2008-09-04	**door:**	Atilin
License:	Public domain		

[i54] - 003_003_002_image_quinoa.jpeg
https://upload.wikimedia.org/wikipedia/commons/1/16/Bolivian_tricolor_quinoa_%282%29.jpg

Date:	2024-04-09	**door:**	Fumikas Sagisavas
License:	CC0		

[i55] - 003_003_002_image_sorghum.jpeg
https://upload.wikimedia.org/wikipedia/commons/d/df/Sorghum.jpg

Date:	before	**door:**	Slomox
Kunstenaar:	Larry Rana, USDA	**License:**	Public domain

[i56] - 003_003_002_image_hirse.jpeg
https://upload.wikimedia.org/wikipedia/commons/f/f0/Grain_millet%2C_early_grain_fill%2C_Tifton%2C_7-3-02.jpg

Date:	2005-10-29	**door:**	Dlanglois
License:	Public domain		

[i57] - 003_003_003_image_erbse.jpeg
https://upload.wikimedia.org/wikipedia/commons/8/85/Pea_protein_milk_with_yellow_split_peas.jpg

Date:	2020-07-26	**door:**	Mx. Granger
License:	CC0		

[i58] - 003_003_003_image_hafer.jpeg
https://upload.wikimedia.org/wikipedia/commons/3/3a/Field_with_mixed_intercropping_of_oat_and_rye.jpg

Date:	2018-07-10	**door:**	W.carter
License:	CC0		

[i59] - 003_003_003_image_kokosnuss.jpeg
https://upload.wikimedia.org/wikipedia/commons/3/3d/Coconut_palm_trees_Limewashed_-_In_Coimbatore_District.jpg

Date:	2018-12-21	**door:**	Deadrat
Kunstenaar:	deadrat	**License:**	CC0

[i60] - 003_003_003_image_mandel.jpeg
https://upload.wikimedia.org/wikipedia/commons/4/4d/Almonds02.jpg

Date:	2006-08-09	**door:**	Danielle dk
Kunstenaar:	Danielle_dk	**License:**	Public domain

[i61] - 003_003_003_image_reis.jpeg
https://upload.wikimedia.org/wikipedia/commons/a/af/Rice_milk.jpg

Date:	2018-01-29	**door:**	Phonet
Kunstenaar:	Daniele Pellati	**License:**	CC0

[i62] - 003_003_003_image_cashew.jpeg
https://upload.wikimedia.org/wikipedia/commons/4/4d/Macadamia_nut_milk_1.jpg

Date:	2022-06-13	**door:**	Mx. Granger
License:	CC0		

[i63] - 003_003_003_image_sojabohne.jpeg
https://upload.wikimedia.org/wikipedia/commons/8/82/Soybean.USDA.jpg

Date:	2004-11-20	**door:**	Jurema Oliveira
License:	Public domain		

[i64] - 004_001_001_image_nahrungsmittel.jpeg
https://upload.wikimedia.org/wikipedia/commons/6/6d/Good_Food_Display_-_NCI_Visuals_Online.jpg

Date:	1988-12	**door:**	Lobo
Kunstenaar:	Unknown authorUnknown author	**License:**	Public domain

[i65] - 004_001_002_image_mediterrane_diaet.jpeg
https://upload.wikimedia.org/wikipedia/commons/8/8b/Michael_Taylor_and_colleagues_visit_the_farm_stand_owned_by_the_Spear_family_in_Waldoboro.jpg

Date:	2013-08-18	**door:**	Darlenefrivera
Kunstenaar:	The U.S. Food and Drug Administration	**License:**	Public domain

[i66] - 004_001_002_image_fluessigkeitsdiaet.jpeg
https://upload.wikimedia.org/wikipedia/commons/a/a8/Milk_Pitcher_With_Lid.jpg

Date:	2008-10-14	**door:**	Pitcherman
License:	Public domain		

[i67] - 004_001_003_image_nachtschattengewaechse.jpeg
https://upload.wikimedia.org/wikipedia/commons/8/8b/Brugmansia_lg.jpg

Date:	2005-04-20	**door:**	MattKingston~commonswiki
License:	Public domain		

[i68] - 004_002_003_image_cholesterin.jpeg
https://upload.wikimedia.org/wikipedia/commons/4/48/Cholesterol_molecule_skeletal.png

Date:	2011-08-04	**door:**	Jynto
License:	CC0		

[i69] - 004_002_003_image_multivitaminpraeparat.jpeg
https://upload.wikimedia.org/wikipedia/commons/2/23/New_Reference_Material_Can_Improve_testing_of_Multivitamin_Tablets_%285880985736%29.jpg

Date:	2009-02-10	**door:**	Vanished Account Byeznhpyxeuztibuo
Kunstenaar:	National Institute of Standards and Technology	**License:**	Public domain

[i70] - 004_003_001_image_blutbild.jpeg
https://upload.wikimedia.org/wikipedia/commons/e/e2/Blood_Types.jpg

Date:	2023-08-02	**door:**	Bondarev.gal
License:	CC0		

[i71] - 004_003_002_image_nahrungsergaenzungsmittel.jpeg
https://upload.wikimedia.org/wikipedia/commons/f/f1/Iodine_pills.jpg

Date:	2014-12-02	**door:**	Mx. Granger
License:	CC0		

[i72] - 004_003_003_image_chiropraktik.jpeg
https://upload.wikimedia.org/wikipedia/commons/e/e0/KARUNK%21_%288223029%29.jpg

Date:	Taken	**door:**	OptimusPrimeBot
Kunstenaar:	Bryan Gatchell	**License:**	Public domain

[i73] - 004_003_003_image_ernaehrungsprotokoll.jpeg
https://upload.wikimedia.org/wikipedia/commons/d/df/Diary_of_Benjamin_Bennett_Briggs%2C_1849_%282863%29.jpg

Date:	1849	**door:**	Fae
Kunstenaar:	Briggs, Benjamin, fl. 1873-1879	**License:**	Public domain

[i74] - 004_003_003_image_mineralstoff.jpeg
https://upload.wikimedia.org/wikipedia/commons/7/72/Minerals.jpg

Date:	2006-03-11	**door:**	Gap
Kunstenaar:	United States Geological Survey	**License:**	Public domain

[i75] - 005_001_001_image_lebensstil.jpeg
https://upload.wikimedia.org/wikipedia/commons/e/eb/Maintaining_a_healthy_lifestyle.jpg

Date:	2024-10-10	**door:**	Keyidin28
License:	CC0		

[i76] - 005_001_001_image_stressmanagement.jpeg
https://upload.wikimedia.org/wikipedia/commons/3/35/57th_RQS_PJs_perform_cold_exposure_training_with_Wim_Hof_Instructor_%287352074%29.jpg

Date:	Taken	**door:**	OptimusPrimeBot
Kunstenaar:	Brooke Keisler	**License:**	Public domain

[i77] - 005_001_002_image_fette.jpeg
https://upload.wikimedia.org/wikipedia/commons/f/fe/Nutrition_Facts_label_with_94%25_saturated_fat_per_serving.jpg

Date:	2014-04-17	**door:**	B137
License:	CC0		

[i78] - 005_001_002_image_gluten.jpeg
https://upload.wikimedia.org/wikipedia/commons/b/b3/Gluten_Sources.png

Date:	29 July 2007	**door:**	IKAl
Kunstenaar:	Photograph by Pdeitiker	**License:**	Public domain

[i79] - 005_001_002_image_kohlenhydrate.jpeg
https://upload.wikimedia.org/wikipedia/commons/0/00/KetoCal.jpg

Date:	2008-03-02	**door:**	Colin
License:	Public domain		

[i80] - 005_001_003_image_vitamin_d.jpeg
https://upload.wikimedia.org/wikipedia/commons/0/0a/Vitamin_D_SRM_%285941078390%29.jpg

Date:	2009-06-12	**door:**	Vanished Account Byeznhpyxeuztibuo
Kunstenaar:	National Institute of Standards and Technology	**License:**	Public domain

[i81] - 005_003_001_image_laborparameter.jpeg
https://upload.wikimedia.org/wikipedia/commons/0/0c/Barbara_Askins%2C_Chemist_-_GPN-2004-00022.jpg

Date:	1978	**door:**	BotMultichillT
Kunstenaar:	NASA	**License:**	Public domain

[i82] - 005_003_001_image_medizinische_untersuchungen.jpeg
https://upload.wikimedia.org/wikipedia/commons/d/dc/230525-F-AV821-202_-_USS_Oscar_Austin_%28DDG_79%29_Hospital_Corpsman_highlight_during_Formidable_Shield_2023.jpg

Date:	2023-05-25	**door:**	Noah Wulf
Kunstenaar:	Senior Airman Jan Valle	**License:**	Public domain

[i83] - 005_003_001_image_rote_blutkoerperchen.jpeg
https://upload.wikimedia.org/wikipedia/commons/5/5b/Red_blood_cells_infected_with_malaria.jpg

Date:	2016-03-30	**door:**	Iluvicedtea
Kunstenaar:	Rick Fairhurst and Jordan Zuspann, National Institute of Allergy and Infectious Diseases, National Institutes of Health	**License:**	Public domain

[i84] - 005_003_002_image_haemoglobin.jpeg
https://upload.wikimedia.org/wikipedia/commons/4/41/Hemoglobin-model-large-1.png

Date:	2021-10-28	**door:**	RFZYNSPY
License:	CC0		

[i85] - 005_003_002_image_blutsenkungsgeschwindigkeit.jpeg
https://upload.wikimedia.org/wikipedia/commons/9/9d/StaRRsed_pipet_array.jpg

Date:	2013-04-17	**door:**	MechESR
License:	CC0		

[i86] - 005_003_002_image_creaktives_protein.jpeg
https://upload.wikimedia.org/wikipedia/commons/f/f5/Computer-generated_image_of_the_structure_for_C-reactive_protein.jpg

Date:	2009-11-03	**door:**	Maureendberryhill
Kunstenaar:	National Institute of Standards and Technology	**License:**	Public domain

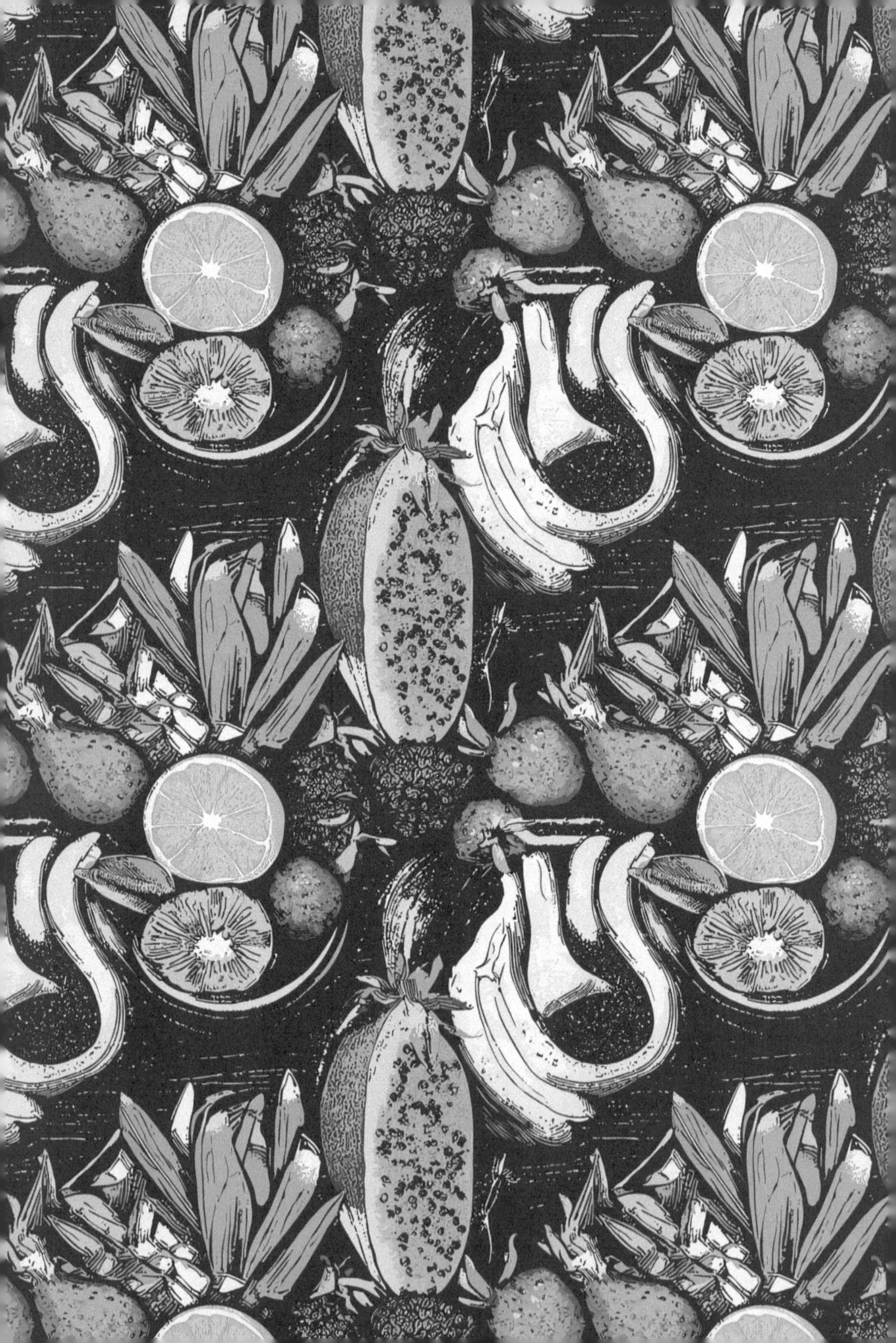

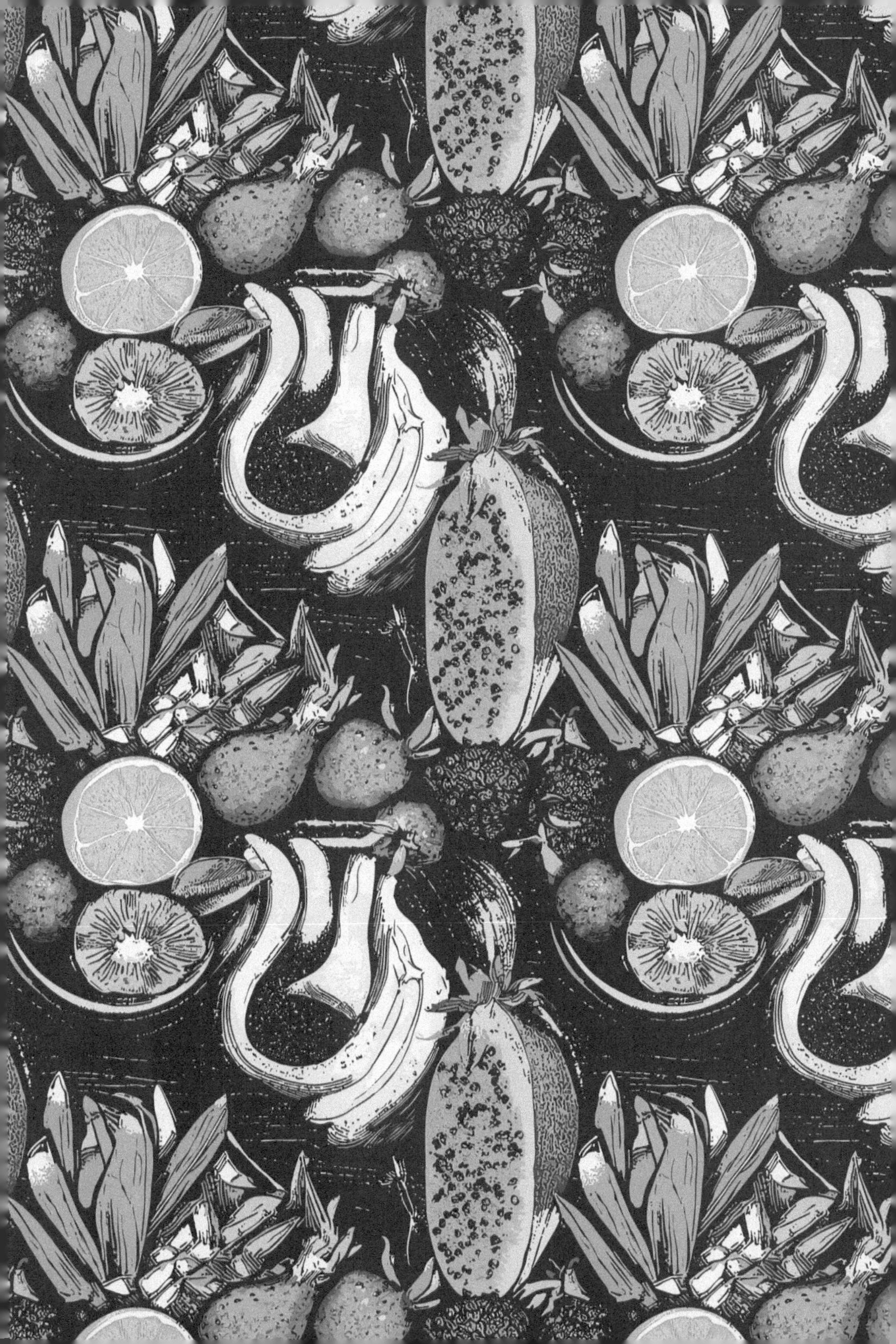

FSC
www.fsc.org
MIX
Papier | Fördert gute Waldnutzung
FSC® C083411

Kolibri 360 GmbH
Ferdinand-Jühlke-Straße 7
99095 Erfurt, Deutschland
produktsicherheit@kolibri360.de